U0218544

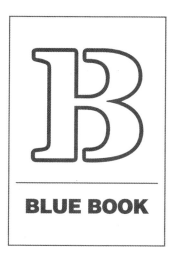

BLUE BOOK

智 库 成 果 出 版 与 传 播 平 台

卫生健康蓝皮书

BLUE BOOK OF HYGIENE AND HEALTH

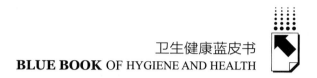

中国卫生健康发展评价报告（2022）

EVALUATION REPORT ON HYGIENE AND HEALTH DEVELOPMENT OF CHINA (2022)

中国国际经济交流中心
中国医药集团有限公司　　／研　创
飞利浦（中国）投资有限公司

社会科学文献出版社
SOCIAL SCIENCES ACADEMIC PRESS (CHINA)

图书在版编目（CIP）数据

中国卫生健康发展评价报告.2022／中国国际经济
交流中心，中国医药集团有限公司，飞利浦（中国）投资
有限公司研创. -- 北京：社会科学文献出版社，
2022.12

（卫生健康蓝皮书）
ISBN 978-7-5228-1057-7

Ⅰ.①中…　Ⅱ.①中…②中…③飞…　Ⅲ.①医疗保
健事业-发展-研究报告-中国-2022　Ⅳ.①R199.2

中国版本图书馆 CIP 数据核字（2022）第 215009 号

卫生健康蓝皮书
中国卫生健康发展评价报告（2022）

　　　　　　　中国国际经济交流中心
研　　创／中国医药集团有限公司
　　　　　　　飞利浦(中国)投资有限公司

出 版 人／王利民
责任编辑／薛铭洁
责任印制／王京美

出　　版／社会科学文献出版社·皮书出版分社（010）59367127
　　　　　　地址：北京市北三环中路甲 29 号院华龙大厦　邮编：100029
　　　　　　网址：www.ssap.com.cn
发　　行／社会科学文献出版社（010）59367028
印　　装／天津千鹤文化传播有限公司

规　　格／开　本：787mm×1092mm　1/16
　　　　　　印　张：17.75　字　数：264 千字
版　　次／2022 年 12 月第 1 版　2022 年 12 月第 1 次印刷
书　　号／ISBN 978-7-5228-1057-7
定　　价／168.00 元

读者服务电话：4008918866

编 委 会

课题指导　毕井泉　全国政协经济委员会副主任，中国国际经
　　　　　　　　　济交流中心常务副理事长
　　　　　　张大卫　中国国际经济交流中心副理事长兼秘书长
　　　　　　刘敬桢　中国医药集团有限公司党委书记、董事长，
　　　　　　　　　中国医疗医药应急保障体系联盟理事长
　　　　　　李　涛　飞利浦健康科技（中国）有限公司董事长，
　　　　　　　　　飞利浦大中华区副总裁

课题顾问　陈啸宏　原国家卫生计生委副主任
　　　　　　赵白鸽　第十二届全国人大外事会副主任委员，中
　　　　　　　　　国社会科学院"一带一路"国际智库专家
　　　　　　　　　委员会主席，蓝迪国际智库专家委员会主席
　　　　　　何振喜　中国研究型医院学会会长
　　　　　　胡建伟　中国医药集团有限公司副总经理

主　　编　张焕波　中国国际经济交流中心美欧研究部部长、
　　　　　　　　　博士后站负责人，研究员，博士
　　　　　　甘　戈　国家卫生健康委员会卫生发展研究中心党
　　　　　　　　　委委员、副主任，研究员，博士

副 主 编　王延春　《财经》杂志副主编、《财经》杂志区域经

济与产业研究院院长

孙　珮　中国国际经济交流中心美欧研究部助理研究员，博士

崔　璨　中国国际经济交流中心经济研究部助理研究员，博士

宋大平　国家卫生健康委员会卫生发展研究中心健康战略与全球卫生研究部副主任、研究员

晋　斌　中国医药集团有限公司办公室主任

田璐璐　飞利浦（中国）投资有限公司政府事务部高级经理

编委会成员

中国国际经济交流中心课题组成员：

王　婧　中国国际经济交流中心世界经济研究部助理研究员，博士

张岳洋　中国国际经济交流中心美欧研究部研究实习员

谈　俊　中国国际经济交流中心美欧研究部副研究员，博士

马晓玲　中国国际经济交流中心创新发展研究部助理研究员，博士

綦鲁明　中国国际经济交流中心科研信息部研究员，博士

赵霄伟　海南省发展和改革委员会创新和高技术发展处副处长，海南省经济研究中心副主任，中国国际交流中心博士后

崔白杨　中国国际经济交流中心美欧研究部科研助理

黄　歆　中国国际经济交流中心美欧研究部实习生，
　　　　英国伦敦大学国王学院，本科生

闫　畅　中共中央党校（国家行政学院）国际战略
　　　　研究院，硕士研究生

白士清　美国乔治华盛顿大学商学院，本科生

中国医药集团有限公司课题组成员：

朱京津　中国生物技术股份有限公司党委书记、副
　　　　总裁

江　宁　中国生物技术股份有限公司规划发展部副
　　　　主任

飞利浦（中国）投资有限公司课题组成员：

王丹蕾　飞利浦（中国）投资有限公司大中华区政
　　　　府事务部经理

章瀚撄　飞利浦（中国）投资有限公司大中华区政
　　　　府事务部经理

《财经》杂志课题组成员：

张明丽　《财经》杂志区域经济与产业研究院助理
　　　　研究员

孙颖妮　《财经》杂志区域经济与产业研究院副研
　　　　究员

主编简介

张焕波 中国国际经济交流中心美欧研究部部长、博士后站负责人，研究员，博士。长期在中国国际经济交流中心从事可持续发展、碳政策、国际经济、产业发展等方面的研究工作。撰写内参100余篇，数十篇获得国家领导人重要批示。在SSCI、SCI、CSSCI等国内外学术期刊发表论文100余篇。主持国家发展和改革委员会、商务部、中国国际经济交流中心、国家自然科学基金会、地方政府、世界500强企业等委托研究课题50余项。

甘　戈 国家卫生健康委员会卫生发展研究中心党委委员、副主任，研究员，博士。长期从事医药卫生改革与发展相关政策研究、制订与推进工作。兼任世界卫生组织卫生体系加强合作中心主任，国家卫生健康委员会推进分级诊疗与医疗联合体建设工作专案组、基层卫生健康综合实验区建设专家指导组成员，中国卫生健康思想政治工作促进会特聘专家。

序　言

习近平总书记指出，健康是促进人的全面发展的必然要求，是经济社会发展的基础条件，是民族昌盛和国家富强的重要标志，也是广大人民群众的共同追求。党的十八大以来，党中央、国务院围绕卫生健康建设提出了一系列新理念，做出了一系列重大战略性部署。2016 年 10 月，国家发布了《"健康中国 2030"规划纲要》，确定了推进健康中国建设，提高人民健康水平的奋斗目标。党的二十大报告提出，"推进健康中国建设""把保障人民健康放在优先发展的战略位置"。国家"十四五"发展规划对卫生健康事业进行了全面部署，要求把保障人民健康放在优先发展的战略位置，完善国民健康促进政策，织牢国家公共卫生防护网，为人民提供全方位全周期健康服务。2020 年新冠肺炎疫情席卷全球，其危害之大、破坏性之强，引起了世界对卫生和健康问题的深切关注，进一步提高了人们对生命安全以及健康对于劳动创造和幸福生活重要性的认识。在此背景下，及时总结经验、反思教训、查找不足，通过开展全国、省级地区及重点城市卫生健康领域的评估工作，既可为党和政府进一步制定卫生健康政策、开展卫生健康城市建设实践提供决策参考，也可为社会各界参与卫生健康领域的研究与实践提供有益的理论和经验参照。中国国际经济交流中心高度重视卫生健康发展研究工作，在医保改革、生物医药创新、医药流通、集中带量采购等领域开展了一系列研究。中心可持续发展课题组近两年来探索对卫生健康指标体系的初步研究、测算和试发布。在已有"可持续发展蓝皮书"的基础上，每年再出版发布一本"卫生健康蓝皮书"，应是一件既具有理论和科研价值，又具有

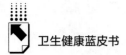

实践指导意义的事情。本书主要通过建立适合国家、省级地区和重点城市使用的公共卫生健康发展评价指标体系，并运用综合评价等统计学方法进行科学评价排序。此外，本书还包含相关专题研究和案例研究。希望通过这本蓝皮书，汇总中国国际经济交流中心在医药卫生、健康发展等相关领域的研究成果，尝试为各省份及重点城市的健康发展决策提供研究支撑，也为我国的卫生健康事业高质量发展提供助力。

2022年出版的《中国卫生健康发展评价报告（2022）》是"卫生健康蓝皮书"系列的首册，由于时间有限，统计数据尚有不足，本书难免存在一些疏漏和问题，请广大读者予以包涵，不吝赐教。今后，课题组将继续努力，深入研究，多召开专家研讨会，强化与国内外有关部门合作，进一步总结地方及企业案例，在数据质量、专题研究深度、指标体系等方面不断完善提升，使"卫生健康蓝皮书"的质量越来越好，为我国卫生健康事业的高质量发展提供助力。

2022年12月

摘　要

　　根据中国卫生健康发展指标体系框架，本书全面系统地对2020年度国家、省级地区以及重点城市的卫生健康发展水平进行了评估与分析。研究发现：从全国来看，中国卫生健康总体稳步向好，卫生健康资源提升明显，卫生健康环境稳步改善，卫生健康投入总体提升，卫生健康管理效果显现，卫生健康水平不断提高；从省、自治区、直辖市角度来看，卫生健康发展水平排名前10的地区为北京、上海、浙江、内蒙古、江苏、吉林、四川、陕西、湖南和广东。省级地区卫生健康发展水平与经济发展水平有一定相关性，但匹配程度并不高，卫生健康发展水平呈现一定的区域化特征，各地区卫生健康发展均衡性方面有待增强。对全国36个主要城市的卫生健康发展情况进行了测算和评价，其中，北京市、深圳市、杭州市、上海市、青岛市、武汉市、昆明市、广州市、厦门市和宁波市在我国卫生健康发展评价中排名前10，以上城市除武汉市和昆明市外，其余均为东部地区城市。下一步，应进一步优化卫生健康资源布局、加强健康环境建设、强化卫生健康管理、促进卫生健康均衡发展、加大卫生健康投入，不断提高人民健康水平。

　　本书还围绕生物医药创新、现代药品流通体系、集中带量采购、医药流通行业、慢病管理等主题做了专项研究，对南阳、通州和博鳌乐城等城市进行了案例分析，介绍了一些在卫生健康城市建设领域较为著名的国际城市，并对一些企业在卫生健康领域的实践进行了总结分析。

　　关键词：卫生健康　指标体系　卫生健康发展　卫生健康发展排名

目 录 ⊃

Ⅰ 总报告

Ⅱ 卫生篇

Ⅲ 健康篇

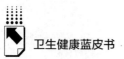
Ⅳ 国内外城市案例篇

Ⅴ 企业案例篇

皮书数据库阅读**使用指南**

总 报 告

General Report

B.1

2022年中国卫生健康发展评价报告

张焕波 孙珮 崔璨 张岳洋*

摘 要： 根据中国卫生健康发展指标体系框架，本报告全面系统地对
2020年度国家、省级地区以及重点城市的卫生健康发展水平进
行了评估与分析。研究发现：从全国来看，中国卫生健康总体
稳步向好、卫生健康资源提升明显、卫生健康环境稳步改善、
卫生健康投入总体提升、卫生健康管理效果显现、卫生健康水
平不断提高；从省、自治区和直辖市角度来看，卫生健康发展
水平排名前10的地区为北京、上海、浙江、内蒙古、江苏、吉
林、四川、陕西、湖南和广东。省级地区卫生健康发展水平与
经济发展水平有一定相关性，但匹配程度并不高，卫生健康发
展水平呈现一定的区域化特征，均衡发展程度有待增强；报告

* 张焕波，中国国际经济交流中心美欧研究部部长、博士后站负责人，研究员，博士，主要研
究方向为国际经济、卫生政策和可持续发展；孙珮，中国国际经济交流中心美欧研究部助理
研究员，博士；崔璨，中国国际经济交流中心经济研究部助理研究员，博士；张岳洋，中国
国际经济交流中心美欧研究部研究实习员。

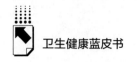

对全国 36 个主要城市的卫生健康发展情况进行了测算和评价，其中，北京市、深圳市、杭州市、上海市、青岛市、武汉市、昆明市、广州市、厦门市和宁波市在我国卫生健康发展评价中排名前 10，以上城市除武汉市和昆明市外，其余均为东部地区城市。下一步，各地应进一步优化卫生健康资源布局、加强健康环境建设、强化卫生健康管理、促进卫生健康均衡发展、加大卫生健康投入，不断提高人民健康水平。

关键词： 卫生健康发展　健康中国 2030　大健康　大卫生

健康是促进人的全面发展的必然要求，是经济社会发展的基础条件。党中央、国务院高度重视人民健康。党的十八大以来，以习近平同志为核心的党中央坚持以人民为中心，把人民健康放在优先发展的战略地位，树立"大健康、大卫生"理念，提出了新时期卫生健康工作方针，发布了《"健康中国 2030"规划纲要》，将"健康中国"上升为国家战略。党的二十大报告在"四个面向"中将"面向人民生命健康"首次写入党的代表大会报告，进一步提高了卫生健康事业在经济社会发展全局中的优先度。2020 年新冠肺炎疫情突发后，党中央团结带领全国各族人民，付出巨大努力，取得抗击新冠肺炎疫情斗争阶段性成果。在取得疫情防控胜利的同时，我们也看到，建立保障公共卫生安全和人民健康的基础性防控体系，完善卫生健康体系建设，统筹经济社会发展与卫生健康发展至关重要。

一　卫生健康发展指标体系内涵与界定

在卫生健康指标体系的设计上，报告秉承国际社会公认的可监测、可衡量、可统计原则，旨在更加合理地量化和综合客观地评价地区公共卫生体系和健康发展状况，更好地发挥监测、评估、比较和引导功能，并结合各地区经济社会发展情况，对卫生与健康发展水平做出综合分析与客观评价，为国家和地方促进公共卫生与健康高质量发展提供理论依据和政策支撑。

（一）卫生健康发展指标理念

1. 体现"以人民健康为中心"的"大健康"思想

2016 年，习近平总书记在全国卫生与健康大会上提出要"树立大卫生、大健康的观念，把以治病为中心转变为以人民健康为中心"，树立了现代意义上的大健康观念。卫生健康发展指标体系既包含了医疗卫生资源指标，又纳入了养老和公共急救设施资源指标，既包括医疗卫生管理指标，又涵盖了疾病防控、健康管理的相关内容，体现了"以人民健康为中心"的"大健康"思想。

2. 体现"人人享有健康"的"可及性"思想

"人人享有健康"是公共卫生发展遵循的基本战略思想，它一方面强调提高卫生资源服务整体的可及性，另一方面突出了初级卫生保健广覆盖的重要性。在卫生健康发展指标体系框架下，卫生健康资源、卫生健康投入和卫生健康管理等相关指标在设立的时候，更多考虑不同资源以及服务在一个地区的覆盖情况，因此采用了许多人均指标，比如每千人三甲医院数、每千人医疗卫生机构床位数、人均政府卫生健康支出、每万人疾控中心人员数等。

3. 体现卫生健康发展"公平性"思想

缩小城乡、地区、人群间基本健康服务和健康水平的差异是建设现代化社会主义强国的重要任务，是我国加强卫生健康体系公平性建设的重要体现。卫生健康发展指标体系把城乡均衡发展纳入考量范围，在城乡差距较大的相关指标上采取城市和乡村两个维度的指标进行测算，体现了重视城乡卫生健康均衡发展的"公平性"思想。

4. 体现"预防为主、防治结合"方针

公共卫生的核心功能之一是监测人群健康状况，预防疾病，促进健康。随着我国人口老龄化加剧，以人民健康为中心的理念不断推进，加强对妇幼健康档案管理的同时，加强对老年人的健康监测，逐步推进全民健康管理，深化"预防为主"的基本卫生方针，加强对重点传染病、慢性病的监测，

提高全民健康水平，成为我国重要的卫生健康政策，也是构建卫生健康管理相关指标的重点考量。例如，近年来心脑血管疾病的发病率已经排在各种疾病之首，成为严重威胁身体健康的主要疾病；急性胸痛和急性脑卒中也是可能危及生命的常见疾病。因此，在设计卫生健康指标体系时，将胸痛中心与卒中中心建设情况纳入考量。

5. 体现"以基层为重点"的新时代党的卫生与健康工作方针

基层医疗是卫生健康系统的基础，加强基层医疗水平建设和基层医疗能力培养，是我国促进卫生健康资源可及性，推进卫生体制改革保基本、强基层的重要内容。加大投入，着力推动医疗卫生工作重心下移、资源下沉，把更多的注意力、精力、财力、物力投向基层，把更好的人才、技术、管理、机制引向基层，加快推进基层卫生健康高质量发展。卫生健康发展指标设计中加强了对基层医疗服务资源和管理能力的指标选取。每千人社区卫生服务中心（站）数、每万人基层医疗机构诊疗次数以及每万人全科医生数都是引导卫生资源下沉、推动卫生健康可持续发展的重要指标。

（二）卫生健康发展指标体系构架

基于以上理念，参考世界卫生组织（WHO）等机构和各国的公共卫生效果评价体系框架，结合"健康中国2030"指标体系，设计中国卫生健康发展评价指标框架。其主要由五大主题构成，分别是：卫生健康资源、卫生健康环境、卫生健康投入、卫生健康管理和卫生健康水平。作为5个一级指标，卫生健康资源和卫生健康环境是卫生健康水平的基础，卫生健康投入是从政府、社会、居民投入的角度分析是否为卫生健康资源和卫生健康环境带来持续改善，卫生健康管理则从治理能力角度评价其是否对卫生健康资源与卫生健康环境进行持续提升，从而达到卫生健康水平不断提高的目标（见图1）。每个一级指标由不同的二级指标和具体的三级指标组成，最终形成含76个三级指标的卫生健康发展指标体系（见表1）。概念版框架体系，在进行国家层面、省级地区层面和城市层面的具体测算时，考虑到数据的可获得性和不同层次区域空间的差异性，具体二级、三级指标的选取会有所不同。

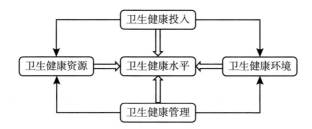

图 1 卫生健康发展指标关系示意

资料来源：笔者整理。

表 1 中国卫生健康发展指标体系（概念版）

一级指标	二级指标	三级指标	单位	指标序号
卫生健康资源	医疗卫生资源	每千人卫生机构数	个	1
		每千人三甲医院数	个	2
		每千人社区卫生服务中心（站）数	个	3
		每千人医疗卫生机构床位数	张	4
		每千常住人口执业（助理）医师数	人	5
		每千人中医执业（助理）医师数	人	6
		每千人注册护士数	人	7
		每千人药师（士）数	人	8
		每万人全科医生数	人	9
		城市每千人卫生技术人员数	人	10
		农村每千人卫生技术人员数	人	11
		高级职称卫生技术人员占比	%	12
	文化体育资源	每万人公共文化机构数	个	13
		人均体育场地面积	平方米	14
		每万人拥有文体服务人员数	人	15
	康养保健资源	每千老年人口社区养老床位数	张	16
		每千老年人口养老机构床位数	张	17
		每万人健康照护师数（每万人拥有养老服务业人员数）	人	18
		二级及以上公立综合性医院设老年医学科比例	%	19
		三级中医医院设置康复科比例	%	20
		每万人拥有老年大学数	个	21
		每千人 3 岁以下婴幼儿公立托位数	个	22

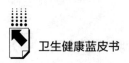
续表

一级指标	二级指标	三级指标	单位	指标序号
卫生健康环境	用水质量	居民饮用水水质达标率	%	23
		全国河流流域一、二、三类水质断面占比	%	24
	废污处理	城市污水处理厂集中处理率	%	25
		城市生活垃圾无害化处理率	%	26
	空气质量	地级及以上城市空气质量达标天数比例	%	27
		可吸入颗粒物年均浓度	$\mu g/m^3$	28
	绿化质量	城市人均绿地公园面积	平方米	29
		绿化覆盖率	%	30
卫生健康投入	政府投入	人均政府卫生健康支出	元	31
		人均政府文化旅游体育与传媒支出	元	32
		人均政府节能环保支出	元	33
	社会投入	人均卫生和社会工作固定资产投资额	万元	34
		人均文化、体育和娱乐业固定资产投资额	万元	35
	居民投入	每日人均锻炼时间	小时	36
		城镇居民人均医疗保健支出	元	37
		农村居民人均医疗保健支出	元	38
		人均教育文化娱乐支出	元	39
卫生健康管理	医疗卫生管理	严重精神障碍患者规范管理率	%	40
		产前筛查率	%	41
		孕产妇保健管理率	%	42
		7岁以下儿童系统管理率	%	43
		65岁及以上老人健康管理率	%	44
		居民年平均就诊次数	次	45
		每万人基层医疗机构诊疗次数	次	46
		乡镇卫生院、社区卫生服务中心提供中医非药物疗法的比例	%	47
		二级及以上医院提供线上服务比例	%	48
		每十万人AED数	个	49
		每十万人卒中-胸痛双中心数	个	50
		配备专职校医或保健人员的中小学校比例	%	51
	健康教育	配备专职心理健康教育教师的中小学校比例	%	52
		15岁及以上人群吸烟率	%	53

续表

一级指标	二级指标	三级指标	单位	指标序号
卫生健康管理	卫生安全管理	每万人卫生监督所人员数	人	54
		食源性疾病爆发事件数	起	55
		饮用水卫生安全产品监督检查	户次	56
	社会保障管理	生育保险参保人数占比	%	57
		养老保险参保人数占比	%	58
		医疗保险参保人数占比	%	59
		城乡居民医保政策范围内住院费用基金支付比例	%	60
		个人卫生支出占卫生总费用的比重	%	61
		商业保险参保人数占比	%	62
	传染病防控	国家免疫规划疫苗接种率	%	63
		甲乙类法定报告传染病发病率	1/10万	64
		甲乙类法定报告传染病死亡率	1/10万	65
		每万人疾控中心人员数	人	66
卫生健康水平	生命健康	人均预期寿命	岁	67
		孕产妇死亡率	1/10万	68
		婴儿死亡率(28天)	‰	69
		5岁以下儿童死亡率	‰	70
	生活健康	重大慢性病过早死亡率	%	71
		儿童青少年总体近视率	%	72
		肥胖症患者占比	%	73
		"三高"人群占比	%	74
		国家学生体质健康标准达标优良率	%	75
		居民健康素养水平	%	76

1. 卫生健康资源

卫生健康资源板块包括医疗卫生资源、文化体育资源和康养保健资源3个二级指标。医疗卫生资源中，每千人三甲医院数体现了该地区优质医疗资源供给情况，每千人卫生机构数、每千人医疗卫生机构床位数、每千常住人口执业（助理）医师数、每千人注册护士数、每千人药师（士）数等体现了一个地区基本医疗服务供给情况，以及城市和农村卫生技术人员分布情况等；文化体育资源中，每万人公共文化机构数考察了一个地区的图书馆、博物馆、文化馆等机构的供给情况；康养保健资源重点考察一个地区面向老年人口提供健康服务的情况。

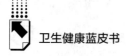

2. 卫生健康环境

卫生健康环境板块从生态环境改善的角度考量，设立了用水质量、废污处理、空气质量和绿化质量4个二级指标。分别考察居民饮用水水质达标率全国河流流域一、二、三类水质断面占比，城市污水处理厂集中处理率，城市生活垃圾无害化处理率，地级及以上城市空气质量达标天数比例，可吸入颗粒物年均浓度，城市人均绿地公园面积和绿化覆盖率相关情况。

3. 卫生健康投入

卫生健康投入体现了一个地区卫生健康发展的经费情况和筹资能力，是一个地区促进卫生健康可持续发展、人民福祉提升的基础和保障。卫生健康投入板块分为政府投入、社会投入和居民投入三部分。政府投入主要衡量各地区在卫生健康、文化旅游体育与传媒和节能环保三方面的人均公共投入水平；社会投入体现卫生健康基础设施和公共卫生体系建设方面获得社会投融资支持的情况，包括医院新建、改建、扩建等方向的医疗新基建，以及图书馆、博物馆、电影院、体育馆等公共文化场馆的建设情况；居民投入则体现了居民在医疗保健和教育文化娱乐方面的人均支出水平，特别是反映了城镇居民和农村居民在医疗保健支出方面的差异。

4. 卫生健康管理

卫生健康管理从医疗卫生管理、健康教育、卫生安全管理、社会保障管理和传染病防控5个方面进行测量。选取7岁以下儿童系统管理率和孕产妇保健管理率，体现一个地区儿童和孕产妇日常健康管理情况。选取每十万人AED数和每十万人卒中-胸痛双中心数作为评价该地区对急重病的应对能力。选取居民年平均就诊次数和每万人基层医疗机构诊疗次数作为评价一个地区基层医疗卫生服务情况的重要指标。选取每万人卫生监督所人员数和每万人疾控中心人员数，以评估该地区卫生安全管理和疾控资源情况。甲乙类法定报告传染病发病率和死亡率，为某一地区每十万人中感染甲乙类法定报告传染病的情况，包括病毒型肝炎、肺结核、猩红热等30余种传染病，评估某一地区传染病防控效果。

5. 卫生健康水平

卫生健康水平板块主要衡量一个地区通过卫生健康投入和服务过程得到

的健康促进结果。人均预期寿命提高是卫生健康体系的根本目标。生育健康维度下，孕产妇和婴儿死亡率是否降低，能够反映一个地区医疗卫生水平；5岁以下儿童中重度营养不良比重是卫生健康发展程度的体现。

二 中国国家级卫生健康发展水平评价与分析

（一）国家级卫生健康发展指标体系

国家级卫生健康发展指标体系是在概念版卫生健康发展指标体系的基础上，结合数据可获得情况设计形成。中国国家级卫生健康指标体系初始设计指标共计76个，其中，28个指标由于数据缺失程度较高或者暂无官方数据（但期望未来加入）在本次计算时被剔除，共有5个一级指标，13个二级指标和48个三级指标（见表2）。

表2　中国卫生健康发展指标体系（国家级）

一级指标	二级指标	三级指标	单位	指标序号
卫生健康资源	医疗卫生资源	每千人卫生机构数	个	1
		每千人三甲医院数	个	2
		每千人社区卫生服务中心（站）数	个	3
		每千人医疗卫生机构床位数	张	4
		每千常住人口执业（助理）医师数	人	5
		每千人中医执业（助理）医师数	人	6
		每千人注册护士数	人	7
		每千人药师（士）数	人	8
		每万人全科医生数	人	9
		城市每千人卫生技术人员数	人	10
		农村每千人卫生技术人员数	人	11
		高级职称卫生技术人员占比	%	12
	文化体育资源	每万人公共文化机构数	个	13
		每万人拥有文体服务人员数	人	14

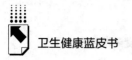

续表

一级指标	二级指标	三级指标	单位	指标序号
卫生健康环境	用水质量	居民饮用水水质达标率	%	15
		全国河流流域一、二、三类水质断面占比	%	16
	废污处理	城市污水处理厂集中处理率	%	17
		城市生活垃圾无害化处理率	%	18
	空气质量	地级及以上城市空气质量达标天数比例	%	19
		可吸入颗粒物年均浓度	$\mu g/m^3$	20
	绿化质量	城市人均绿地公园面积	平方米	21
		绿化覆盖率	%	22
卫生健康投入	政府投入	人均政府卫生健康支出	元	23
		人均政府文化旅游体育与传媒支出	元	24
		人均政府节能环保支出	元	25
	居民投入	城镇居民人均医疗保健支出	元	26
		农村居民人均医疗保健支出	元	27
		人均教育文化娱乐支出	元	28
卫生健康管理	医疗卫生管理	产前筛查率	%	29
		孕产妇保健管理率	%	30
		7岁以下儿童系统管理率	%	31
		居民年平均就诊次数	次	32
		每万人基层医疗机构诊疗次数	次	33
	卫生安全管理	每万人卫生监督所人员数	人	34
		食源性疾病爆发事件数	起	35
		饮用水卫生安全产品监督检查	户次	36
	社会保障管理	生育保险参保人数占比	%	37
		养老保险参保人数占比	%	38
		医疗保险参保人数占比	%	39
		个人卫生支出占卫生总费用的比重	%	40
	传染病防控	甲乙类法定报告传染病发病率	1/10万	41
		甲乙类法定报告传染病死亡率	1/10万	42
		每万人疾控中心人员数	人	43
卫生健康水平	生命健康	人均预期寿命	岁	44
		孕产妇死亡率	1/10万	45
		婴儿死亡率(28天)	‰	46
		5岁以下儿童死亡率	‰	47
	生活健康	居民健康素养水平	%	48

（二）资料来源与处理

报告所选取的指标数据为 2013~2020 年的历年数据，资料来源为《中国统计年鉴》、《中国卫生健康统计年鉴》、《中国社会统计年鉴》、政府官网、政府报告等。

所选取的初始指标中，部分指标受限于统计手段和相关资料不充分等因素，某些年份数据存在缺失的情况。因此，在正式分析前，需对缺失数据进行处理。我们采用最近年份的官方普查数据对无法获取的数据（通常为近几年）进行填充或者采用可得的数据计算增长率，对缺失数据进行了推演，例如 2013 年和 2014 年空气质量监测标准及监测城市与 2015 年之后不同，故可得的"地级及以上城市空气质量达标天数比例"的数据与 2015 年及之后的数据不具备可比性，因而 2013 年和 2014 年该指标项采用 2015 年数据进行填充。

中国卫生健康发展评价指标体系中的指标项均为人均的绝对量指标或者比率指标，不同指标的量纲也不同，故在得到初始指标之后，为便于后续的比较，需对指标值进行标准化处理。初始的 48 个指标中包含 40 个正向指标和 8 个逆向指标。对于正向指标，采用的计算公式为：

$$\frac{X - X_{\min}}{X_{\max} - X_{\min}} \times 50 + 45 \tag{1}$$

对于负向指标，采用的计算公式为：

$$\frac{X_{\max} - X}{X_{\max} - X_{\min}} \times 50 + 45 \tag{2}$$

48 个指标的标准化值均为 45~95。$X_{\max}$ 和 $X_{\min}$ 分别为 2013~2020 年 8 年时间序列数据中的最大值和最小值，X 则为某一年份的一个实际值。

为降低人为因素的影响，三级、二级、一级指标均采等权重，例如"卫生健康资源"一级指标下有 2 个二级指标，则二级指标的权重均为 1/2，"医疗卫生资源"二级指标下有 12 个三级指标，则 12 个三级指标的权重均为 1/12。

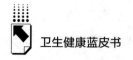

（三）国家级卫生健康发展评估

1. 中国卫生健康发展总指标稳步向好

2013 年是深入学习全面贯彻落实党的十八大精神的开局之年，2013～
2020 年，我国在卫生健康领域不断发力，卫生健康总体发展状况不断优化，
卫生健康资源、卫生健康环境、卫生健康投入、卫生健康管理、卫生健康水
平五大方面均取得了不错的成绩。从总指标数据来看，2013～2020 年，我国
卫生健康总指标稳步改善，2020 年指标值为 89.3，较 2013 年的 49.6 增幅
达 80.04%。从增速来看，历年总指标增速均保持在 5% 以上，其中 2015 年
增速最高，达 14.3%；2020 年增速次之，为 10.52%，较上一年度增速提升
2.64 个百分点（见图 2）。

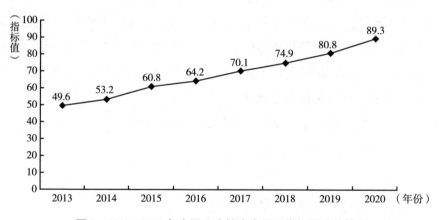

图 2　2013～2020 年中国卫生健康发展总指标值变化情况

具体来看，卫生健康资源、卫生健康环境和卫生健康水平三个一级指标
在 8 年间的总体变化趋势与卫生健康发展总指标相近，呈逐年递增态势，且
均在 2020 年达到峰值。其中：卫生健康资源 2020 年峰值为 93.2，较 2013
年增长 93.3%，较 2019 年增长 19.6%；卫生健康环境 2020 年峰值为 95.0，
较 2013 年增长 107.4%，较 2019 年增长 18.9%；卫生健康水平 2020 年峰值
为 95.0，较 2013 年增长 111.1%，较 2019 年增长 12.3%。而卫生健康投入
则在 2013～2019 年逐年递增，2019 年达最大值 92.2，2020 年略有下降，指

标值为 88.3。卫生健康管理则是波动上升，2020 年指标值达 75.1，较 2013 年增长 17.5%，较 2019 年增长 8.5%。总体而言，五项一级指标值 2020 年均较 2013 年有较大幅度增长，表明 2013~2020 年我国在卫生健康领域的多个方面均实现了较大发展，而 2020 年除卫生健康投入较 2019 年有小幅度的下降外，其余方面均实现了提升，2020 年总体卫生健康指标表现优于上年（见图 3）。

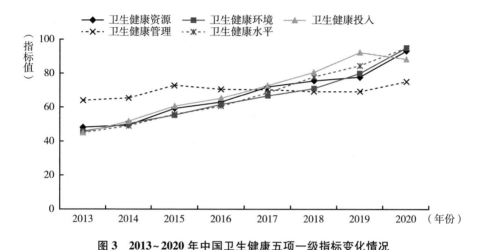

图 3 　2013~2020 年中国卫生健康五项一级指标变化情况

2. 卫生健康资源提升明显

从卫生健康资源维度分析，指标值从 2013 年的 48.2 提升至 2020 年的 93.2，年均增幅达 13.3%，其中 2015 年较上一年增幅为 19.9%，2020 年增幅次之，为 19.6%。总体来看，卫生健康资源自 2013 至 2020 年提升明显（见图 4）。

对"卫生健康资源"一级指标的具体分析，通过"医疗卫生资源"和"文化体育资源"两个二级指标实现。2013~2020 年，我国医疗卫生服务体系不断完善，基层医疗卫生机构服务能力建设不断加强，健康产业发展迅速，医疗卫生资源逐年丰富，2013 年指标值为 48.7，2020 年则增长至 95.0。"文化体育资源"二级指标则波动上升，2014 年、2018 年和 2019 年较上一年度均有所下降，其余年份则较上一年度指标均有所增长（见图 5）。

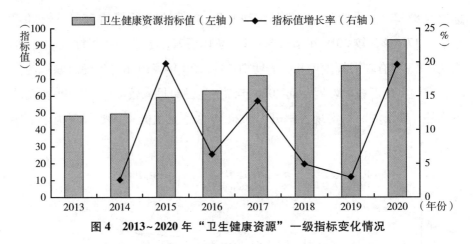

图4　2013~2020年"卫生健康资源"一级指标变化情况

2013年指标值为47.7，2020年指标值达峰值91.3，年增长率均值约为13%，随着全民健身战略深入实施，全民健身和全民健康深度融合，更高水平的全民健身公共服务体系日趋完善，文化体育资源总体趋于丰富。

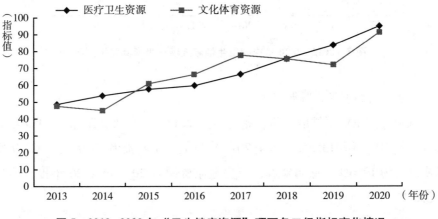

图5　2013~2020年"卫生健康资源"项下各二级指标变化情况

3.卫生健康环境稳步改善

卫生健康环境指标值逐年提升，2013年指标值为45.8，2020年则增长至95.0，年均增速在15%以上。具体到每年的增速来看，除2017年和2018年增速较低，其余年份增速均接近10%或在10%以上（见图6）。此外，

2018年开始增速逐年递增，表明近几年卫生健康环境改善呈现加速趋势。总体来看，2013~2020年生态环境质量逐步提高，卫生健康环境明显改善。

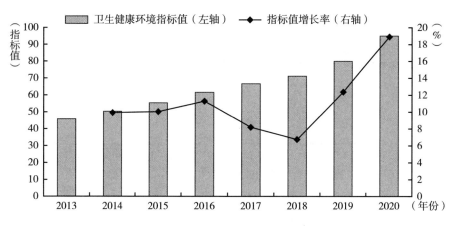

图6　2013~2020年"卫生健康环境"一级指标变化情况

　　卫生健康环境的改善体现在二级指标上，则是从用水质量、废污处理、空气质量到绿化质量的全面提升。综合来看，"废污处理"、"空气质量"和"绿化质量"指标值均在8年间实现了翻番，2020年指标值均达峰值95.0，各指标年均增长率均在15%以上（见图7），反映出我国近年来不断加大生态环境保护力度，深入实施污染防治行动，切实改善生态环境质量所取得的喜人成效。"用水质量"整体的增长率则稍逊于其他三项，在2014年有短暂下降，随后逐年上升，2020年达峰值95.0。2020年全国河流流域一、二、三类水质断面占比较2019年上升8.3个百分点，2020年"用水质量"较2019年提升明显，增幅达37.9%，碧水保卫战成效明显。

　　4.卫生健康投入总体提升

　　卫生健康投入指标值由2013年的45.0，增长至2020年的88.3，平均年增幅达13.7%。2013~2019年，卫生健康投入指标均保持正增长，2020年受新冠肺炎疫情冲击，居民端教育文化娱乐支出显著下降，2020年卫生健康投入指标较2019年下降4.3%。但从总体来看，2020年较2013年卫生健康投入提升明显（见图8）。

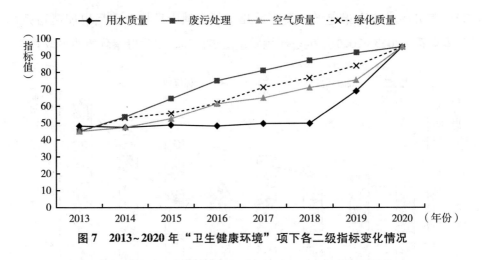

图7　2013~2020年"卫生健康环境"项下各二级指标变化情况

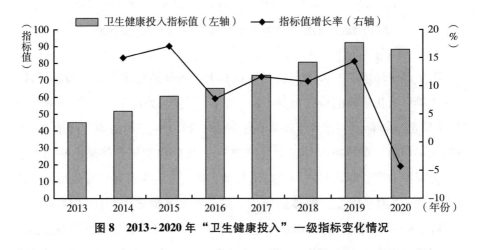

图8　2013~2020年"卫生健康投入"一级指标变化情况

　　卫生健康投入的提升，主要表现在政府投入二级指标和居民投入二级指标的总体提高（见图9）。其中，政府投入逐年递增，指标值从2013年的45增长至2020年的90.4，其细分项"人均政府卫生健康支出"由2013年的605.6元提升至2020年的1360.8元，"人均政府文化旅游体育与传媒支出"由2013年的186.1元提升至2020年的300.7元，"人均政府节能环保支出"则波动上升，由2013年的251.2元提升至2020年的448.5元，表明政府在提供公共卫生和基本医疗服务中的主导地位进一步明确，政府对卫生、环保、健康事业的投入不断加强。居民投入二级指标则在 2019 年及之前每年均较上一年有所增长，指标值从 2013 年的 45.0 增长至 2019 年的 95.0，2020 年由于新冠肺炎疫情的冲击，居民在文化娱乐上的支出明显减少，体现在 2020 年居民投入指标值降至 86.2。总体来看，政府端和居民端在卫生健康上的重视日益增强，在卫生健康上的投入明显增加。

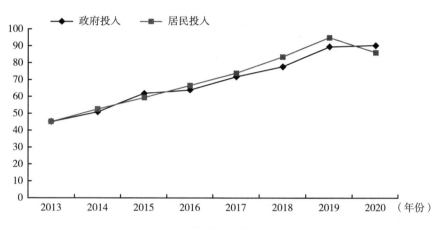

图 9　2013~2020 年"卫生健康投入"项下各二级指标变化情况

5. 卫生健康管理效果显现

卫生健康管理一级指标波动上升，2013 年指标值为 64.0，2020 年增长至 75.1，年均增幅为 2.5%，表现略逊于其他四个一级指标。逐年来看，2013~2015 年指标值呈递增趋势，2015 年达峰值 73.0，随后受食品安全问题明显增加、甲乙类法定报告传染病总死亡率上升的影响，指标值在 2016 跌入低谷，并在随后两年呈波动态势，2019 年起开始回升，2020 年指标值大幅上升（见图 10）。总体来看，卫生健康管理总体趋势向好，尤其是近两年卫生健康管理较有成效。

"卫生健康管理"下的二级指标共有四项，分别为"医疗卫生管理"、"卫生安全管理"、"社会保障管理"和"传染病防控"。其中，如图 11 所示，"医疗卫生管理"2013 年指标值最低为 53.3，随后波动上升，2019 年

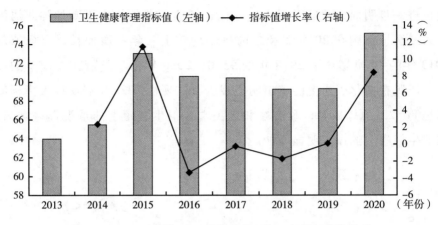

图10 2013~2020年"卫生健康管理"一级指标变化情况

达最大值82.9，2020年受新冠肺炎疫情影响，居民就诊量和基层医疗机构诊疗服务量均有所下降，医疗卫生管理指标值较上一年下降8.0%，为76.3，2013~2020年指标值年均增长率为6.2%。"卫生安全管理"指标则波动下降，2013年指标值为78.9，2020年指标值仅为59.1，下降25.1%；近年来食源性疾病爆发事件数逐年递增，食品安全问题仍较突出，每万人卫生监督所人员数2020年略少于2013年，饮用水卫生安全产品监督检查2020年较2013年有所提升，但明显低于2014年和2015年数据，卫生安全管理有待加强。"社会保障管理"指标则逐年递增，2013年指标值为45.0，2020年则增长至95.0，随着医药卫生体制改革的深入推进，全民医保体系加快健全，生育、养老、医疗保险参保率逐年提升，个人卫生支出占卫生总费用的比重由2013年的33.9%下降到2020年的27.7%。"传染病防控"则波动下降，受甲乙类法定报告传染病死亡率波动上升和每万人疾控中心人员数逐年下降影响，传染病防控指标值由2013年的78.6下降至2019年的最低点50.1，而2020年甲乙类法定报告传染病发病率较上一年下降明显，每万人疾控中心人员数均较上一年有所提升，2020年指标值提升至70.6，较2013年下降10.8%。2020年甲乙类法定报告传染病发病率下降，多种传染病发病数为近10年最低，尤其以呼吸道传染病发病率下降最为明显，这很大程度上受到新冠肺炎疫情背景下居民健康意识提高、地方防控政策加强等因素影响。总体来看，卫生健康管理在医疗体系健全方面取得了较为突出的成效，但我国仍面临多重疾病威胁并存、多种健康影响因素交织的复杂局面，在卫生安全管理以及传染病防控领域仍需聚焦关键问题，着力提升管理水平，持续推进相关能力建设，不断满足人民群众日益增长的健康需求。

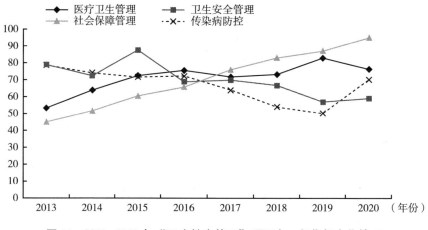

图 11　2013~2020 年 "卫生健康管理" 项下各二级指标变化情况

6. 卫生健康水平不断提高

总体来看，卫生健康水平一级指标增长态势较好，指标值从 2013 年的 45.0，增长至 2020 年的 95.0，指标值逐年递增，年均增幅在 15.9% 以上。具体来看，指标值每年增速均超过了 8%，尤其是 2015 年、2017~2018 年、2020 年增速均在 10% 以上（见图 12）。这表明随着健康中国战略的实施、健康中国建设的推进、健康中国行动的施行，人民健康水平不断提高。

"卫生健康水平" 二级指标分为 "生命健康" 和 "生活健康" 两项，两项指标均逐年递增（见图 13）。其中，"生命健康" 主要通过人均预期寿命、孕产妇死亡率、婴儿死亡率（28 天）、5 岁以下儿童死亡率四项具体指标来刻画，2013~2020 年，人均预期寿命从不足 76 岁提高到 77.93 岁，孕产妇死亡率从 23.2/10 万降至 16.9/10 万，婴儿死亡率（28 天）从 9.5‰降至 5.4‰，5 岁以下儿童死亡率从 12‰降至 7.5‰，主要生命健康指标居于中

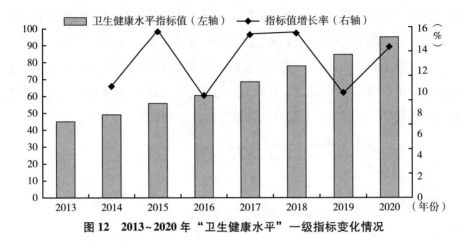

图 12　2013~2020 年"卫生健康水平"一级指标变化情况

高收入国家前列,"生命健康"指标值从 2013 年的 45.0 增长至 2020 年的峰值 95.0,生命健康水平提升明显。"生活健康"指标变化趋势与"生命健康"相近,2013 年指标值为 45.0,2020 年增长至最大值 95.0,年均增长率超过 15%,具体到指标细项,"居民健康素养水平"呈现上扬趋势,2020 年增长至 23.15%,这一指标在 2013 年仅为 9.48%。分析来看,随着政府、社会、个人对卫生健康的日益重视,保障人民健康优先发展的制度体系、政府、社会、个人共同行动的体制机制逐渐完善,有利于健康的生活方式、生产方式逐渐形成,我国卫生健康水平不断提高。

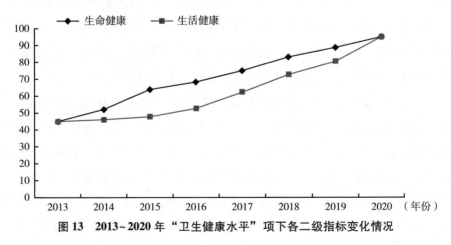

图 13　2013~2020 年"卫生健康水平"项下各二级指标变化情况

三 中国省级地区卫生健康发展水平评价与分析

（一）省级地区卫生健康发展指标体系

省级地区卫生健康发展指标体系是在概念版卫生健康发展指标体系的基础上，结合省级地区的具体情况设计形成，共有 5 个一级指标，14 个二级指标和 44 个三级指标（见表 3）。

表 3 中国卫生健康发展指标体系（省级地区）

一级指标	二级指标	三级指标	单位	指标序号
卫生健康资源	医疗卫生资源	每千人卫生机构数	个	1
		每千人三甲医院数	个	2
		每千人社区卫生服务中心（站）数	个	3
		每千人医疗卫生机构床位数	张	4
		每千常住人口执业（助理）医师数	人	5
		每千人中医执业（助理）医师数	人	6
		每千人注册护士数	人	7
		每千人药师（士）数	人	8
		每万人全科医生数	人	9
		城市每千人卫生技术人员数	人	10
		农村每千人卫生技术人员数	人	11
	文化体育资源	每万人公共文化机构数	个	12
	康养保健资源	每千老年人口社区养老床位数	张	13
		每千老年人口养老机构床位数	张	14
		每万人拥有老年大学数	个	15
卫生健康环境	用水质量	全国河流流域一、二、三类水质断面占比	%	16
	废污处理	城市污水处理厂集中处理率	%	17
		城市生活垃圾无害化处理率	%	18
	空气质量	地级及以上城市空气质量达标天数比例	%	19
	绿化质量	城市人均绿地公园面积	平方米	20
		绿化覆盖率	%	21

续表

一级指标	二级指标	三级指标	单位	指标序号
卫生健康投入	政府投入	人均政府卫生健康支出	元	22
		人均政府文化旅游体育与传媒支出	元	23
		人均政府节能环保支出	元	24
	居民投入	城镇居民人均医疗保健支出	元	25
		农村居民人均医疗保健支出	元	26
		人均教育文化娱乐支出	元	27
卫生健康管理	医疗卫生管理	孕产妇保健管理率	%	28
		7岁以下儿童系统管理率	%	29
		居民年平均就诊次数	次	30
		每万人基层医疗机构诊疗次数	次	31
		每十万人卒中-胸痛双中心数[①]	个	32
	卫生安全管理	每万人卫生监督所人员数	人	33
	社会保障管理	生育保险参保人数占比	%	34
		养老保险参保人数占比	%	35
		医疗保险参保人数占比	%	36
		个人卫生支出占卫生总费用的比重	%	37
	传染病防控	甲乙类法定报告传染病发病率	1/10万	38
		甲乙类法定报告传染病死亡率	1/10万	39
		每万人疾控中心人员数	人	40
卫生健康水平	生命健康	人均预期寿命	岁	41
		孕产妇死亡率	1/10万	42
		婴儿死亡率(28天)	‰	43
		5岁以下儿童死亡率[②]	‰	44

注：①囿于数据获取困难，仅以胸痛中心数量作为测算依据。

②囿于数据获取困难，仅以5岁以下儿童中重度营养不良比重作为测算依据。

（二）资料来源与处理

各地区资料来源包括2021年相关统计年鉴、部委网站统计数据和各省统计公报等，根据统计口径，指标数据均为2020年末数据。指标测算中涉及某地区人口数时，采用该地区2020年末常住人口数。

由于指标体系中数据涉及个数、比例、费用等不同量纲，在计算时先通过"极值标准化"方法将不同量纲转换为可比较的指标。之后，通过线性变换将标准化后的指标分值分布于［55，95］，以便进行比较。计算公式如下：

正向指标：

$$Y_{it} = \frac{X - X_{min}}{X_{max} - X_{min}} \times 40 + 55 \tag{3}$$

逆向指标：

$$Y_{it} = \frac{X_{max} - X}{X_{max} - X_{min}} \times 40 + 55 \tag{4}$$

卫生健康发展指标的计算公式：

$$\sum_{i=1}^{n} w_i Y_{it} \tag{5}$$

X_{max} 和 X_{min} 指 2020 年某一指标数据序列中的最大值和最小值；X 指某一指标数据序列里的一个数据值。

（三）省级地区卫生健康发展总排名

根据以上方法与数据对 31 个省、自治区和直辖市进行测算，得到省级地区卫生健康发展总排名（见表 4），排在前 10 名的是：北京、上海、浙江、内蒙古、江苏、吉林、四川、陕西、湖南和广东。其中：东部地区有 5 个省级地区进入前 10，分别为北京、上海、浙江、江苏和广东；中部地区只有湖南进入前 10 名，位列第 9；西部地区进入前 10 名的有内蒙古、四川和陕西三个省级地区；东北地区只有吉林进入前 10。

表 4　2020 年中国省级地区卫生健康发展总排名

总排名	省级地区	总分值
1	北　京	85.50
2	上　海	79.26

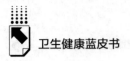

续表

总排名	省级地区	总分值
3	浙 江	79.15
4	内蒙古	76.66
5	江 苏	76.59
6	吉 林	75.61
7	四 川	75.43
8	陕 西	75.38
9	湖 南	75.22
10	广 东	75.10
11	青 海	75.07
12	福 建	74.81
13	山 东	74.49
14	宁 夏	74.45
15	天 津	74.39
16	江 西	74.30
17	重 庆	74.11
18	山 西	74.01
19	甘 肃	73.97
20	辽 宁	73.79
21	黑龙江	73.46
22	安 徽	73.41
23	湖 北	73.41
24	河 北	73.01
25	海 南	72.70
26	河 南	72.62
27	贵 州	72.48
28	云 南	72.41
29	新 疆	71.81
30	广 西	70.80
31	西 藏	69.56

需要说明的是,每项指标分数为标准化计算后用以横向比较的分数,只体现排名和相对差距,不体现该指标的绝对发展水平。

（四）省级地区卫生健康发展分项排名情况

省级地区卫生健康一级指标包括卫生健康资源、卫生健康环境、卫生健康投入、卫生健康管理和卫生健康水平，各项二级指标分项排名结果详见表5、表6、表7、表8和表9。

表5　2020年中国省级地区卫生健康资源排名

卫生健康资源排名	省级地区	卫生健康资源分值
1	北　京	82.41
2	内蒙古	77.47
3	浙　江	74.34
4	青　海	73.38
5	江　苏	70.25
6	甘　肃	69.80
7	吉　林	69.41
8	四　川	69.29
9	新　疆	69.27
10	天　津	68.92
11	山　西	68.67
12	湖　南	68.55
13	黑龙江	68.42
14	陕　西	68.40
15	上　海	68.30
16	山　东	67.59
17	湖　北	67.47
18	辽　宁	67.43
19	宁　夏	67.34
20	贵　州	67.15
21	福　建	66.73
22	重　庆	66.49
23	西　藏	66.20
24	云　南	66.12
25	广　西	66.08
26	河　北	65.80

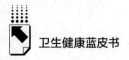

续表

卫生健康资源排名	省级地区	卫生健康资源分值
27	江　西	65.14
28	海　南	64.91
29	安　徽	64.39
30	河　南	64.24
31	广　东	63.29

表6　2020年中国省级地区卫生健康环境排名

卫生健康环境排名	省级地区	卫生健康环境分值
1	广　东	84.54
2	江　西	84.05
3	福　建	83.10
4	浙　江	82.57
5	海　南	82.45
6	北　京	81.76
7	湖　南	80.92
8	贵　州	80.81
9	西　藏	80.47
10	云　南	80.04
11	四　川	79.79
12	吉　林	79.66
13	甘　肃	79.55
14	内蒙古	78.77
15	青　海	78.58
16	新　疆	78.46
17	湖　北	77.74
18	宁　夏	77.74
19	重　庆	77.72
20	辽　宁	77.69
21	广　西	77.59
22	陕　西	77.17
23	上　海	76.89
24	安　徽	76.30
25	江　苏	75.90

续表

卫生健康环境排名	省级地区	卫生健康环境分值
26	山　西	75.84
27	河　南	74.44
28	河　北	73.92
29	黑龙江	73.76
30	山　东	73.31
31	天　津	69.71

表7　2020年中国省级地区卫生健康投入排名

卫生健康投入排名	省级地区	卫生健康投入分值
1	北　京	86.25
2	上　海	80.34
3	青　海	78.22
4	西　藏	75.00
5	天　津	71.64
6	内蒙古	70.94
7	宁　夏	70.64
8	浙　江	70.04
9	重　庆	69.89
10	江　苏	69.65
11	湖　南	69.65
12	陕　西	69.30
13	吉　林	69.13
14	黑龙江	69.06
15	海　南	68.74
16	山　西	68.50
17	广　东	68.46
18	湖　北	67.92
19	辽　宁	67.83
20	河　北	67.50
21	四　川	67.25
22	山　东	66.95
23	甘　肃	66.73
24	新　疆	65.88

续表

卫生健康投入排名	省级地区	卫生健康投入分值
25	江　西	65.75
26	云　南	65.57
27	福　建	65.50
28	安　徽	64.98
29	河　南	64.29
30	广　西	64.08
31	贵　州	63.58

表 8　2020 年中国省级地区卫生健康管理排名

卫生健康管理排名	省级地区	卫生健康管理分值
1	北　京	83.20
2	浙　江	78.23
3	江　苏	77.85
4	山　东	77.06
5	上　海	76.79
6	河　南	76.47
7	四　川	75.60
8	陕　西	75.41
9	广　东	75.31
10	河　北	74.20
11	甘　肃	74.08
12	吉　林	73.90
13	安　徽	73.84
14	江　西	73.22
15	内蒙古	72.91
16	湖　南	72.79
17	黑龙江	72.72
18	云　南	72.69
19	福　建	72.66
20	山　西	72.55
21	天　津	72.32
22	宁　夏	72.26
23	贵　州	71.05

卫生健康管理排名	省级地区	卫生健康管理分值
24	辽　宁	71.01
25	重　庆	70.59
26	青　海	69.82
27	广　西	69.72
28	湖　北	69.58
29	海　南	68.15
30	新　疆	67.87
31	西　藏	67.22

表9　2020年中国省级地区卫生健康水平排名

卫生健康水平排名	省级地区	卫生健康水平分值
1	上　海	93.98
2	北　京	93.86
3	浙　江	90.59
4	天　津	89.38
5	江　苏	89.28
6	安　徽	87.56
7	山　东	87.56
8	陕　西	86.63
9	福　建	86.07
10	吉　林	85.96
11	重　庆	85.86
12	四　川	85.20
13	辽　宁	85.00
14	山　西	84.46
15	湖　北	84.33
16	宁　夏	84.29
17	湖　南	84.19
18	广　东	83.90
19	河　南	83.67
20	河　北	83.61
21	黑龙江	83.36
22	江　西	83.33

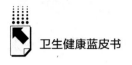

续表

卫生健康水平排名	省级地区	卫生健康水平分值
23	内蒙古	83.19
24	贵　州	79.80
25	甘　肃	79.70
26	海　南	79.25
27	云　南	77.63
28	新　疆	77.57
29	广　西	76.54
30	青　海	75.35
31	西　藏	58.90

卫生健康资源排名前 10 的是北京、内蒙古、浙江、青海、江苏、甘肃、吉林、四川、新疆和天津。北京在卫生健康资源方面排名第 1，得益于医疗卫生资源领域的大部分具体指标得分较高，如每千人三甲医院数、每千人社区卫生服务中心（站）数、每千常住人口执业（助理）医师数、每千人中医执业（助理）医师数等排名第 1，但在每千人卫生机构数和每千人医疗卫生机构床位数方面得分较低。由于北京常住人口规模较大，体现在人均层面的文化体育资源和康养保健资源略显不足。内蒙古在卫生健康资源方面排名第 2，其中康养保健资源领域多个指标排名靠前，如每千老年人口社区养老床位数、每千老年人口养老机构床位数和每万人拥有老年大学数指标得分较高。

从城乡差别来看：浙江的城乡卫生资源水平差距最小，千人卫技人员数城乡比为 1.76∶1，千人卫生机构床位数城乡比为 1.85∶1；河南在城市卫生资源水平上相对比较高，但是农村卫生技术人员数和机构床位数水平最低，千人卫技人员数城乡比为 3.27∶1，千人卫生机构床位数城乡比为 2.64∶1，卫生资源城乡不均衡的问题比较突出，凸显了城乡公共服务方面的差距。

卫生健康环境排名前 10 的是广东、江西、福建、浙江、海南、北京、湖南、贵州、西藏和云南。东南沿海和西南地区在卫生健康环境方面优势明显，在水质、空气质量和绿化覆盖率方面排名普遍靠前。很多北方省级地区排名普遍靠后，排在最后 5 名的是：天津、山东、黑龙江、河北和河南。其中天津在全国河流流域一、二、三类水质断面占比和地级及以上城市空气质量达标天数比例方面得分倒数第 1，山东在以上两个指标方面排名靠后，河北在地级及以上城市空气质量达标天数比例和城市人均绿地公园面积方面均得分较低。

卫生健康投入排名前 10 的是北京、上海、青海、西藏、天津、内蒙古、宁夏、浙江、重庆和江苏。其中北京在城镇居民人均医疗保健支出和农村居民人均医疗保健支出方面均排名第 1，人均政府卫生健康支出和人均政府文化旅游体育与传媒支出方面相对较弱。党的十八大以来，西藏财政不断优化政策、深化改革，财政收支规模连创新高，财政保障能力显著提升，80% 以上的财政支出用于农林水、教育、医疗卫生、文化体育与传媒、社会保障和就业等民生重点领域，在卫生健康政府投入方面力度较大，其中人均政府卫生健康支出、人均政府文化旅游体育与传媒支出和人均政府节能环保支出均位列第 1。贵州、广西和河南在卫生健康投入方面均排名靠后。

卫生健康管理排名前 10 的是北京、浙江、江苏、山东、上海、河南、四川、陕西、广东和河北。北京在卫生健康管理方面下属多个具体指标排名靠前，如孕产妇保健管理率、生育保险参保人数占比、养老保险参保人数占比以及甲乙类法定报告传染病发病率和死亡率指标均得分较高。上海在孕产妇保健管理率、7 岁以下儿童系统管理率和居民年平均就诊次数方面排名靠前，但在每万人基层医疗机构诊疗次数、医疗保险参保人数占比、每万人疾控中心人员数方面得分相对较低。湖北在卫生健康管理排名中位居倒数第 4，主要归因于 2020 年新冠肺炎疫情从武汉突发，湖北地区成为最早的新冠肺炎疫情重灾区，新冠肺炎发病率高达 114.93/10 万人，死亡率为 7.61/10 万人，使得湖北甲乙类法定报告传染病发病率和死亡率在 2020 年大幅提高。

卫生健康水平排名前 10 的是上海、北京、浙江、天津、江苏、安徽、山东、陕西、福建和吉林。上海人均预期寿命全国最高，婴儿死亡率（28 天）全国最低，5 岁以下儿童中重度营养不良比重和孕产妇死亡率均较低。

北京5岁以下儿童中重度营养不良比重全国最低，人均预期寿命较高，孕产妇死亡率和婴儿死亡率（28天）均控制在较低水平。西南、西北等地区卫生健康水平方面得分普遍较低，西藏、青海、广西、新疆、云南和海南在各项指标方面普遍落后。其中广西和海南得分较低的原因在于5岁以下儿童中重度营养不良比重较高。西藏人均预期寿命全国最低，且孕产妇死亡率和婴儿死亡率（28天）较高，使得西藏在卫生健康水平方面排名倒数第1。

（五）总结与分析

1. 省级地区卫生健康发展水平与经济发展水平有一定相关性，但匹配程度并不高

总的来看，如图14所示，部分省级地区卫生健康发展指数得分与其经济发展水平排名区间相近，特别是北京、上海、浙江、江苏等地，其得分居前5名，基本与经济发展水平一致。一些地区卫生健康发展水平与经济发展水平存在错位。例如内蒙古，其卫生健康发展总得分为76.66分，在31个省级地区中位列第4，较其经济发展水平排名相对靠前。原因是在卫生健康资源和卫生健康投入两方面，得分较高，特别是卫生健康资源板块，其分值仅次于北京。又如广东，其卫生健康发展总得分为75.1分，排第10位，较其经济发展水平排名相对靠后。究其原因：一是广东虽然医疗资源总量丰富，但人口相对密集，一些指标人均水平相对较低；二是广东省内区域差距较大，西北部等地区发展水平还比较落后，特别是卫生健康资源的供给方面。另外，广东在每万人疾控中心人员数、甲乙类法定报告传染病发病率等指标上相对处于较低水平，这对其总得分有一定影响。比较有代表性的还有福建，其卫生健康发展总得分为74.81，排名全国第12，2020年人均地区生产总值位列全国前5，比较而言，福建的卫生健康发展并不均衡。从一级指标来看，虽然福建的卫生健康环境和卫生健康水平板块相对处于全国较高水平，但其在卫生健康资源、卫生健康投入和卫生健康管理方面得分偏低，特别是卫生健康投入得分为65.5分，排名第27。

此外，从图14来看，吉林、青海、黑龙江和甘肃等地卫生健康发展水

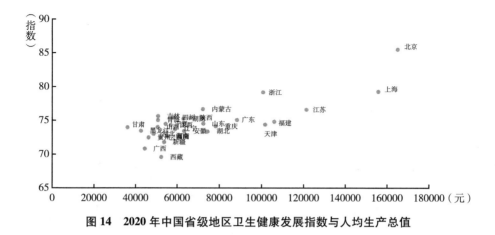

图14　2020年中国省级地区卫生健康发展指数与人均生产总值

平较人均地区生产总值相对靠前。主要原因是这些省级地区卫生健康资源投入较大，且人均水平不低。特别是青海，其在卫生健康资源和卫生健康投入两方面得分均位列前5。

2. 从省级地区看，卫生健康发展水平呈现一定区域化特征

从整体得分来看，如图15所示，北京、上海和浙江得分显著较高，其他省份差距较为平缓。从区域来看，北京、上海、浙江和江苏等东部省市列全国前5位。东北地区辽宁和黑龙江分列第20、第21位。从四大板块总体平均分来看：东部地区得分最高，大部分省级地区卫生健康发展水平较高；西部地区由于西藏和广西得分靠后，平均发展水平最低；东北地区和中部地区处于中间层次（见表10）。

东部地区。北京、上海等东部省市领跑全国卫生健康发展。北京市卫生健康发展水平位居全国第1，尤其是在卫生健康资源、卫生健康投入和卫生健康管理等一级指标上，得分显著高于全国其他地区。特别是，北京和上海的人均政府卫生健康支出的数值，高出很多省级地区1倍左右。东部地区整体的卫生健康管理水平较为突出，各省级地区的这一指标都处于全国中高水平。

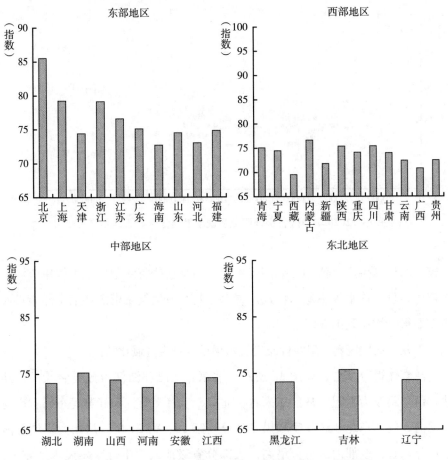

图15　2020年中国省级地区卫生健康发展水平区域化特征

表10　2020年中国四大区域卫生健康发展指数均值

区域	卫生健康发展指数均值	区域	卫生健康发展指数均值
东部地区	76.50	中部地区	73.83
东北地区	74.29	西部地区	73.51

　　东北地区。吉林在省级地区卫生健康发展排序中相对靠前，黑龙江与辽宁位列第20左右。从具体指标来看，东北三省在卫生健康资源和卫生健康投入方面排位相对靠前，吉林在传染病防控相关领域分数较高。三省在居民

年平均就诊次数与每万人基层医疗机构诊疗次数指标上得分较低，这可能与常住人口数量下降有关。

中部地区。中部地区各省级地区普遍在卫生健康资源、卫生健康环境和卫生健康投入方面得分不高。原因之一是人口较多，人均医疗资源发展水平与经济发展速度不匹配，在人均指标较多的卫生健康资源水平和卫生健康投入水平排位上不占优势，且整体的卫生健康管理水平有待提高。

西部地区。从一级指标来看，西部地区各省、自治区之间差距较大，排名各有先后。但在卫生健康管理和卫生健康水平板块中，多数处于中低水平。相对来说，在卫生健康投入和卫生健康资源板块表现较好。虽然西部地区整体的卫生健康发展水平在四大区域对比中较为靠后，但自西部大开发以来，西部地区获得政府转移支付规模较大，很大一部分资源投入卫生健康领域。在近年来的国家脱贫攻坚战中，西部地区也是政策倾斜的重要地区，一些卫生健康资源也随之增加，比如在人均政府卫生支出指标上，西藏、青海等西部省级地区排名靠前。加之西部地区人口相对较少，从人均水平来看，一些指标得分相对较高。

3. 各地区卫生健康发展均衡性方面有待增强

从总体排名和得分情况来看，总得分排名仅反映各省级地区公共卫生的相对发展水平。从分项数据来看，各省级地区在卫生健康发展方面侧重点略有不同，不同省份发展水平差异较为明显。一些省份在个别指标中得分较高，反映了当地在相关领域的发展特色和优势。

新疆整体得分虽然为71.81分，位列全国第29，但在卫生健康资源上占有优势，排名第9。青海、甘肃、内蒙古等西部省级地区在卫生健康资源板块得分也普遍较高（见图16）。这说明这些省级地区在卫生健康体系的构建中对医疗硬件建设方面有所侧重。但甘肃、新疆在卫生健康投入板块分数较低。青海、甘肃、内蒙古和新疆在卫生健康水平板块得分较低，卫生健康发展的效果不佳。河南、安徽等省级地区在卫生健康资源、卫生健康环境和卫生健康投入上存在短板，但卫生健康管理板块得分相对较高。西藏虽然在卫生健康环境和卫生健康投入方面得分较高，但在卫生健康资源、卫生健康

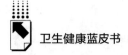

管理和卫生健康水平方面同其他省级地区还有差距。值得注意的是，整体得分不低的广东、四川等地区，在传染病防控方面还存在短板。

总体来看，各地卫生健康发展各有亮点，总得分排序仅反映相对排名，各地卫生健康事业仍然任重道远，下一步，需下大力气做好补短板工作，推动公共卫生服务供给水平与需求相匹配，聚焦重点领域。结合各地区、各领域实际，坚持人民生命健康至上理念，满足人民群众对美好生活向往的需要。

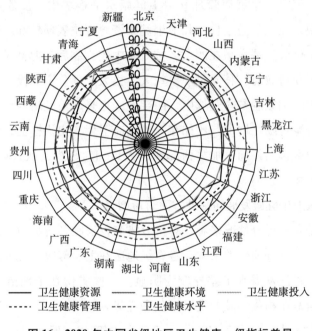

图16 2020年中国省级地区卫生健康一级指标差异

四 中国城市卫生健康发展水平评价与分析

（一）城市卫生健康发展指标体系

城市卫生健康发展指标体系是在概念版卫生健康发展指标体系的基础

上，结合城市地区的具体情况设计形成，共有 5 个一级指标和 22 个具体指标（见表 11）。

表 11　中国卫生健康发展指标体系（重点城市）

一级指标	具体指标	单位	序号
卫生健康资源	每千人医疗卫生机构数	个	1
	每万人医院数	个	2
	每千人医疗卫生机构床位数	张	3
	每千人卫生技术人员数	人	4
	每千人执业（助理）医师数	人	5
	每千人注册护士数	人	6
卫生健康环境	公共供水普及率	%	7
	污水处理厂集中处理率	%	8
	环境空气质量优良天数占比	%	9
	可吸入颗粒物年均浓度	mg/m³	10
	建成区绿化覆盖率	%	11
	城市人均公园绿地面积	公顷	12
卫生健康投入	人均政府卫生支出	元	13
	人均政府文体支出	元	14
	人均政府节能环保支出	元	15
	城镇居民人均医疗保健支出	元	16
卫生健康管理	城镇职工养老保险参保人数与常住人口比	%	17
	医疗保险参保人数与常住人口比	%	18
	生育保险参保人数与常住人口比	%	19
卫生健康水平	人均预期寿命	岁	20
	孕产妇死亡率	1/10 万	21
	婴儿死亡率	‰	22

城市层面的卫生健康发展指标体系选取的一级指标与国家级、省级卫生健康发展指标框架保持一致，分别是"卫生健康资源"、"卫生健康环境"、"卫生健康投入"、"卫生健康管理"和"卫生健康水平"。根据城市卫生健康发展评价的特点，综合考虑城市数据的可得性问题，城市卫生健康发展指标体系在一级指标下包含的具体指标上做了调整。从整体来看，城市指标更

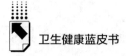

多聚焦于城镇居民指标，关注城市医疗资源均衡程度、城市建设宜居程度和社会保障管理水平。

"卫生健康资源"一级指标主要是对一个城市的机构资源水平、医护人员资源水平和床位资源水平的评估。为更好地反映医疗卫生资源的可及性和覆盖水平，更好地体现以人民为中心的思想，在城市卫生健康发展水平评价与分析中全部采用了人均指标。具体来说，"卫生健康资源"一级指标所涵盖的具体指标为"每千人医疗卫生机构数"、"每万人医院数"、"每千人医疗卫生机构床位数"、"每千人卫生技术人员数"、"每千人执业（助理）医师数"和"每千人注册护士数"。其中："每千人医疗卫生机构数"包括了医院、卫生院、疗养院、门诊部、诊所、卫生所（室）以及急救站等多种形式，代表我国医疗卫生的机构资源汇总；"每万人医院数"反映了城市人均医院资源水平；"每千人医疗卫生机构床位数"在一定程度上反映了医疗卫生机构的规模、等级和提供卫生服务的能力；"每千人卫生技术人员数"、"每千人执业（助理）医师数"和"每千人注册护士数"则分别反映了一个城市的医疗卫生机构的整体人力资源水平、医师资源水平和护士资源水平。

"卫生健康环境"一级指标选取了"公共供水普及率"、"污水处理厂集中处理率"、"环境空气质量优良天数占比"、"可吸入颗粒物年均浓度"、"建成区绿化覆盖率"和"城市人均公园绿地面积"6项二级指标。其中"公共供水普及率"主要体现了公共水资源的保障情况，这与居民的健康用水息息相关。一般来说除"污水处理厂集中处理率"外，"生活垃圾无害化处理率"也是城市废物处理的重要指标，但除个别城市外，报告所选取的城市生活垃圾无害化处理率基本都达到100%，未达到100%的城市之间数值相差甚微，所以该指标并未纳入计算。居民的身体健康和心情愉悦程度很大程度受空气质量的影响。"环境空气质量优良天数占比"和"可吸入颗粒物年均浓度"指标是空气质量的重要评估指标，也是打造良好卫生健康环境必须要考虑的内容。"建成区绿化覆盖率"和"城市人均公园绿地面积"指标是对城市绿化环境和居民宜居环境的评估。

"卫生健康投入"一级指标包括政府投入和个人支出两部分，政府投入考虑对居民身心两方面的影响，因此选取"人均政府卫生支出"、"人均政府文体支出"和"人均政府节能环保支出"3项具体指标，个人支出方面则选取了"城镇居民人均医疗保健支出"1项具体指标。

"卫生健康管理"则主要关注社会保障管理方面的指标，具体包括"城镇职工养老保险参保人数与常住人口比"、"医疗保险参保人数与常住人口比"和"生育保险参保人数与常住人口比"。与常住人口进行比较跳出了在职工范围内衡量社会保险参保率的局限，可以更好地评估社会保障的覆盖情况。

"卫生健康水平"体现一个城市在进行卫生健康投入、形成卫生健康资源、改善卫生健康环境，并进行卫生健康管理之后的卫生健康结果。城市的卫生健康发展水平评估指标是以人为本的评估指标，包含"人均预期寿命"、"孕产妇死亡率"和"婴儿死亡率"。

（二）资料来源与计算

卫生健康发展指标在城市层面的测算选取了全国省会城市及计划单列市共36个城市。省会城市和计划单列市是全国和地方经济建设的主要城市，也是卫生健康建设的重点城市，许多中部和西部城市是区域内的中心城市，辐射范围很广，选取这些城市进行卫生健康发展评估具有更强的代表性。

指标测算的主要资料来源为《中国城市统计年鉴2021》、《城市建设统计年鉴2021》以及由各市分别发布的2021年的统计年鉴。另外，一些并未公开发布或难以找到的数据则是通过向城市统计部门或相关部门申请获得。根据统计口径，指标数据均为2020年末数据。指标测算中涉及某地区人口数时，采用该地区2020年末常住人口数进行计算。

指标采取了"极值标准化"的方法进行计算，详见公式（3）、公式（4）、公式（5）。指标依据等权重的原则进行测算。5个一级指标分别选取了20%的权重，在每个一级指标的权重下，又根据同级指标数量进行了权重分配。

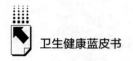

（三）中国36个主要城市卫生健康发展水平排名

1. 中国主要城市卫生健康发展总排名

卫生健康发展水平总排名在前10位的城市为北京市、深圳市、杭州市、上海市、青岛市、武汉市、昆明市、广州市、厦门市和宁波市。除了武汉市和昆明市，其他各城市均为东部城市（见表12）。

表 12　2020 年中国主要城市卫生健康发展总排名

城市	得分	排名
北京市	85.6	1
深圳市	81.1	2
杭州市	80.6	3
上海市	80.0	4
青岛市	77.0	5
武汉市	76.8	6
昆明市	76.8	7
广州市	76.7	8
厦门市	76.7	9
宁波市	76.5	10
南京市	76.3	11
成都市	75.1	12
济南市	74.7	13
太原市	74.4	14
大连市	74.3	15
沈阳市	74.1	16
天津市	73.6	17
海口市	73.2	18
重庆市	73.0	19
南昌市	72.9	20
长沙市	72.8	21
西安市	72.6	22
长春市	72.3	23
郑州市	72.2	24
银川市	72.1	25

续表

城市	得分	排名
呼和浩特市	72.1	26
贵阳市	71.8	27
福州市	71.6	28
合肥市	71.3	29
南宁市	70.9	30
乌鲁木齐市	70.8	31
哈尔滨市	70.8	32
石家庄市	70.0	33
西宁市	69.1	34
拉萨市	68.8	35
兰州市	68.2	36

虽然排名位居前列，但这些主要城市仍在不同领域存在短板（见图17），比如北京市在"卫生健康环境"方面排名相对靠后，深圳市、上海市、厦门市和广州市在"卫生健康资源"方面均存在不足，青岛市在"卫生健康投入"指标上得分较低，昆明市在"卫生健康管理"方面有所欠缺。可以看出，东南沿海城市人口密集，一些新兴城市由于外来人口迅速涌入，人口增长速度快，在卫生健康资源相关指标，特别是人均卫生健康资源上有明显弱势。西部偏远地区主要城市，往往也是区域内的经济腹地，集聚了较多区域内资源，辐射地域辽阔，由于其市内人口较少，在卫生健康资源和卫生健康投入等硬件条件上显示出了优势，但在卫生健康管理以及卫生健康水平上则表现较弱。武汉、乌鲁木齐在2020年受到疫情影响，卫生健康支出大幅提高，提升了在城市中的整体排名。

2. 中国主要城市卫生健康资源分项评价

卫生健康资源指标方面，中西部城市整体好于东部城市，排名前10位的城市有西宁市、太原市、济南市、北京市、昆明市、青岛市、呼和浩特市、乌鲁木齐市、杭州市和沈阳市。东部地区进入前10名的只有济南、北京、青岛、杭州4座城市，而深圳、厦门、上海、福州、广州、宁波等经济

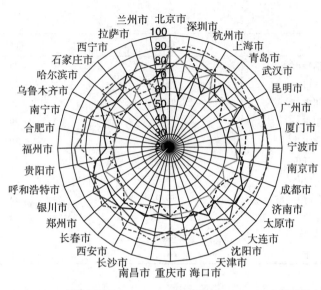

图 17 2020 年中国主要城市卫生健康发展指标体系一级指标得分情况

较为发达的城市则排在后几位，人均医疗和医护资源拥有量均处于下游水平。其中深圳市位于末位，其每千人医疗卫生机构床位数、每千人执业（助理）医师数、每千人注册护士数分别为 3.57 张、2.4 人和 2.6 人，显著低于 2020 年全国平均水平 6.46 张、2.9 人和 3.34 人。中西部地区的西宁市、太原市、昆明市、呼和浩特市和乌鲁木齐市等均处于前 10 行列，东北地区的沈阳市也进入了前 10 位（见表 13）。

表 13 2020 年中国主要城市卫生健康资源一级指标排名

城市	得分	排名
西宁市	81. 08	1
太原市	81. 03	2
济南市	79. 93	3
北京市	79. 57	4
昆明市	79. 13	5

城市	得分	排名
青岛市	78.70	6
呼和浩特市	78.40	7
乌鲁木齐市	76.53	8
杭州市	76.24	9
沈阳市	74.97	10
长春市	74.95	11
郑州市	73.73	12
贵阳市	73.48	13
海口市	73.35	14
成都市	73.25	15
南京市	73.10	16
武汉市	72.83	17
兰州市	72.37	18
石家庄市	72.26	19
银川市	71.76	20
长沙市	71.13	21
哈尔滨市	70.66	22
重庆市	69.72	23
西安市	69.67	24
南宁市	69.12	25
大连市	68.62	26
拉萨市	68.06	27
合肥市	67.52	28
天津市	67.45	29
南昌市	67.20	30
宁波市	66.30	31
广州市	65.28	32
福州市	65.15	33
上海市	64.20	34
厦门市	60.97	35
深圳市	55.30	36

2020 年中国主要城市卫生健康资源具体指标排名详见表 14。从具体指标来看，每千人医疗卫生机构数体现了城市的人均医疗卫生机构水平，在这

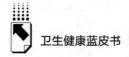
一指标上，排名前 10 的城市是长春市、青岛市、济南市、西宁市、石家庄市、呼和浩特市、昆明市、重庆市、太原市和沈阳市。各地区主要城市并未体现出明显差异，东部地区城市由于人口数量较多，大部分城市排名较为靠后，只有青岛市和济南市进入前 10 名，而上海、深圳和广州等一线城市均排在后几位。

每万人医院数指标测算中排名前 10 的城市为青岛市、昆明市、乌鲁木齐市、北京市、哈尔滨市、贵阳市、沈阳市、拉萨市、太原市和济南市。从总量来看，重庆、成都、天津等城市医院数最多，但由于常住人口数较多，人均医院数指标排名变化较大。拉萨、西宁、呼和浩特等西部城市总量优势并不突出，但在人均医院指标排名上则较为靠前。北京市虽然在每千人医疗卫生机构数上排名第 19，但在每万人医院数上位居第 4，说明北京的医疗卫生机构数中医院占比较高，乌鲁木齐、杭州、沈阳、贵阳等城市情况与北京类似。排在后 5 位的为深圳、厦门、广州、上海和福州。

在每千人医疗卫生机构床位数指标上，西宁市、哈尔滨市、郑州市、长沙市、乌鲁木齐市、太原市、沈阳市、昆明市、武汉市和杭州市排在前 10 位，深圳市、厦门市、宁波市、天津市、福州市则排在后 5 位。

每千人卫生技术人员数指标上排在前 10 位的是北京市、太原市、西宁市、杭州市、济南市、昆明市、南京市、郑州市、乌鲁木齐市和海口市，排在后 5 位的是深圳市、重庆市、厦门市、哈尔滨市和拉萨市。

每千人执业（助理）医师数指标上排在前 10 的是北京市、太原市、济南市、杭州市、乌鲁木齐市、西宁市、南京市、昆明市、青岛市和银川市。深圳市、重庆市、南昌市、哈尔滨市和福州市排在后 5 位。

每千人注册护士数指标上排在前列的是呼和浩特市、北京市、太原市、昆明市、西宁市、海口市、济南市、杭州市、南京市和乌鲁木齐市。深圳市、拉萨市、天津市、厦门市和哈尔滨市则排在后 5 位。

北京常住人口较多，医护资源总量丰富，人均水平也较高，在三个人均医护资源指标上表现都很突出。深圳市则在医护资源上普遍紧缺。大部分城市在三个指标上的表现都较为平均，而郑州市在每千人卫生技术人员数指标上排名较高，但每千人执业（助理）医师数和每千人注册护士数则相对低，尤其是每千人注册护士数排名靠后，说明了护士资源较为紧缺。青岛和石家庄在每千人卫生技术人员数和每千人注册护士数上水平一般，但每千人执业（助理）医师数水平较高。呼和浩特市则是每千人注册护士数较为充足。

表14　2020年中国主要城市卫生健康资源具体指标排名

城市	每千人医疗卫生机构数排名	每万人医院数排名	每千人医疗卫生机构床位数排名	每千人卫生技术人员数排名	每千人执业(助理)医师数排名	每千人注册护士数排名	卫生健康资源分项排名
西宁市	4	14	1	3	6	5	1
太原市	9	9	6	2	2	3	2
济南市	3	10	11	5	3	7	3
北京市	19	4	27	1	1	2	4
昆明市	7	2	8	6	8	4	5
青岛市	2	1	23	16	9	20	6
呼和浩特市	6	13	24	23	17	1	7
乌鲁木齐市	29	3	5	9	5	10	8
杭州市	23	15	10	4	4	8	9
沈阳市	10	7	7	15	12	17	10
长春市	1	25	17	21	16	22	11
郑州市	21	28	3	8	14	23	12
贵阳市	14	6	16	13	19	13	13
海口市	22	19	19	10	13	6	14
成都市	11	12	13	17	18	15	15
南京市	33	18	20	7	7	9	16
武汉市	18	16	9	18	21	12	17
兰州市	17	24	12	12	20	11	18
石家庄市	5	17	29	28	11	31	19
银川市	25	22	25	11	10	14	20
长沙市	26	26	4	22	26	18	21
哈尔滨市	27	5	2	33	33	32	22
重庆市	8	23	14	35	35	30	23
西安市	15	21	28	20	28	21	24
南宁市	13	31	22	19	25	19	25

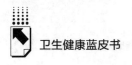

续表

城市	每千人医疗卫生机构数排名	每万人医院数排名	每千人医疗卫生机构床位数排名	每千人卫生技术人员数排名	每千人执业(助理)医师数排名	每千人注册护士数排名	卫生健康资源分项排名
大连市	24	20	21	30	29	27	26
拉萨市	16	8	31	32	23	35	27
合肥市	32	27	15	29	31	25	28
天津市	30	11	33	26	15	34	29
南昌市	28	29	18	27	34	26	30
宁波市	20	30	34	25	22	28	31
广州市	34	34	30	14	24	16	32
福州市	12	32	32	31	32	29	33
上海市	36	33	26	24	27	24	34
厦门市	31	35	35	34	30	33	35
深圳市	35	36	36	36	36	36	36

3. 中国主要城市卫生健康环境分项评价

"卫生健康环境"指标上排名前10位的城市为：广州市、福州市、厦门市、深圳市、青岛市、贵阳市、海口市、大连市、宁波市和拉萨市（见表15）。从这些城市各自的具体指标排名来看，深圳、大连的各项指标都较为优异，没有明显短板，整体表现好，但其他城市各项指标发展不均衡的问题较为突出。

表15　2020年中国主要城市卫生健康环境一级指标排名

城市	得分	排名
广州市	90.98	1
福州市	87.87	2
厦门市	87.70	3
深圳市	87.66	4
青岛市	86.79	5
贵阳市	86.77	6

城市	得分	排名
海口市	85.95	7
大连市	85.76	8
宁波市	85.31	9
拉萨市	84.95	10
杭州市	84.48	11
昆明市	84.47	12
南宁市	83.20	13
银川市	83.14	14
武汉市	82.86	15
南昌市	82.71	16
合肥市	82.10	17
长沙市	81.76	18
上海市	80.77	19
成都市	80.37	20
乌鲁木齐市	79.07	21
太原市	78.86	22
重庆市	78.50	23
沈阳市	78.22	24
南京市	77.93	25
哈尔滨市	77.93	26
郑州市	77.16	27
北京市	76.69	28
西安市	76.44	29
兰州市	76.42	30
西宁市	76.42	31
天津市	76.32	32
济南市	76.06	33
呼和浩特市	75.91	34
石家庄市	75.21	35
长春市	74.24	36

比如，广州市建成区绿化覆盖率排名靠前，城市人均公园绿地面积排名第1，但在污水处理厂集中处理率上稍微逊色。福州市和厦门市在污水处理

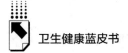

厂集中处理率上排名较低。青岛市在建成区绿化覆盖率上排名靠后。拉萨市由于人口较少，自然环境基础较好，在环境空气质量优良天数占比和可吸入颗粒物年均浓度指标上表现优异，整体排名较高，但城市人均公园绿地面积指标排名倒数第 2 位。上海市在建成区绿化覆盖率和城市人均公园绿地面积排名上处于后几位，在城市绿化上存在较明显短板。上海市中心城区建筑和居民密度都较高，有很多老城区建筑为 20 世纪建设，并未考虑绿化配套，而新城区绿化配套相对更好。

近年来，随着"全国卫生城市"创建活动和"健康中国 2030"战略的开展，我国城市的卫生健康环境水平得到明显提高，居民生存生活环境不断改善，但是单项指标表现不均衡显示出许多城市在卫生健康环境建设上仍有很大潜力和空间。

2020 年中国主要城市卫生健康环境具体指标排名详见表 16。从各具体指标排名来看，在水资源管理、监督和利用方面，公共供水普及率方面排名前 10 的城市为深圳市、杭州市、上海市、青岛市、广州市、厦门市、宁波市、太原市、大连市和天津市。排在后 5 位的为北京市、兰州市、重庆市、长春市和呼和浩特市。污水处理厂集中处理率指标中处于前列的是太原市、海口市、石家庄市、乌鲁木齐市、沈阳市、郑州市、长沙市、呼和浩特市、大连市和青岛市。处于后 5 位的是南京市、南宁市、成都市、厦门市和北京市。

在环境空气质量优良天数占比指标上表现较好的城市有昆明市、拉萨市、厦门市、福州市、贵阳市、海口市、南宁市、深圳市、宁波市和西宁市。环境空气质量较差的城市有石家庄市、济南市、太原市、郑州市和天津市。可吸入颗粒物年均浓度最低的城市是拉萨市、海口市、厦门市、深圳市、福州市、宁波市、广州市、昆明市、杭州市和大连市。可吸入颗粒物年均浓度最高的城市是呼和浩特市、长春市、石家庄市、太原市和重庆市。

建成区绿化覆盖率较高的城市为北京市、太原市、厦门市、广州市、福州市、大连市、南京市、成都市、深圳市和杭州市，较低的城市为西宁市、哈尔滨市、上海市、天津市和呼和浩特市。城市人均公园绿地面积较大的城市是广州市、呼和浩特市、青岛市、贵阳市、北京市、银川市、重庆市、南京市、福州市和深圳市，较小的城市是上海市、拉萨市、哈尔滨市、天津市和乌鲁木齐市。

表 16　2020 年中国主要城市卫生健康环境具体指标排名

城市	公共供水普及率排名	污水处理厂集中处理率排名	环境空气质量优良天数占比排名	可吸入颗粒物年均浓度排名	建成区绿化覆盖率排名	城市人均公园绿地面积排名	卫生健康环境分项排名
广州市	5	15	14	7	4	1	1
福州市	13	27	4	5	5	9	2
厦门市	6	33	3	3	3	13	3
深圳市	1	12	8	4	9	10	4
青岛市	4	10	17	12	25	3	5
贵阳市	16	13	5	22	19	4	6
海口市	29	1	6	2	24	24	7
大连市	9	9	13	10	6	19	8
宁波市	7	31	9	6	13	16	9
拉萨市	22	16	1	1	22	35	10
杭州市	2	17	12	9	10	25	11
昆明市	26	19	1	8	14	28	12
南宁市	12	35	7	11	23	30	13
银川市	18	24	25	19	26	6	14
武汉市	20	18	21	20	15	14	15
南昌市	19	29	11	15	21	26	16
合肥市	15	26	19	18	16	21	17
长沙市	11	7	20	23	31	31	18
上海市	3	22	16	14	34	36	19
成都市	17	34	28	24	8	15	20
乌鲁木齐市	21	4	29	27	29	32	21
太原市	8	1	34	33	2	23	22
重庆市	34	14	15	32	11	7	23
沈阳市	31	5	27	25	28	17	24
南京市	25	36	23	13	7	8	25

城市	公共供水普及率排名	污水处理厂集中处理率排名	环境空气质量优良天数占比排名	可吸入颗粒物年均浓度排名	建成区绿化覆盖率排名	城市人均公园绿地面积排名	卫生健康环境分项排名
哈尔滨市	14	28	24	26	35	34	26
郑州市	28	6	33	31	20	12	27
北京市	36	32	30	21	1	5	28
西安市	24	20	31	30	17	29	29
兰州市	35	21	18	16	30	18	30
西宁市	23	30	10	17	36	20	31
天津市	10	25	32	29	33	33	32
济南市	27	11	35	28	27	27	33
呼和浩特市	32	8	26	36	32	2	34
石家庄市	30	3	36	34	12	11	35
长春市	33	23	22	35	18	22	36

4. 中国主要城市卫生健康投入排名

卫生健康投入排名前 10 位的城市为：北京市、上海市、深圳市、昆明市、武汉市、拉萨市、杭州市、厦门市、南京市和呼和浩特市。而兰州市、合肥市、成都市、南宁市和福州市排名靠后，卫生投入相对较少（见表 17）。卫生健康投入指标综合考虑了城市政府在卫生、文体、节能环保的支出以及城镇居民人均医疗保健支出，北京市、上海市和昆明市在这几方面投入都比较高，没有明显短板。2020 年，受新冠肺炎疫情影响，许多地方政府提高了政府卫生支出，其中武汉市最为突出。另外，许多城市的人均政府卫生支出和城镇居民人均医疗保健支出呈现负相关性，比如：深圳市人均政府卫生支出单项排名为第 3 位，其城镇居民人均医疗保健支出排名为第 30 位；而长沙市人均政府卫生支出排名为第 36 位，城镇居民人均医疗保健支出排名为第 7 位。

表 17　2020 年中国主要城市卫生健康投入一级指标排名

城市	得分	排名
北京市	91.47	1
上海市	80.36	2
深圳市	79.77	3
昆明市	75.50	4
武汉市	72.88	5
拉萨市	72.69	6
杭州市	72.29	7
厦门市	70.48	8
南京市	68.64	9
呼和浩特市	68.43	10
重庆市	67.70	11
乌鲁木齐市	67.33	12
西宁市	67.08	13
南昌市	66.92	14
天津市	66.88	15
海口市	66.61	16
宁波市	66.58	17
长春市	66.11	18
西安市	65.80	19
广州市	64.99	20
济南市	64.26	21
银川市	63.99	22
郑州市	63.72	23
大连市	63.47	24
太原市	63.06	25
长沙市	62.75	26
青岛市	62.55	27
哈尔滨市	61.69	28
沈阳市	61.63	29
石家庄市	61.35	30
贵阳市	60.60	31
福州市	60.49	32
南宁市	59.95	33
成都市	59.76	34
合肥市	59.26	35
兰州市	59.08	36

2020 年中国主要城市卫生健康投入具体指标排名详见表 18。从具体指标来看：人均政府卫生支出排名靠前的城市为武汉市、北京市、深圳市、拉萨市、上海市、广州市、南昌市、厦门市、昆明市、重庆市，排名靠后的城市为长沙市、太原市、成都市、石家庄市和银川市。人均政府文体支出排名靠前的是北京市、拉萨市、上海市、深圳市、海口市、厦门市、呼和浩特市、南京市、昆明和宁波，排名靠后的城市为哈尔滨市、合肥市、兰州市、济南市和石家庄市。

人均政府节能环保支出排名靠前的城市为深圳市、北京市、厦门市、上海市、昆明市、拉萨市、西宁市、重庆市、南京市和石家庄市，排名靠后的城市是长沙市、兰州市、大连市、沈阳市和青岛市。城镇居民人均医疗保健支出排名靠前的城市是北京市、杭州市、昆明市、上海市、乌鲁木齐市、长春市、长沙市、呼和浩特市、大连市和银川市，排名靠后的城市为拉萨市、福州市、合肥市、南宁市和石家庄市。

表 18　2020 年中国主要城市卫生健康投入具体指标排名

城市	人均政府卫生支出排名	人均政府文体支出排名	人均政府节能环保支出排名	城镇居民人均医疗保健支出排名	卫生健康投入分项排名
北京市	2	1	2	1	1
上海市	5	3	4	4	2
深圳市	3	4	1	30	3
昆明市	9	9	5	3	4
武汉市	1	17	25	17	5
拉萨市	4	2	6	36	6
杭州市	16	11	13	2	7
厦门市	8	6	3	27	8
南京市	13	8	9	19	9
呼和浩特市	27	7	17	8	10
重庆市	10	21	8	14	11
乌鲁木齐市	11	22	27	5	12
西宁市	21	19	7	12	13
南昌市	7	26	11	18	14
天津市	14	16	15	13	15

续表

城市	人均政府卫生支出排名	人均政府文体支出排名	人均政府节能环保支出排名	城镇居民人均医疗保健支出排名	卫生健康投入分项排名
海口市	15	5	29	24	16
宁波市	12	10	21	23	17
长春市	20	28	20	6	18
西安市	31	13	12	11	19
广州市	6	14	31	25	20
济南市	18	33	19	15	21
银川市	32	25	22	10	22
郑州市	22	24	18	21	23
大连市	23	30	34	9	24
太原市	35	23	14	20	25
长沙市	36	27	36	7	26
青岛市	19	12	32	26	27
哈尔滨市	26	36	28	16	28
沈阳市	30	20	33	22	29
石家庄市	33	32	10	32	30
贵阳市	29	31	26	28	31
福州市	17	15	23	35	32
南宁市	24	29	24	33	33
成都市	34	18	30	31	34
合肥市	28	35	16	34	35
兰州市	25	34	35	29	36

5. 中国主要城市卫生健康管理排名

卫生健康管理程度较高的是北京市、深圳市、上海市、杭州市、厦门市、成都市、宁波市、广州市、南京市和天津市（见表19）。其中北京市、深圳市、上海市和杭州市在卫生健康管理各单项指标中都表现优异，但大部分城市仍然在某一项指标上存在短板。卫生健康管理排名较为靠后的是拉萨市、西宁市、南宁市、呼和浩特市和石家庄市。下一步仍需进一步提高居民养老保险、医疗保险等保险参保率，加强卫生健康保障能力，提升卫生健康管理能力。

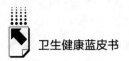
表19 2020年中国主要城市卫生健康管理一级指标排名

城市	得分	排名
北京市	90.28	1
深圳市	90.01	2
上海市	84.39	3
杭州市	77.46	4
厦门市	74.93	5
成都市	73.56	6
宁波市	73.42	7
广州市	73.26	8
南京市	71.23	9
天津市	71.00	10
长春市	70.72	11
沈阳市	69.73	12
青岛市	69.14	13
重庆市	68.55	14
武汉市	68.29	15
大连市	67.41	16
济南市	66.17	17
西安市	65.75	18
长沙市	65.03	19
乌鲁木齐市	64.02	20
贵阳市	63.94	21
太原市	63.82	22
合肥市	63.64	23
郑州市	63.06	24
银川市	62.95	25
兰州市	61.67	26
海口市	61.65	27
福州市	60.94	28
南昌市	60.55	29
昆明市	60.54	30
哈尔滨市	60.45	31
石家庄市	60.07	32
呼和浩特市	59.63	33
南宁市	57.83	34
西宁市	56.45	35
拉萨市	55.08	36

2020年中国主要城市卫生健康管理具体指标排名详见表20。在城镇职工养老保险参保人数与常住人口比这一指标上，排名靠前的城市是北京市、上海市、深圳市、重庆市、成都市、广州市、杭州市、天津市、郑州市和西安市，排名靠后的城市是拉萨市、西宁市、呼和浩特市、海口市和银川市。

医疗保险参保人数与常住人口比较高的城市是北京市、深圳市、长春市、上海市、杭州市、厦门市、南京市、宁波市、成都市和大连市，而比例较低的城市为西宁市、南宁市、拉萨市、石家庄市和郑州市。

生育保险参保人数与常住人口比排名位于前列的城市是深圳市、厦门市、北京市、宁波市、杭州市、上海市、沈阳市、南京市、广州市和青岛市（见表20）。

表20　2020年中国主要城市卫生健康管理具体指标排名

城市	城镇职工养老保险参保人数与常住人口比排名	医疗保险参保人数与常住人口比排名	生育保险参保人数与常住人口比排名	卫生健康管理分项排名
北京市	1	1	3	1
深圳市	3	2	1	2
上海市	2	4	6	3
杭州市	7	5	5	4
厦门市	18	6	2	5
成都市	5	9	11	6
宁波市	12	8	4	7
广州市	6	11	9	8
南京市	17	7	8	9
天津市	8	12	13	10
长春市	21	3	32	11
沈阳市	14	15	7	12
青岛市	13	14	10	13
重庆市	4	26	29	14
武汉市	11	13	17	15
大连市	26	10	15	16
济南市	15	17	16	17
西安市	10	21	18	18

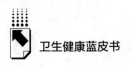

续表

城市	城镇职工养老保险参保人数与常住人口比排名	医疗保险参保人数与常住人口比排名	生育保险参保人数与常住人口比排名	卫生健康管理分项排名
长沙市	16	20	22	19
乌鲁木齐市	30	16	21	20
贵阳市	23	24	12	21
太原市	29	18	19	22
合肥市	19	25	14	23
郑州市	9	32	26	24
银川市	32	19	20	25
兰州市	31	22	25	26
海口市	33	23	23	27
福州市	25	31	24	28
南昌市	24	29	30	29
昆明市	27	30	27	30
哈尔滨市	22	27	33	31
石家庄市	20	33	28	32
呼和浩特市	34	28	31	33
南宁市	28	35	34	34
西宁市	35	36	35	35
拉萨市	36	34	36	36

6. 中国主要城市卫生健康水平排名

整体来看，深圳市、杭州市、宁波市、南京市、上海市、北京市、厦门市、广州市、成都市和青岛市排在卫生健康水平指标的前 10 位。除成都是西部地区的中心城市外，卫生健康水平较高的城市大部分集中于南部或东部地区，这些地区经济发展水平较高，高端卫生医疗资源较为丰富。在这一分项指标中，排名后 5 位的城市是拉萨市、西宁市、乌鲁木齐市、兰州市和贵阳市（见表 21）。

表21　2020年中国主要城市卫生健康水平一级指标排名

城市	得分	排名
深圳市	92.94	1
杭州市	92.69	2
宁波市	91.09	3
南京市	90.80	4
上海市	90.44	5
北京市	89.85	6
厦门市	89.33	7
广州市	88.96	8
成都市	88.52	9
青岛市	87.72	10
济南市	87.12	11
武汉市	87.04	12
南昌市	86.91	13
大连市	86.48	14
天津市	86.27	15
沈阳市	85.94	16
西安市	85.35	17
太原市	85.28	18
南宁市	84.42	19
昆明市	84.17	20
合肥市	83.78	21
福州市	83.73	22
长沙市	83.50	23
哈尔滨市	83.28	24
郑州市	83.16	25
石家庄市	81.00	26
重庆市	80.73	27
银川市	78.68	28
海口市	78.30	29
呼和浩特市	78.04	30
长春市	75.42	31
贵阳市	74.43	32
兰州市	71.34	33
乌鲁木齐市	67.28	34
西宁市	64.40	35
拉萨市	63.46	36

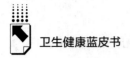

2020 年中国主要城市卫生健康水平具体指标排名详见表 22。人均预期寿命排名前列的城市为南京市、上海市、深圳市、杭州市、广州市、北京市、宁波市、成都市、青岛市和大连市，排名处于后几位的城市为拉萨市、兰州市、西宁市、银川市和呼和浩特市。

孕产妇死亡率较低的城市为杭州市、宁波市、厦门市、上海市、太原市、南昌市、成都市、深圳市、北京市和南宁市。孕产妇死亡率较高的城市有西宁市、贵阳市、海口市、兰州市和乌鲁木齐市。

婴儿死亡率较低的城市是深圳市、西安市、宁波市、济南市、武汉市、杭州市、青岛市、厦门市、南京市和广州市。婴儿死亡率较高的城市有拉萨市、乌鲁木齐市、长春市、西宁市和哈尔滨市。

表 22   2020 年中国主要城市卫生健康水平具体指标排名

城市	人均预期寿命排名	孕产妇死亡率排名	婴儿死亡率排名	卫生健康水平分项排名
深圳市	3	8	1	1
杭州市	4	1	6	2
宁波市	7	2	3	3
南京市	1	13	9	4
上海市	2	4	24	5
北京市	6	9	11	6
厦门市	12	3	8	7
广州市	5	19	10	8
成都市	8	7	15	9
青岛市	9	17	7	10
济南市	21	12	4	11
武汉市	16	15	5	12
南昌市	17	6	18	13
大连市	10	16	19	14
天津市	11	18	20	15
沈阳市	15	20	16	16
西安市	14	30	2	17
太原市	25	5	26	18
南宁市	31	10	13	19

城市	人均预期寿命排名	孕产妇死亡率排名	婴儿死亡率排名	卫生健康水平分项排名
昆明市	18	14	29	20
合肥市	20	21	25	21
福州市	23	22	17	22
长沙市	19	23	23	23
哈尔滨市	13	11	32	24
郑州市	22	26	14	25
石家庄市	29	27	21	26
重庆市	28	24	27	27
银川市	33	29	22	28
海口市	24	34	12	29
呼和浩特市	32	31	28	30
长春市	27	28	34	31
贵阳市	26	35	31	32
兰州市	35	33	30	33
乌鲁木齐市	30	32	35	34
西宁市	34	36	33	35
拉萨市	36	25	36	36

五　结论与建议

要全面提升卫生健康水平，需要贯彻新时代党的卫生健康工作方针，把人民群众生命安全和身体健康放在第一位，以人民健康为中心，全面推进健康中国建设，实施积极应对人口老龄化的国家战略，深化医药卫生体制改革，为人民群众提供全方位全周期健康服务，不断提高人民健康水平。结合2020年度中国卫生健康发展评价结果，对我国下一步卫生健康发展提出如下建议。

（一）构建完善的公共卫生体系

近年来，党中央、国务院大力推进卫生健康基础设施和保障服务能力建设,人民卫生事业取得了巨大的进步。但我国在卫生健康发展方面还有一些不足,仍有一些重大工作需要去做。要对包括疫情防控、应急保障、医疗救治、慢病管理、健康服务、健康环境、产业体系、人才培养、国际合作体系等进行系统设计。要注意吸取疫情的经验教训,依托各等级的中心城市(镇),构建不同的公共卫生网络节点,形成合理的圈层结构,为周边特别是农村地区提供公共卫生保障,让城乡居民共享生命健康安全。要设计科学的卫生健康评价体系,以综合客观评价国家和地区公共卫生健康发展状况,发挥监测、评估、比较和引导功能。运用大数据提高统计数字的准确性,为公共卫生健康发展提供可靠的依据。

(二)优化卫生健康资源布局

各地区在卫生健康资源建设中还需进一步优化医疗卫生机构资源、医护资源以及床位资源布局,促进卫生健康资源和卫生健康服务承载能力平衡发展。着力优化医疗资源布局,深化医疗卫生体制改革,持续提升医疗服务水平,加快完善公共卫生应急管理体系,全力推动卫生健康事业高质量发展。加强区县社区和基层卫生院与配套资源建设,促进城市区县卫生机构和资源形成合理结构,推进城区内优质医疗资源向社区下沉,促进城乡之间卫生医疗资源平衡发展。统筹抓好健康、公卫、医疗能力建设,构建高水平的卫生健康医疗服务保障体系,让广大群众共享更加优质的卫生健康服务。要建立健全老年健康和婴幼儿照护服务体系,推进"一老一小"健康服务领域项目建设,实现"老有康养""幼有优育"。

(三)加强卫生健康环境建设

促进城市规划和建设向着更加绿色、健康、低碳的方向发展,提升城市治理水平,改善居住环境,从而更好地提升公共健康水平。扩大城市绿色空间,坚持山水林田湖草沙冰系统治理,大力保护生命共同体,改善城市生态环境,让城市融入大自然。加强和完善城市绿色空间结构、绿色交通系统,整合社区空间环境,引导市民采取更加积极、更加健康的生活方式。引导市民发挥主体作用，大力倡导健康的生产生活方式，让居民成为促进卫生健康环境发展的有机组成部分。继续以城乡垃圾、污水、厕所为重点，加强基础设施建设，对老旧小区、城乡接合部、农贸市场等重点区域场所开展环境卫生的集中整治，清理整治环境卫生，打造干净整洁的城乡人居环境。

（四）强化卫生健康管理

各地区要积极推进把医养结合发展纳入经济社会发展规划和国民健康、医疗卫生服务体系、老龄事业发展和养老服务体系等相关规划。要建立完善多部门协同推进机制，动员社会力量广泛参与，以养老服务为基础，以医疗卫生服务为支撑，推动医养有机衔接，完善和落实各项政策措施。随着慢性病成为主要疾病负担，居民慢病管理的健康需求持续增加，应提升基层慢病防治水平和医疗管理能力，推动形成"基层首诊、分级诊疗、双向转诊、急慢分治"的有序就医秩序。发挥社区在提升城市卫生健康管理中的重要作用，探索建立城市社区家庭健康服务管理体系，利用信息化手段，建立共建共享的健康信息档案，识别风险人群，提供重点服务。提高信息化建设和管理水平，发展预约诊疗、在线随诊、疾病管理、健康管理等网络服务，推进实现全人群、全生命周期的健康管理。继续深入开展卫生城镇创建和健康城镇建设，将健康融入城市规划建设、管理全过程各环节，打造更多健康城市建设的样板市，为健康中国建设打下坚实的基础。建立健全机构自治、行业自律、政府监管、社会监督相结合的医疗卫生综合监督管理体系，加强对服务要素准入、质量安全、公共卫生、机构运行、医疗保障基金、健康养老、托育服务和健康产业等的监管。

（五）促进卫生健康均衡发展

尽快补齐基层短板，推进医疗卫生服务体系市县一体、县乡一体、乡村一体。在城市加强城市医疗集团网格化布局，健全医保总额付费、结余留用激励机制，实现提标扩能，为居民提供预防、治疗、康复等接续性医疗服务。在县域加快紧密型县域医共体建设，建设更多人财物统一管理、医保基金打包支付、覆盖辖区内所有乡镇卫生院的紧密型县域医共体。大力实施县医院能力提升项目，建强胸痛、卒中等五大中心，有效落实县医院龙头作用，逐步实现一般病在市县解决。在乡村持续巩固提升乡村一体化管理水平，深入开展"优质服务基层行"活动和社区医院建设，推动建立签约服务新路径，做好居民健康"守门人"，实现头疼脑热等小病在乡村解决。围绕新冠肺炎疫情防控暴露出的短板弱项，对照疾控机构建设标准，继续加大财政支出力度，支持省、市、县三级疾控中心建设，提升省级、人口大市疾控中心检测和应急处置"一锤定音"能力，筑牢基层公共卫生防控"第一道关口"。加强卫生健康评价体系建设，建立和完善卫生健康统计数据的国家级-省级-城市级的数据体系，重要卫生健康统计数据要统一公开。将"健康中国"相关评价指标纳入统计数据范畴，利用大数据推进城市、区、县的数据获取能力和管理能力。

（六）加大卫生健康投入

由于生产力和教育水平的提高，以及人口红利因素，卫生健康投入对提高健康水平的作用更为明显。卫生健康投入不是负担，而是投资。要加大卫生投入、医学科学投入、卫生教育投入，再通过健康产业拉动，不断提升人的健康水平。着眼群众"看病难"问题，推动优质医疗资源向群众身边拓展延伸，进一步加大对区域医疗中心的支持力度，推动特大城市"瘦身健体"，引导优质医疗资源向基层下沉。围绕"优生优育"目标，提升妇女儿童健康服务保障能力，进一步加大财政支出力度，支持省级妇科、儿科项目以及人口大市妇幼保健机构项目建设，解决群众反映强烈、长期得不到解决的妇科、儿科资源短缺等突出问题，持续改善优生优育全程服务条件。推动医药工业创新发展，鼓励新药研发创新和使用，加快临床急需重大疾病治疗药物的研发和产业化，支持优质仿制药研发。加强全科医生临床培养培训，加强疾控骨干人才队伍建设，完善公共卫生人员准入、使用和考核评价等机制。加强职业卫生复合型人才培养，加强药师队伍建设和配备使用。

（七）高效统筹疫情防控与经济社会发展

要落实习近平总书记高效统筹疫情防控和经济社会发展的指示与要求，将这项工作抓实抓细，做到更精准、更有针对性。建议适当提高中央财政赤字率，发行长期国债，重点用于支持现代化基础设施建设、农村及城市公共卫生与疫情防控以及救济困难群众和中小微企业纾困。加大对于重点领域薄弱环节的财税金融支持力度，对因受疫情影响停止营业而出现无收入或者入不敷出的中小微企业，应加大财政、信贷纾困力度，加大和及时落实税收减免、贷款供应和到期贷款展期的政策支持。以系统观念推进当前工作，抓好多目标的动态平衡，形成一套有效的、符合实际的防控机制和体系，最大限度减少疫情对经济社会发展的影响，建议把联防联控机制转变为疫情防控与经济社会发展机制，优化防控的激励和约束机制，既要问责疫情防控，也要压实"经济与民生"的主体责任，真正实现一手抓疫情防控、一手抓经济民生，做到"两手抓、两手硬、两手赢"。针对当前经济下滑，房地产业萎缩态势，建议通过预算内拨款、发行债券、金融机构融资等多种方法筹措资金，大规模启动城市地下管网管廊建设，力争年投入地下管网建设的资金达到2.5万亿元，有力拉动经济增长。

（八）全面提升传染病防控能力建设

加强定点医院建设，要求各地选择综合能力强、管理水平高、医务人员素质过硬的医院作为定点医院。支持各地抓紧建立先进、快捷的公共突发事件预警报告信息网络平台，为公共卫生事件预警、指挥处理提供先进快捷的信息网络服务。加大公共卫生专业人才培育力度，适当扩大公共卫生专业高等院校招生规模，鼓励医疗专科院校毕业生到基层就业和锻炼。高度重视基层公共卫生工作，加大乡镇（社区）公共卫生基础设施建设投入，切实提高乡镇（社区）公共卫生基础设施建设水平。做好生物医药产业战略协同规划，强化生物医药基础研究与核心技术供给，提升生物医药产业自主创新技术能力，在疫苗、抗体药物、核酸检测等重点领域，启动科研应急协同攻关，设立疫情防控科研攻关应急专题。针对公共卫生突发传染病，建立呼吸疾病三级预防体系，提升呼吸疑难病症诊治能力，建设呼吸与危重症医学科（PCCM）医师培训体系，建设国家呼吸临床研究平台、推进 PCCM 规范化和呼吸专科医联体等建设。积极构建平急结合的医疗救治体系，适当增加重症监护治疗病房（ICU）床位、120 急救等力量，健全突发传染病情况下分工管理体系，建立梯度收治病人机制和双向转诊机制，加强多学科救治机制和能力建设，有序开展基础疾病重症患者和传染病重症患者等收治工作。

参考文献

《党的十八大以来经济社会发展成就系列报告：新型城镇化建设扎实推进城市发展质量稳步提升》，中国政府网，2022 年 9 月 29 日，http：//www. gov. cn/xinwen/2022-09/29/content_ 5713626. htm。

《健康中国行动（2019—2030 年）》，中国疾病预防控制中心网站，2019 年 7 月 9 日，https：//www. chinacdc. cn/oafg/kpgjoa/202203/t20220325_ 257978. html。

《卫生健康委新闻发布会介绍紧密型县域医共体建设有关情况》，中国政府网，2021 年 11 月 30 日，http：//www. gov. cn/xinwen/2021-11/30/content_ 5654999. htm。

《习近平：把人民健康放在优先发展战略地位》，新华网，2016 年 8 月 20 日，http：//www. xinhuanet. com//politics/2016-08/20/c_ 1119425802. htm。

《习近平：高举中国特色社会主义伟大旗帜 为全面建设社会主义现代化国家而团结奋斗——在中国共产党第二十次全国代表大会上的报告》，新华网，2022 年 10 月 25 日，http：//www. news. cn/politics/2022-10/25/c_ 1129079429. htm。

《习近平生态文明思想造福中国光耀世界》，新华网，2021 年 10 月 11 日，http：//www. news. cn/politics/2021-10/11/c_ 1127946662. htm。

人民日报署名文章：《为中华民族伟大复兴打下坚实健康基础——习近平总书记关于健康中国重要论述综述》，中国政府网，2021 年 8 月 7 日，http：//www. gov. cn/xinwen/2021-08/07/content_ 5629998. htm。

张大卫：《发展卫生健康事业，扎实推进共同富裕》，城市怎么办网站，2021 年 11 月 1 日，http：//www. urbanchina. org/content/content_ 8085612. html。

《中共中央国务院印发〈"健康中国 2030"规划纲要〉》，新华社，2016 年 10 月 25 日，http：//www. gov. cn/zhengce/2016-10/25/content_ 5124174. htm。

卫生篇

Reports of Hygiene

B.2
从战略角度推动生物医药
创新更快更好发展

毕井泉*

摘　要：　生物医药是最有可能让中国的创新技术和产品走向世界、服务全
人类的产业，是具有战略意义的产业。现在，生物医药已经成为
科学家创业、投资人追捧的热点，成为地方经济发展的重点关注
领域。中国发展生物医药有人口多、市场规模大、临床试验成本
低、选择受试者相对容易的优势，但也存在基础研究薄弱、居民
收入水平低、市场承受能力有限等劣势，在中国做创新药不容
易，养创新药更不容易。生物医药研发投入巨大，创新药的高风
险应该对应高回报，创新药定价是个探索并逐步趋向合理的过
程。我们应当充分认识中国创新药的商业模式和稳定市场预期的
重要性，从战略的高度支持创新、鼓励创新，推动高质量和高效
率的监管，建设多层次医疗保障体系，加强各国科学家、产业和

---

*　毕井泉，全国政协经济委员会副主任、中国国际经济交流中心常务副理事长。

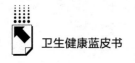
监管部门的合作。

关键词: 生物医药 商业模式 医疗保障

一 要更快更好地促进生物医药创新

生物医药是造福于人类健康的伟大事业,是永远不会过时的朝阳产业。为生物医药产业发展创造一个良好的体制和政策环境,既是满足人民群众健康的需要,也是生物医药企业共同的呼声。2015 年以来,在党中央、国务院的坚强领导下,以解决审评积压为突破口,实行包括核查药品临床试验数据、提高审批标准、简化审批程序、实行上市许可持有人制度、推进仿制药质量疗效一致性评价、加强以临床为核心的审评能力建设、建立药品专利补偿和链接制度、加入国际人用药品注册协调会议(ICH)等一系列鼓励药品创新的体制机制变革,提高了药品和医疗器械审批效率,激发了生物医药的创新和投资积极性。2018 年香港证券市场生物医药 18A 板块和内地科创板的推出,使未盈利的科技型生物医药公司上市成为可能,更为生物医药产业创新增添了强大动力。

现在,生物医药已经成为科学家创业、投资人追捧的热点,成为地方经济发展的重点关注领域。"十三五"期间,中国批准上市新药数量占全球 14.8%,本土企业在研新药数量占全球 32.3%,2021 年中国新启动的核心临床试验已经占到美欧日的 30%,超过欧盟,仅次于美国。2015 年以来,中国生物医药产业融资累计超过 1.5 万亿元。[①] 中国发展生物医药有人口多、市场规模大、选择受试者相对容易的优势,但也存在基础研究薄弱、居民收入水平低、市场承受能力有限等劣势,在中国做创新药不容易,养创新

---

① 《我国生物医药产业发展势头强劲,正呈现出 4 大趋势》,时代在线网站,2020 年 12 月 4 日,http://stock.10jqka.com.cn/20201204/c625168395.shtml。

药更不容易。

在我国药物发展历史上，曾经出现过陈克恢、赵承嘏、张昌绍、屠呦呦等著名科学家，他们取得过举世瞩目的科研成果，是我们引以为豪的榜样，激励我们自尊自强、为人类健康事业做出更大贡献。

但总体上，我国创新药起步比较晚。近几年批准上市的创新药，绝大部分属于跟随式、引进式创新，新靶点、新化合物、新作用机理的原创性新药寥若晨星。即使这样，这也是历史性的进步。在目前的条件下，能把跟随式、引进式创新做到同类最好、同类更好、同类更快，也有其重要的临床价值和经济可及价值。但也要看到，这样的创新，数量不能太多，时间不能太晚。如果不能做到更好、更快，研发失败，投资变成沉没成本的结局也就不可避免。

创新药需要有其独特的临床价值。创新药首先是要解决未被满足的临床需求，也就是病人无药可医的急需，围绕着这个目标的创新，做成功的药就是一个救命的药，对于病人及其家庭来说就意味着所有的一切。所以创新药的价值，是不能单纯用价格价值衡量的。

二　充分认识生物医药创新的独特商业 模式和重大战略意义

生物医药研发投入巨大。20 世纪 90 年代末，研发一个新药平均需要 10 年时间、投入 10 亿美元，现在又高出很多。真正的创新是九死一生，进入临床研究的项目 10 个中最终能够成功上市的只有 1 个，9 个失败项目的成本都要摊到 1 个成功上市的药品上。创新药还需要具有相当资质的医药代表到医院教会医生正确使用药品的知识，市场开发巨额资金投入的压力，也是很多小型科技型企业不能承受之重。

创新药的高风险应该对应高回报。面对九死一生的高风险，很多人会选择放弃，但临床有需要，市场有需求，这就是机会，就是高回报的机会。如果承担高风险不能有相应的高回报，就不会有人愿意从事新的生物医药研发。对这种高失败率的产业，应该允许企业一旦成功了就能有高额盈利，这样才会有人

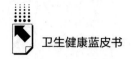

愿意坐冷板凳去搞研发，才会激发人们创新的积极性，才会有创新型国家建设。没有一个良好的价格机制，生物医药的专利保护和数据保护也就没有了意义。

创新药定价是个探索并逐步趋向合理的过程。生物医药研发需要进行项目估值，研发者、投资人都有一个参考性的价格。但这个价格能否被市场所接受，要通过实践检验。一般规律是，产品上市先定一个高价，随着市场开拓逐步降价，很少有定下价格并始终不变的市场销售策略。第一个市场的定价决定其在其他市场的定价。真正的研发型企业，一定是能够面向全球市场的企业，产品是"全球新"，有专利、有确切的疗效，不仅仅满足于在中国市场申请上市，而且能够到美国、欧洲、日本等市场申请上市。如果预期市场定价过低，企业就会寻求先到价格最高的市场去申请上市。

我们应当从战略意义上认识生物医药创新。从整个中国产业转型和科技创新的未来发展方向来说，生物医药是最有可能让中国的创新技术和产品走向世界、服务全人类的产业，是具有战略意义的产业。

我们应当充分认识中国创新药的商业模式。生物医药产业风险太大，时间周期太长，只有积累了一定资金的风险基金愿意做生物医药投资，他们也期待通过产品上市来获得回报，从而能够进一步投资创新药，形成一个良性循环。如果我们认识不到生物医药产业这个独特的商业模式，具体政策和体制机制不能支持和鼓励创新，也就没有人愿意去承担风险，受影响最大的还是无药可医的患者。

我们应当认识稳定市场预期的重要性。中国的生物医药研发企业普遍规模较小，资金实力较弱，主要是依靠社会资金支撑着创新药的研发，如果没有一个稳定的市场预期，投资人就会选择退出，生物医药创新就很难继续进行下去。

三 推进生物医药创新的着力点

（一）应该从战略的高度支持创新、鼓励创新

生物医药创新依赖于强大的基础研究。要增加生物医药基础研究投入，

改革科研管理体制，尊重科学家首创精神，允许科学家个人享有职务发明成果的部分权益，激励科学家发明创造的积极性。

（二）生物医药创新依赖于监管的高质量和高效率

要在临床试验、伦理审查、遗传物质审查、审评审批各环节对标国际标准，找出差距，完善政策，缩短伦理审查、临床试验和审评审批时间，努力降低研发成本，提高中国生物医药研发服务的国际竞争力。

（三）生物医药创新依赖于多层次医疗保障体系的建设

要认真落实"十四五"规划中健全多层次医疗保障制度的要求，抓紧起草《商业医疗保险法》，明确商业医疗保险的基本原则和相关的税收政策，将商业医疗保险纳入医疗保障部门统一监管，为创新药支付开辟新的渠道。

（四）生物医药创新依赖于各国科学家、产业和监管部门的合作

要加强生物医药领域的国际合作，特别是抗癌药物的国际合作，统一临床试验标准，优化监管流程，提高监管效率，让更多的创新药走向国际市场，惠及更多的国家和人民。

参考文献

《中华人民共和国国民经济和社会发展第十四个五年规划和 2035 年远景目标纲要》，中华人民共和国中央人民政府，2021 年 3 月 13 日。

《国务院关于改革药品医疗器械审评审批制度的意见》（国发〔2015〕44 号），中华人民共和国中央人民政府，2015 年 8 月 18 日。

《关于深化审评审批制度改革鼓励药品医疗器械创新的意见》，中共中央办公厅、国务院办公厅，2017 年 10 月。

《生物医药产业发展亟需创新突破》，《经济参考报》，2018 年 3 月 15 日，http：//

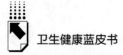
www. jjckb. cn/2018-03/15/c_ 137039805. htm。

黄洲萍：《生物医药科技园内发展 CRO 探析》，《科技进步与对策》2008 年第 11 期。

《构建中国医药创新生态系统（2021—2025）》，中国医药创新促进会（PhIRDA）、中国外商投资企业协会药品研制和开发行业委员会（RDPAC），2021 年 10 月。

《国产创新药何时不再跟跑》，经济日报网站，2018 年 11 月 20 日，http：//www. gov. cn/zhengce/2018-11/20/content_ 5341857. htm。

B.3

新发展格局下的现代药品流通体系建设

张大卫*

摘　要： 加快现代药品流通体系建设，为构建新发展格局和实施健康中国战略提供产业支撑，意义重大。近年来，药品流通企业快速发展壮大，但由于推行"集中带量采购，量价挂钩，招采合一"政策，药品物流的利益空间大幅压缩。普遍存在的医疗机构拖欠药款的现象，增加了企业运营成本，使药品流通企业处于价值链弱势地位的矛盾凸显。从药品流通行业发展潜力及总趋势看，集中度进一步提升，产业分工进一步细化，产业渗透发展、融合发展、跨界发展将开拓新价值空间。下一步，药品流通企业需调整战略资源配置，重视规模化经营和专业化协作的关系，扩大增值服务，深耕区域市场，重视业态创新，向产业链的上游和下游延伸业务，减少管理层级，与金融部门合作，建立适用的供应链金融平台，提升自己的市场议价能力。

关键词： 药品流通体系　集中带量采购　新发展格局　医疗机构

　　畅通国民经济循环、构建新发展格局是党中央、国务院为实现我国经济社会发展的长远目标而做出的一项重大战略部署。习近平总书记强调，要着力打通生产、分配、流通、消费各环节，逐步形成以国内大循环为主体、国内国际双循环相互促进的新发展格局。他还在 2020 年 9 月召开的中央财经

---

* 张大卫，中国国际经济交流中心副理事长兼秘书长，河南省人民政府原副省长，河南省人大常委会原副主任。

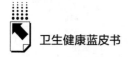

委第八次会议上强调，要统筹推进现代流通体系建设，为构建新发展格局提供有力支撑。这些都为我们深刻认识现代流通体系建设的战略意义，做出了重要的启示。

流通一头连着生产，一头连着消费，是社会再生产的重要环节，在国民经济和民生福祉中发挥着重要的基础性作用。通则不痛，高效的现代流通体系能够强有力地把生产和消费联系起来，扩大交易范围，细化社会分工，优化资源配置，提高生产效率。

我国正处在工业化、城镇化步伐加快和高质量发展阶段，新科技革命带来的产业变革为流通业现代化提供了强劲动力，互联网、物联网、大数据、云计算等信息技术的飞快进步，推动流通业在技术、业态、模式上不断创新，也推动着人们的认识和理念不断被刷新、不断被颠覆、不断被重塑。包括医药流通部门在内，整个流通业体系都处于深刻的变革之中。

加快现代药品流通体系建设，为构建新发展格局和实施健康中国战略提供产业支撑，意义重大。现就药品流通体系的改革、发展与创新问题谈几点看法。

一　药品流通企业的现状

药品流通企业是典型的"渠道商"。作为市场的供给侧，近年来其瞄准为上下游企业和客户提供高效、便捷、高性价比服务的目标，大力推进产业融合和服务模式创新，产业实力和供应链管理能力有了大幅提升，机器人分拣、智慧化仓储管理、快速终端配送、药品信息安全追溯系统、精细化管理系统、人工智能与大数据应用，等等，已成为一些企业的标配。

药品流通企业快速发展壮大，有重要的历史机遇：一是健康中国战略的实施；二是信息技术的发展和基础设施建设；三是国家医药卫生体制改革，特别是"两票制"改革，压扁了流通环节，促进了流通企业的分化和整合，提高了产业集中度。此外，实行医药分开，以及取消以药养医，也使得药品经销商的作用有所增强，等等。还有，取消第三方药品物流业务审批，加快了药品流通企业与其他业态的融合协同发展，为行业注入了新的生机与活力。

2020 年新冠肺炎疫情的突发和蔓延，使我们看到了疫病防控体系和药品应急保障体系的短板。在党和政府的高度关注及市场需求的强力拉动下，药品流通市场活跃度有了明显提升。据河南一家零售连锁企业的数据，其销售收入当年增长了 30.9%，利润增长了 49.3%，利税增长了 29.7%。由医保、卫健部门出台的建立"医保谈判药品双通道"机制的文件，也为大量零售药店带来了利好的消息。这些由改革带来的制度性红利，淘汰了众多的仓储、药代、批发商和不遵守商业规则的搅局者、竞争者，使行业营商环境有了很大的改善。

但同时，由于推行"集中带量采购，量价挂钩，招采合一"政策，药品物流的利益空间大幅压缩。普遍存在的医疗机构拖欠药款的现象，增加了企业的运营成本，使药品流通企业处于价值链弱势地位的矛盾凸显。据华润某子公司反映，其 2021 年上半年应收账款余额已达 100 多亿元。另外，平台经济的发展，使医药电商、委托仓储、快递配送、药品货代、健康管理、O2O 个性化服务等业态正成为药品流通企业有力的竞争者、替代者。

二 对药品流通企业的几点分析

（一）药品流通企业处于什么样的市场

市场是社会分工和商品生产的产物。在经济学中通常把市场分为四类：完全竞争、垄断竞争、寡头垄断、完全垄断。其特征如表 1 所示。

表 1 市场竞争类型

完全竞争	自由竞争，众多企业、商品和服务无差异
垄断竞争	众多生产者和消费者，商品和服务本质无区别，消费者有偏好
寡头垄断	产品有独特性，竞争者数量少
完全垄断	市场上只存在一个供给者，商品和服务没有替代者

资料来源：笔者整理。

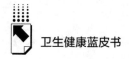
药品流通行业的改革使业内企业走了一条由寡头垄断到完全竞争再到垄断竞争的路子，但产业内垄断竞争的特征还未完全发育成熟，即整个行业刚刚摆脱过度竞争，进入行业竞争秩序重整阶段。这一时期，最关键的是使自己的产品和服务能区别于其他竞争者，并使消费者产生偏好，即实施迈克尔·波特（Michael E. Porter）所说的差异化战略。

（二）传统模式下行业利润空间

《中国药品流通行业发展报告（2020）》显示：2019年，药品流通全行业主营收入为17515亿元，利润总额418亿元，利润率为2.39%；行业平均费用率为6.8%（上升0.3个百分点），行业平均利润率为1.7%（下降0.1个百分点）。这里利润率是指行业除投资收益、补贴、营业收入等之外的营业利润，它更能反映行业经营主业的真实情况。该报告中虽然还没有"费用"这一体现经营成本的结构数据，但相信财务成本占了很大比重。

另据欧洲医疗保健经销协会（GIRP）的年报数据，法国、德国、意大利药店出售的药品，其平均价格构成为：2.7%经销商，12%州政府税收及其他费用，20.3%药房成本及利益，65%生产厂商成本。

虽然国情不同，不能简单类比，但可以看出我国药品流通企业的销售收入费用率过高，盈利空间有限，必须靠压缩成本来扩大企业盈利；而药房等增值服务的空间仍然较大。

（三）关于市场联系问题

药品流通行业的生态系统见图1。

以联系的紧密程度而言，由图1可粗略看出以下几点。其一，金融、医保及支付系统处于生态系统的中心位置，而医疗机构处于较优势位置，经销商（含药店）处于较主动的位置，厂商则处于相对偏低的市场位置；其二，医疗机构，金融、医保及支付系统，经销商（含药店）与病患人群存在强联系的市场关系；其三，厂商一般不直接和病患人群发生联系；其四，医疗机构和经销商（含药店）与健康人群存在弱联系的市场关系。

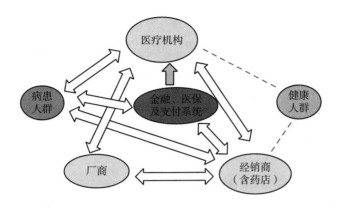

图1 药品流通行业的生态系统

资料来源：笔者整理。

另外根据某些机构对未来消费场景的判断：健康管理、运动、养生、休闲、养老等领域存在巨大的市场空间，因而药品流通企业要注意开发健康人群消费市场。

（四）产业的出路与方向

由于规模经济和产业分工，药品流通商的市场地位有很大的不可替代性，规模化的采购、仓储、分装、配送、零售都需要专业化保障能力。由于效率和成本的因素，生产厂商和医疗机构及消费者都没有能力建立一个属于自己的封闭式的市场体系，反而一些平台企业却在尝试运用自己强大的供应链运营能力，积极发展垂直业务系统，往下游和上游发展。如阿里巴巴进军养猪业和"盒马鲜生"零售，京东的仓储和终端配送等。

流通企业是供应链的组织者，流通渠道是实现医药产品由生产领域向最终消费领域转移的必然过程，也是实现马克思理论中，商品到货币"惊险跳跃"的关键环节。流通企业的核心竞争力是什么？一是它的渠道和网络，二是它经销商品的规模和专业化能力。

关于如何拓展自己的业务和盈利空间，外国一些企业可资借鉴，如日本铃谦集团是通过数字与现实的融合解决社会课题，以创造新的价值；美国康德乐

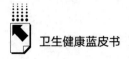
健康是通过扩大在分销、产品和解决方案方面的规模，推动医疗保健领域不断发展；欧洲医疗保健经销协会（GIRP）则是从努力推动供应链的数据化、确保供应链核心优势、寻找有巨大利益的服务并扩大与供应链伙伴的合作等几方面寻找抓手。

目前，中国药品流通企业的创新和增值业务也开展得如火如荼，一些好的做法值得认真总结并在行业内广为推广。

（五）产业发展的总体趋势

对药品流通行业发展潜力及总趋势的判断，可以简要概括如下：一是集中度进一步提升，二是产业分工进一步细化，三是产业渗透发展、融合发展、跨界发展将开拓新价值空间。

鉴于药品流通行业的功能性特征明显及其对先进技术及其他业态的强大吸收能力，这一行业具有不可替代的基础性优势。药品流通行业近年来的积极探索，证实其存在向供应链上下游和整个生态系统不断渗透的能力。

目前，药品流通企业的发展、改革与创新面临几大宏观背景。

第一，新科技革命和产业变革，先进信息技术如人工智能和云计算的广泛应用、传统产业的数字化转型、新业态和新模式发展、数据资源化、网络平台特别是产业互联网成为新的产业组织等。

第二，经济全球化虽遇到重重困难和挑战，但仍在进一步推进。中国扩大开放的步伐会越来越大，"一带一路"倡议的效果会进一步显现。这些都会推动中国的对外开放向高水平、制度型开放发展。另外，全球经济治理体系改革，全球供应链变革，都会更加追求供应链的安全稳定和自主可控，建设绿色供应链、智慧供应链，也为我们拓展了新的业务空间，甚至会成为我们新投资发展的"风口"。在这一背景下，外资企业本地化，中国企业走向国际市场，将成为新趋势。

第三，国家大健康战略的实施，将推动健康市场需求的不断释放。消费升级、少子老龄化社会、卫生健康体系建设等都是药品流通行业需关注并深入研究的问题，还有政府治理能力与体系现代化和政府监管体系的持续创新，都会为行业提供很多机会。

第四，"双循环"新格局的构建等更是需要我们不断深入研究的重大问题。在这一大的宏观背景下，药品流通企业要抓住机遇，实现行业的高质量发展：一是三个"联结与转换"，即国内市场与国际市场的联结与转换、供应链与产业链的联结与转换、产业互联网与消费互联网的联结与转换；二是提高"三个能力"，即战略管理能力、价值管理能力、供应链管理能力；三是加快"两个赋能"，即科技赋能和金融赋能。

（六）对药品流通企业的几点建议

第一，调整战略资源配置。尊重市场规律，平衡好企业经营的效率与成本，在做好核心业务上下功夫。

第二，重视规模化经营和专业化协作的关系。部分药品流通企业可向全链条服务医疗保健经销商、药品流通供应链管理和服务商、药品物流集成商、健康管理服务商等转型。部分企业可转为轻资产企业，将仓储设施等重资产外化，在不违反"两票制"等制度情况下，探索将部分仓储、物流、终端配送等业务实行共享，或与第三方专业公司协作运营，或开展服务外包。

第三，扩大增值服务，发展健康管理，开发健康产品，服务健康群众。

第四，深耕区域市场，完善营销网络，做优做实零售药店，挖掘社区和家庭价值，使之成为社区健康生活的支撑点。

第五，重视业态创新，开展与医药电商的合作。

第六，向产业链的上游和下游延伸业务，同时增加对医疗机构、厂商的服务内容。

第七，减少管理层级，在交通便利的地方，建立区域性公司，提高管理和物流效率。

第八，与金融部门合作（基金、养老金、信托、保险、财务公司、银行等），建立适用的供应链金融平台，提升自己的市场议价能力。尝试与区块链技术公司及政府部门合作，破解医疗机构债务拖欠难题。

药品流通企业目前也存在一些绕不过去的难题，有些得不到妥善解决，

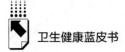

将影响医药卫生体制改革，甚至影响民生福祉和健康中国战略的实施，这也是政府部门、行业组织和各类智库需要共同关注并帮助破解的。

参考文献

习近平：《新发展阶段贯彻新发展理念必然要求构建新发展格局》，中华人民共和国中央人民政府网站，2022年8月31日，http：//gdjr. gd. gov. cn/gdjr/jrzx/tpxw/content/post_ 4007002. html。

《中国经济深度看丨高质量推进现代流通体系建设　服务构建新发展格局》，中华人民共和国国家发展和改革委员会网站，2022年2月7日，https：//www. ndrc. gov. cn/fggz/fgzy/shgqhy/202202/t20220207_ 1314375. html？code＝＆state＝123。

《流通理论概念综述》，商务部流通产业促进中心，2020年11月19日。

《"十四五"现代流通体系建设规划》（发改经贸〔2022〕78号），国家发改委。

《国家医保局　国家卫生健康委关于建立完善国家医保谈判药品"双通道"管理机制的指导意见》，国家卫健委网站，2021年5月11日，http：//www. nhc. gov. cn/yzygj/s7659/202105/1be9454522964217961d969fbd503b3f. shtml。

邓金栋、温再兴主编《中国药品流通行业发展报告（2020）》，社会科学文献出版社，2020。

B.4
进一步完善集中带量采购政策

摘　要： 集中带量采购是党中央、国务院部署的重大改革任务。集中带量采购在降低药品和医用耗材价格、净化医疗行业生态、优化产业格局、提高产业集中度、增强企业竞争力、推动有效市场和有为政府更好结合、协同推进"三医联动"、深化医药体制改革、促进医药行业健康发展等方面发挥了重要作用。应当看到，集中带量采购制度在建立健全费用控制长效机制、加强与医保支付政策衔接、满足医生选择权和患者的多层次需求、完善评价和监督体系、推动产业创新发展、提高医疗机构和医生的积极性等方面仍有进一步提升的空间。下一步，应综合考虑价格、质量和创新等多目标的平衡，坚持分类采购，完善中标规则，健全医保支付制度，处理好中标产品与非中标产品的关系，保障群众多元化用药需求，积极完善和落实改革配套政策，充分调动医疗机构、医务人员、生产企业和患者等各方面的积极性。

关键词： 集中带量采购　医疗保障　医药流通

---

* 张焕波，中国国际经济交流中心美欧研究部部长、博士后站负责人，研究员，博士，主要研究方向为可持续发展、碳政策、国际经济、产业发展等；张岳洋，中国国际经济交流中心美欧研究部研究实习员。

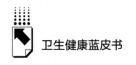
一　政策成效

（一）有助于降低药品和医用耗材价格，增强百姓福祉

国家医保局会同有关部门，坚持招采合一、量价挂钩，积极开展医药集中带量采购改革，有力挤压价格虚高空间，明显减轻群众医药负担。截至 2022 年 8 月，已开展的 7 批集中带量采购中选药品平均降价超过了 50%，两批医用耗材集采平均降价超过 80%，累计节约费用约 3000 亿元。

（二）有助于医院合理用药，净化医疗行业生态

集中带量采购构建了一种新型的、健康的利益分配机制，改进、优化了医疗机构的药品和医用耗材采购模式，中选药品采购正向替代效应明显，有助于消除"带金销售"现象。药品和医用耗材价格空间进一步压缩，有利于引导医生和患者理性用药，也净化了医药流通环境，改善了医药行业生态。同时，通过落实医保结余留用等激励政策，最高将集采结余的医保基金 50% 奖励给医疗机构，激励医疗机构合理用药、优先使用中选产品。

（三）有助于优化产业格局，提高产业集中度

集中带量采购促使企业将不得不在提高药品质量上多下功夫，加快推进产品的一致性评价工作，引导产品结构升级。企业如未中标，招标周期内将会面临销量和价格双重下降的打击。集采的推行可以促使具有一定实力的仿制药企业为避免承担这种风险而谋求转型，从依赖仿制药品销售的企业转型为依赖创新药品销售的企业，进而优化行业格局，提高产业集中度。集中带量采购促进了药品流通体制改革，革除"带金销售""提成回扣""商业贿赂"等积弊，改善营商环境，净化行业生态，为市场主体营

造风清气正的生态环境和有利条件，使企业得以心无旁骛地专心从事药品生产经营。

（四）有助于"专利悬崖"的产生，推动企业提高竞争力

在集中带量采购开展的背景下，部分原研药企改变原有行为，采取低价中标的策略稳定市场份额，有效促进了"专利悬崖"的产生。在集中带量采购开展之后，原研药企的采购额和采购数量均大幅下降。"专利悬崖"的出现将改变行业的竞争法则。未来竞争的重点将不再是价格，而是主要集中在创新和技术、经营的低成本、企业和产品的品牌口碑、市场准入及企业对政策环境的应变速度等方面，其中最重要的就是创新和技术。

（五）有助于推动有效市场和有为政府更好结合，形成更加合理的药品价格形成机制

集中带量采购制度推动有效市场和有为政府更好结合、较好地发挥市场配置资源的决定性作用，如通过公开公平充分的市场竞争形成药品价格，政府在市场形成价格机制中，及时准确地发现相关药品价格，科学合理地制定医保基金支付标准，进而强化医保支付制度，为支付方式改革提供更加科学可靠的依据。

（六）有助于协同推进"三医联动"，深化医药体制改革

2018 年以来，国家组织药品集采改革的实践证明，以药品集采改革作为新阶段深化医改、协同推进三医联动、融合发展的切入点和突破口的抉择是正确的。"三医联动"是使集中带量采购改革得以顺畅推进并取得显著成效的体制机制保障和重要经验。坚持不懈协同推进"三医联动"是构建新阶段"三医"融合发展新格局的关键一招。药品和医用耗材是医药服务供给侧的重要环节，与医疗、医保休戚相关、相互勾连，更与群众的切身利益和身体健康息息相关。

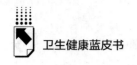
二 存在问题

（一）品种范围的遴选和约定采购量的估算不够精确

带量采购产品遴选范围是开展带量采购的核心。药品和医用耗材的品种和规格繁多，需要考虑不同层面的需求、不同规格之间的替代关系以及不同的临床适应症。如果对于分子量大、结构复杂的生物药开展带量集采工作，可能会面临生物药（包括生物类似药）之间的临床替代性不明确的问题。精确估算约定采购量是带量采购模式的另一个难点。药品需求量与药品本身的可替代性、人民的健康状况以及医疗机构的患者数量密切相关，而这些都是"变量"，医疗机构很难做到对药品使用量进行精确"定量"预估。无论是品种、规格还是采购量的估算难度都很大，尤其是面对类似新冠肺炎疫情等突发事件和一些不确定性事件时，估算难度尤为凸显。

（二）中选药品和医用耗材的供应保障有待进一步加强

生产企业为了中标，不得不以低价投标，如果自身不能生产原料药，将为企业的可持续生产带来风险和隐患。即使能自产，也要面临其他诸多压力。不同的中选产品在某一地区可能有一至多个不同的配送企业供医疗机构选择，但往往都是生产企业指定合作供应商，由他们来给医疗机构分配货源。这就让不同医疗机构之间形成了竞争关系，偏远地区的医疗机构和乡镇卫生院往往处于弱势，更容易出现短缺情况，有失公平，非常不利于政策的推进。

（三）中选药品的质量稳定性、接受度和认可度有待提高

虽然中选的仿制药都是通过一致性评价的品种，但不能完全肯定厂家的每一批次药品在生产过程中都严格按照过评标准进行投产，尤其当厂家利润明显低于预期或生产成本超过其负荷时，就有可能会发生质量不达标的情

况。部分省级带量采购曾出现将未过评仿制品与成熟稳定的原研药放在同组竞争价格的情况，不利于药品质量保证，若市场基础弱且企业规模较小的新上市仿制品中选，一旦产能不足将导致供应不稳定。

（四）医生选择权和患者的多层次需求有待进一步获得保障

在带量采购的实际执行过程中，医疗机构为了达成使用目标，往往采取一刀切的执行方法，简单以中标品种作为唯一的使用量，即将100%的用量全部给予中标品种。此方法造成了诸多问题，如医生的用药限制、患者的用药需求得不到满足、医患关系的紧张等。在优先配备使用配套政策驱动下，部分医院出现只采购和使用中选药品，停供非中选药品的局面。此外，集采药品与目前《临床用药指南》、实际临床需求之间还存在一些不匹配的地方。

（五）综合质量评价体系和质量监督体系有待完善

目前我国所有药品和医用耗材采购政策中所界定的价格构成中未合理考虑服务质量、管理质量和风险体系质量等成本。而在质量监督方面，当前政策只具体到是否完成约定采购量、是否存在不规范采购现象，没有提及对医保支付的监管。医保的统筹层次以市级统筹为主，各统筹地区单独运作，信息共享水平程度不够，对异地监管提出了新的考验。

（六）产业发展、产业安全和研发创新有待获得更多关注和考虑

如果价格降得太低，整个医药行业的发展前景将不被看好。目前来看，很多投资企业对整个医药行业发展信心不足，开始减少对医药领域的投资。生物医药板块基金不被看好，整个医药板块的市场估值都在往下走。很多本土企业资金实力相对不足，盈利水平相对较低，对价格下降的承受能力会更弱。产品创新需要更多的投入、承担更多的风险，而降价幅度过大导致企业利润收缩，进而影响企业的投资回报率和技术创新的持续性。

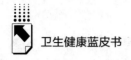

（七）医疗机构和医生的积极性有待挖掘

在采购周期内如果医疗机构未能正常完成中标药品使用量，则会对应地扣减下一年度的医保费用额度；如果医生对中标药品处方量出现明显下降，则需进行专项约谈。这种做法会干预医生用药的选择，缩小了医生可采用药物的范围，可能会对治疗效果造成一定影响。而最终受到伤害的还是患者本身，这并不符合集中带量采购政策的初衷。

三　政策建议

（一）综合考虑价格、质量和创新等多目标的平衡

集中带量采购制度应当与整个国家的医药卫生事业发展相统筹，要统筹考虑药品和医用耗材近期及长期的可及性，鼓励提高医疗服务水平，给药品研发创新活动留出空间，同时兼顾产业发展空间。集中带量采购作为一项制度创新，其改革目标具有多元目标动态平衡的特点，既需要系统集成、规则严格、科学公正，也需要多元目标动态平衡，做到医保、医疗机构、药企、患者之间的利益平衡。集中带量采购不能唯价格论，要想办法让药企既心甘情愿把价格降下来，又有动力提升药品的安全性、疗效性和可获得性，让企业更加重视药品质量和产品创新。从发达国家来看，仿制药降价是个自然的过程，不是集采采出来的。集中带量采购降价要有一个过程，不要一下子降到底，要分几步来完成降价，要给企业一些希望。可以把通过一致性评价的仿制药国际市场价格公布出来，公开透明，将价格明确控制在国际价格的1.5~2倍，而不是0.9~1倍。药品降价不是唯一的目标，要在让患者少花钱的基础上，保障患者用药可及性和获得感，真正做到降价不降质。集中带量采购制度要能鼓励企业多生产好药，让企业有能力加大研发投入，创造品牌，成为百年老店，增强企业发展的可持续性，让更多企业有条件成长为大型企业。

（二）根据药品和器械的不同属性实施分类采购

在仿制药采购方面，应根据不同类型药品的不同特点，细化各类采购药品，满足患者的多层次需求。一是首选临床用量较大、采购金额高、使用面较广、惠及人群较广且在医保支付涵盖之内的品种。对于临床使用较少且医保不支付的自费药品不应在带量采购品种遴选范围之内。二是为促进市场竞争，应选择优质且符合条件企业数量较多的品种。三是某些特殊疾病用药由于治疗窗狭窄，不建议纳入带量采购范围。四是部分具有较高临床风险的产品以及在实际临床使用中质量差距较大的产品也不适合纳入带量采购的范围之内。五是日费用低于一定标准的产品，医保部门可以拉出清单由医院自行采购。可以考虑日费用 5 元钱以下的药品，不再通过招标的方式降价和采购。

在医用耗材采购方面，应逐步建立公开透明的质量评估长效机制和医用耗材产品质量、临床疗效综合评价体系，从产品全寿命周期角度考虑产品价值。

在生物制剂采购方面，建议对已经获批的单抗类生物类似药开展"临床可替代性"评估，在确保替代不会带来免疫毒性等安全性风险的前提下，再逐步科学开展集中带量采购。我国大多数生物类似药上市时间较短，临床上相互替代的可行性尚不明确，因此需要谨慎开展生物药集中带量采购工作。

（三）完善中标规则，形成以市场为主导的价格机制

要积极保障药品定价方法和定价依据的科学性，保障药品价格的合理性。应制定合理的竞价规则和科学的定价机制，给企业报价时有保底的预期。应广泛听取各方意见，充分分析产品特点，考虑各方利益的平衡，建立保供应、保主流、保格局的中选规则，对市场主流产品弱淘汰，提升中选率，可采取包括"复活"机制及满足一定降幅不淘汰等形式，达到既将主流产品、质量相对更高的产品留在市场，又通过价格和中选分配量的约束实

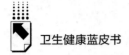

现主流产品降价的目的。为保障仿制药质量，建议把仿制药与原研药的生物利用度曲线偏差作为是否中标的主要标准，或者增加其权重。

在地方开展医用耗材采购时，应考虑企业在当地保障配送、服务、培训等的额外成本，使企业仍能获取合理利润，保证带量采购结果落地。对于零售药店销售的药品，建议国家明确零售药店销售价格与医保支付标准分离，回归药店自由定价实质。

在条件成熟的时候，尽快推动把药品采购权力交给医院。医疗机构可根据其专业知识为患者提供更科学、更专业的诊疗方案。集中带量采购实际上是在医院补偿机制不健全的情况下的临时措施。随着对医疗机构的进一步改革与完善，医疗服务价格应成为医院和医生的主要收入渠道，要逐步扩大医院和医生在药品、医用耗材采购方面的参与度。

（四）健全各司其职、多方联动的集中带量采购政策执行体制

为了更好地实现医保药品带量采购政策的落实，医保、卫健、药监等部门既要各司其职，又要多方联动。医保部门不仅要制定相关政策措施，发挥医保基金战略性购买的优势，同时还要做好集中带量采购的组织和实施工作，确保中标药品的市场供应充分。卫健部门要发挥监督职能，对医疗机构在集中带量采购过程中的医药产品质量、采购量等情况进行监督和指导。药监部门要加快以一致性评价为核心的仿制药质量评价体系建设，确保药品质量安全，同时应该加快建立医用耗材质量一致性评价的相关体系。工信部门要对集中带量采购给产业安全、产业创新带来的影响进行评估，要充分参与集中带量采购的各个环节，从有利于产业发展、产业安全和产业创新的角度提出完善集中带量采购制度的建议。集中带量采购各相关部门要加强协同治理的紧密度，共同参与药品相关各个环节，从而实现规范药品流通秩序的改革目标。

（五）处理好中标产品与非中标产品的关系，保障患者多样化需求

要在以历史采购量为基准精确估算药品和医用耗材采购量的基础上，设

定适宜中选产品和标外产品互补的使用比例，为新技术新产品的准入预留空间，兼顾历史品种的平稳使用和医院对集采以外品种的合理自由选择权。完善落地政策，真正将约定量之外的标外产品使用量落到实处，给新产品（换代或创新产品）留出一定出口。要充分尊重临床用药需求以保证患者用药的连续性和可及性，给予患者和医疗机构更多的选择权，保障群众多样化用药需求，避免简单的一刀切停止供应。对合理用药需求的未中选产品，医疗机构和零售药店予以用药保障。要研究支付标准，允许未中标的品牌药在医院里销售，差额部分由患者自己负担。一定要满足一部分人想吃品牌药、原研药的需求，同时也要保留药企卖药的权利。

（六）深化医保支付改革，健全医保支付制度

用好支付标准这个政策工具，把集中带量采购中标药品、医用耗材和非集中采购（医疗机构自主采购）的药品、医用耗材，统一起来，一视同仁地按标准支付。医保部门应对不同治疗领域或疾病领域开展保障和基金负担评估，对于保障薄弱的领域加大医保准入的力度，建立健全医用耗材标准化管理体系。此外，要预留保底基金，以应对突发事件。应在进一步精细化医保基金的管理和分配的同时，发挥医保对于医药创新的引导作用。利用大数据，拓展"智慧医保"功能，深化医保支付改革。尽快建立医保经办机构和医疗机构之间的谈判协商机制与风险分担机制，制定不同的费用结算方式。要把医保腾出的空间用于提高医疗服务价格。在把医疗服务价格研究好的基础上，把集中带量采购节省的费用逐年用在医生诊疗费的提高上。

（七）构建评价反馈机制，加强信用体系建设

对药品集中带量采购工作过程进行及时、有效、系统的卫生经济技术评估，为科学地调整相关集中采购策略提供依据。强化日常监管，对中选药品和医用耗材质量进行全覆盖现场检查，适当增加监测频次，推动落实企业主体责任，加强不良反应报告与监测及风险控制措施。要开展集中带量采购落地执行评估，推动开展采购周期后续标政策研究。构建全面客观的采购第三

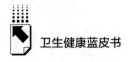
方评价体系，对集中带量采购给医疗行为、产业发展带来的影响进行全面评估。要正确处理好集中带量采购与加强医保信用体系建设的关系，着力推行守信联合激励和失信联合惩戒机制。

（八）以完善集中带量采购机制为契机，深化相关领域的改革

深化集中带量采购制度改革需与"三医"改革协同推进，并处理好与医疗、医药等相关制度改革的关系。应建立与集中带量采购政策相互联动的激励机制，提高医务人员的积极性，提升医疗机构规范诊疗的动力，充分发挥监督管理作用，激励医疗机构落实责任，建立科学合理且符合医疗卫生行业特点的薪酬制度和薪酬分配机制。可按照 1996 年提出的"总量控制、结构调整"的方针，探讨将定价权交给医院。进一步完善创新药的谈判机制，提高政策透明度，给专利药自主定价时间，报销比例要适当灵活，可考虑降低医保对创新药的报销比例。理顺医疗服务价格，保证医生有合法、体面的收入。首先，要理顺诊疗费，使其达到合理的水平。其次，放开多点执业，允许医生在周六和周日到其他医院或者诊所看病。再次，手术费参照诊疗费进行计算。最后，要完善医生评价体系，建立专业化规范化的培养机制。

参考文献

王东进：《关于药品医用耗材集中带量采购的思考》，《中国医疗保险》2020 年第8 期。

李勇、孙琪：《药品集中带量采购中药品短缺风险及防范对策》，《中国卫生经济》2022 年第 9 期。

张秋玉、王芸、胡元霞、禄晓龙：《我国药品及医用耗材集中带量采购政策的实施现状及建议》，《中国药房》2022 年第 2 期。

张倩倩、王颖、肖启强、夏磊、汪卓赟：《公立医院开展高值医用耗材集中带量采购的实践探讨》，《卫生经济研究》2022 年第 11 期。

陈珉惺、吴卿仪、徐源、何阿妹、金春林：《国家药品集中带量采购常态化下接续探索与启示》，《中国医疗保险》2022 年第 8 期。

林燕铭、周娜、韩汶静、吴明：《药品集中带量采购政策对药品利用与支出的影响分析》，《中国卫生经济》2022 年第 9 期。

夏雅睿、常峰：《新形势下药品集中采购模式发展趋势研究》，《招标与投标》2019 年第 3 期。

梁刚、赵福兰、周彦池、赖慧、袁渊：《药品集中带量采购政策的执行问题及对策建议》，《中国药物经济学》2022 年第 3 期。

蒋雨彤、谈在祥：《我国药品带量采购政策实施效果及其优化建议》，《中国卫生事业管理》2022 年第 4 期。

薛天祺、路云、常峰：《国家药品集中带量采购中选结果及采购规则优化方向分析》，《卫生经济研究》2022 年第 5 期。

B.5
推动医药流通行业高质量发展

谈俊　綦鲁明　马晓玲*

摘　要： 当前我国正在加快构建双循环新发展格局，统筹发展与安全，推动实现经济高质量发展，在这一背景下，推动我国医药流通行业高质量发展有助于加快完善现代流通体系，有助于保障居民用药安全，提升国民健康水平，以及提升我国医药供应链安全性、稳定性、可持续性。近些年我国医药流通行业得到稳步发展，规模逐步扩大，结构不断优化，政策体系持续完善，但同时也需要进一步提升医药供应链服务的专业化、规范化、标准化水平，进一步完善医药流通供应链主数据管理信息系统，进一步优化医药物流网络布局，提高各省份医药流通监管政策一致性等。未来需要以医药流通企业提升服务价值、降低服务成本为根本出发点和落脚点，由政府、行业协会、企业多主体协作，大力推进医药流通行业服务创新，更好地助力医药流通行业服务提质降本增效，实现高质量发展。

关键词： 双循环　发展与安全　医药流通　高质量发展

医药流通是连接医药商品生产与消费的"桥梁"，是现代医药体系的有

---

* 谈俊，中国国际经济交流中心美欧研究部副研究员，主要研究方向为国际金融、美欧问题、中国经济；綦鲁明，中国国际经济交流中心科研信息部研究员，主要研究方向为国民经济等；马晓玲，中国国际经济交流中心创新发展研究部助理研究员，主要研究方向为创新经济学、卫生经济学等。

机组成部分。近些年来，我国医药流通行业实现稳步发展，但在适应经济社会高质量发展方面还存在一些不足。未来要统筹政府、医药流通企业、行业协会等各方力量，综合施策，稳步推进医药流通行业高质量发展。

一 医药流通行业高质量发展具有重要意义

当前我国正在加快构建以国内大循环为主体、国内国际双循环相互促进的新发展格局，统筹发展与安全，推进经济高质量发展，在这一背景下，推动我国医药流通行业高质量发展对保障民众用药安全及增强医药产品配送供应链安全性、稳定性和可持续性具有重要意义。

（一）有助于我国加快完善现代流通体系

2020 年 9 月，习近平总书记在中央财经委员会第八次会议上指出，"构建新发展格局，必须把建设现代流通体系作为一项重要战略任务来抓"，党的十九届五中全会审议通过的"十四五"规划和 2035 年远景目标建议明确提出要"健全现代流通体系"，这是党中央立足于我国已进入新发展阶段的基本国情，统筹发展与安全需要，推动实现经济高质量发展的战略性举措。

医药产品作为特殊商品，与国家经济安全和居民生命安全密切相关，这决定了药品流通既具有安全属性，是国民经济稳定运行不可或缺的重要组成部分，同时也具有保障和维护生命安全的重要功能。从国民经济和居民生命安全角度看，医药流通体系在我国现代流通体系中占有重要位置，是我国建设现代流通体系的重要促进力量。深化医药供应链服务价值和服务成本研究有助于促进完善药品流通体系，助力我国现代流通体系建设。

（二）有助于保障居民用药安全，提升国民健康水平

医药供应链生态系统包括医药生产企业、医药流通企业、医院、药房及消费者，覆盖生产、流通、使用等环节各相关主体。其中，医药流通企业是医药供应链运行管理的灵魂和组织者，医药流通企业在医药商品流、信息流、

物流、资金流活动和各种交易行为中，链接着医药供应链不同产业和不同市场，是连接药品生产企业与医院、药房的"桥梁"。同时，医药流通企业专业化、规模化、标准化水平不断提升也进一步凸显了其在保障医药供应链安全中的重要作用。医药流通企业高效运营、医药流通行业高质量发展有助于促进我国医药供给侧改革，确保医药产品供给与需求有效对接，满足医院和药店相关服务诉求，保障居民用药安全，构建稳健的国家医药卫生防护屏障。

（三）有助于提升我国医药供应链安全性、稳定性、可持续性

医药供应链持续、安全、稳定、高效发挥作用离不开每个环节正常、有效地发挥应有作用，其关键是医药供应链各环节服务价值应得到充分体现，能够弥补服务成本。提升医药供应链安全稳定水平，能够增强我国应对突发性重大事件和具有广泛影响的公共卫生事件时的能力。加强对医药供应链服务价值和服务成本研究，厘清医药配送供应链各环节价值增值内在机理、增值幅度、变化趋势等重要方面，有助于向社会各界阐明增强医药供应链安全性、稳定性的重大意义，从国家安全角度更好促进形成社会共识，扎实推进医药供应链安全的研究和政策制定、实施等相关工作，进一步筑牢我国医药卫生防护"安全网"，并在此基础上完善医药供应链服务成本补偿办法，使供应链各个环节的服务价值得到充分体现，有助于不断增强医药配送供应链的稳定、安全和可持续性。

（四）有助于提升我国医药供应链创新发展

近年来，全球供应链发展呈现数字化、服务化、生态化新趋势，并引领我国医药供应链发展，医药流通企业在其中发挥的支撑作用也日益重要。我国医药供应链正朝着集约化、扁平化方向发展，进一步优化了供应链关系，医药生产、流通、使用三大环节融合更加紧密，运行更加通畅。行业整合速度加快，形成了一批有利于供应链创新发展的医药流通新业态、新技术和新模式，形成了一批"批零一体化"、前后向一体化经营的大型综合性医药流通企业，不仅优化了供应链管理，也降低了流通成本，提高了供应保障与服务能效。

二 我国医药流通行业发展现状

（一）医药流通行业规模稳步增大

国家药监局 2021 年《药品监督管理统计报告》统计数据显示，截至 2021 年 9 月底，全国共有药品批发企业 1.34 万家，零售连锁总部 6658 家，零售连锁门店 33.53 万家，单体药店 25.12 万家。销售规模方面，2021 年全国三大终端六大市场药品销售额达到 17747 亿元，同比增长 7.97%（见图 1）。

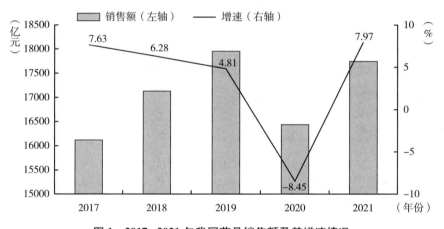

图 1　2017～2021 年我国药品销售额及其增速情况

资料来源：中商情报网，https：//www.askci.com/news/chanye/20220519/1056481860699_ 2. shtml。

2021 年，全国实体药店销售额达到 4405 亿元，同比增长 7.8%，受新冠肺炎疫情影响，近年来我国互联网药品销售规模快速增长，2021 年达到 368 亿元，较 2020 年 243 亿元大幅增长 51.4%。①

① 资料来源：中商情报网，https：//www.askci.com/news/chanye/20220519/1056481860699_ 4. shtml。

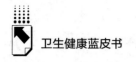

（二）医药流通行业集中度进一步提高

大型医药流通企业通常网络布局较广、发展的集约化程度较高，具有较强的市场竞争优势，通常成为医药生产企业遴选配送企业时的优先选择，加之带量采购等政策效果显现，医药流通行业集中度进一步提高，全国性企业通过并购扩大规模，提高市场份额。商务部数据显示，2020年，药品批发企业主营业务收入前100位的企业占当年全国医药市场总规模的73.7%，同比提高0.4个百分点。其中：4家全国性龙头企业主营业务收入占当年全国医药市场总规模的42.6%，同比提高1.6个百分点；前10位企业主营业务收入占比为55.2%，同比提高3.2个百分点；前20位企业主营业务收入占比为63.5%，同比提高2.0个百分点；前50位企业主营业务收入占比为70.0%，同比提高0.9个百分点。

（三）医药流通发展政策支持力度不断加大

近年来，我国医药流通行业发展环境出现了新的变化，国务院、商务部、交通运输部等多部门以及地方政府出台了多项支持医药流通行业发展的政策，特别是提出"十四五"时期要"推动移动互联网、物联网等信息技术在药品流通领域广泛应用"的发展目标。总体上，我国国家层面出台的医药供应链发展促进政策主要分为两类，一类是国家构建现代流通体系的相关政策，这类政策涵盖了医药供应链发展的内容，另一类是专门的医药供应链发展政策（见表1）。

表1　2017~2021年我国医药供应链发展相关政策

序号	发布时间	发布部门	政策文件	政策性质
1	2017年10月	国务院办公厅	《关于积极推进供应链创新与应用的指导意见》	支持类
2	2018年8月	工信部、国家标准化管理委员会	《国家智能制造标准体系建设指南（2018年版）》	规范类

续表

序号	发布时间	发布部门	政策文件	政策性质
3	2019 年 3 月	国家发改委等	《关于推动物流高质量发展，促进形成强大国内市场的意见》	支持类
4	2019 年 10 月	国家市场监督管理总局	《药品经营监督管理办法（征求意见稿）》	规范类
5	2020 年 3 月	中共中央、国务院	《关于深化医疗保障制度改革的意见》	支持类
6	2020 年 6 月	国家发改委、交通运输部	《关于进一步降低物流成本实施意见的通知》	支持类
7	2020 年 7 月	国家发改委	《关于做好 2020 年国家骨干冷链物流基地建设工作的通知》	支持类
8	2020 年 8 月	国家发改委等 14 部门	《推动物流业制造业深度融合创新发展实施方案》	支持类
9	2020 年 8 月	交通运输部	《关于推动交通运输领域新型基础设施建设的指导意见》	支持类
10	2021 年 1 月	交通运输部等 4 部门	《新冠病毒疫苗货物道路运输技术指南》	规范类
11	2021 年 1 月	国务院	《关于加快中医药特色发展若干政策措施的通知》	支持类
12	2021 年 3 月	国务院	《中共中央关于制定国民经济和社会发展第十四个五年规划和二〇三五年远景目标的建议》	支持类
13	2021 年 4 月	交通运输部等 4 部门	《关于进一步做好新冠病毒疫苗货物运输组织和服务保障工作的通知》	规范类
14	2021 年 8 月	商务部、发改委等 9 部门	《商贸物流高质量发展专项行动计划（2021—2025 年）》	支持类
15	2021 年 10 月	商务部	《"十四五"时期促进药品流通行业高质量发展的指导意见》	支持类

资料来源：笔者整理。

　　我国地方政府高度重视医药供应链在保障药品供应方面的重要作用，部分地区出台了多项专门的医药流通及物流发展促进政策（见表 2），还有省份则将医药物流发展纳入本地区"十四五"规划、地区交通运输体系发展规划、物流业发展规划、服务业发展规划等综合性发展规划当中。

表 2　我国部分省份出台的医药物流发展促进政策

序号	省市	发布时间	政策文件
1	上海	2021 年 4 月	《上海市药品现代物流指导意见(试行)》
2	河北	2020 年 6 月	《关于进一步促进药品流通产业高质量发展的有关政策措施》
3	陕西	2019 年 12 月	《关于促进药品流通行业快速发展的意见》
4	云南	2020 年 4 月	《促进药品流通企业转型升级创新发展的若干措施(征求意见稿)》
5	海南	2021 年 10 月	《海南省药品现代物流指导原则(试行)》
6	江西	2021 年 7 月	《江西省药品现代物流条件》
7	山东	2020 年 11 月	《山东省药品现代物流企业实施标准》

资料来源：笔者整理。

（四）医药流通行业标准化建设稳步推进

"十三五"期间和"十四五"以来，在商务部等有关部门领导和支持下，由中国医药商业协会牵头，各相关行业协会和地方协会、药品流通企业积极参与起草论证，广泛听取行业内外意见，组织制订 3 批 9 项药品流通行业标准。与此同时，中国医药商业协会和中国物流与采购联合会、全国物流标准化技术委员会合作，参与制订 2 项国家标准和 1 项委颁标准，中国医药商业协会还组织制订 3 项药品流通行业团体标准。2021 年 8 月，中国医药商业协会拟定"十四五"时期，计划重点推进药品流通行业标准 57 项，已制定 15 项（见表 3），待制订 42 项。[①] 药品流通行业要充分发挥标准化工作在药品流通行业中的战略性和基础性作用，大力推进我国药品流通行业标准化建设，确保药品流通行业持续健康、高质量发展。

表 3　中国医药商业协会牵头制定医药流通标准相关情况

序号	标准/规范文件	标准/规范编号
1	《零售药店经营服务规范》	SB/T 10763-2012
2	《药品流通企业诚信经营准则》	SB/T 10764-2012
3	《药品流通行业职业经理人标准》	SB/T 10765-2012

①　资料来源：中国医药商业协会。

序号	标准/规范文件	标准/规范编号
4	《药品流通企业通用岗位设置规范》	SB/T 10766-2012
5	《药品批发企业物流服务能力评估指标》	SB/T 10767-2012
6	《药品物流设施与设备技术要求》	SB/T 11036-2013
7	《医药商业企业对医疗机构的服务规范》	SB/T 11037-2013
8	《药品流通企业关键绩效指标体系》	SB/T 11184-2017
9	《药品批发企业对供应商管理规范》	SB/T 11185-2017
10	《药品冷链物流运作规范》	GB/T 28842-2012
11	《药品物流服务规范》	GB/T 30335-2013
12	《药品冷链保温箱通用规范》	WB/T 1097-2018
13	《零售药店经营特殊疾病药品服务规范》	T/CAPC 001-2020
14	《零售药店经营慢性病药品服务规范》	T/CAPC 002-2020
15	《涉药运输企业医药物流服务质量及能力评估标准》	T/CAPC 003-2021

资料来源：笔者整理。

三 我国医药流通行业高质量发展存在的制约

（一）医药供应链服务的专业化、规范化、标准化水平有待进一步提升

近年来，中国医药流通行业大力推进标准化工作，组织全行业在批发、物流、零售等多个领域制订了多项行业标准，但形成全面系统的供应链服务行业标准体系尚需更多时日。目前，我国大部分医药流通企业仍缺少统一的供应链服务规范，仅根据客户需求、自身实力和团队能力开展相关服务；部分行业头部企业运用慢病管理、SPD、CSO、DTP、共享平台等服务模式，开展一些价值较高的供应链延伸服务，但大部分医药流通企业仅能提供一些简单的、基础性的、劳务性的供应链服务，专业化水平有待进一步提升。

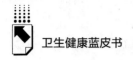

（二）医药流通供应链主数据管理信息系统有待进一步完善

目前，我国医药流通供应链各环节信息系统与数据较为分散且相互独立，缺乏统一的药品主数据管理系统，没有形成完整的信息贯通链条，整体供应链协同不强，导致信息孤岛较为普遍。上下游企业之间存在信息不对称，难以实现合理调配运营资源。医药流通供应链信息平台搭建也存在一些障碍：一是集采平台、医疗机构与配送商各板块使用的软件不尽相同，要实现全面兼容，从技术角度有一定难度；二是各平台之间涉及商业敏感数据难以共享；三是集采平台、医疗机构、配送商的各自利益如何保障存在一定困难。

（三）医药物流网络布局有待进一步优化

目前，我国尚未形成布局合理、技术先进、便捷高效、绿色环保、安全有序的现代医药物流服务体系。城市药品供应保障体系中，与"一刻钟便民生活圈"、新建社区相结合的服务网点建设还不足，端到端药品专业配送与服务还没有实现。以县域为中心、乡镇为重点、村为基础的农村药品供应网络建设仍有待健全，支持跨区域配送、分级配送，通达"最后一公里"终端的农村药品供应网络还没有形成。

（四）各省份医药流通监管政策尚不统一，医药流通企业跨地区协同运营存在困难

目前，我国物流仓储网点布局和运输网络体系搭建受制于各地监管政策不统一的影响，导致医药流通企业跨省开展多仓物流网络协同的难度较大，也制约了其科学、高效地整合自身物流分销配送体系，并实现标准化、一体化运营。

（五）医药物流配送效率提升仍存在制约

一方面，药品包装缺乏统一标准，降低了医药流通效率。目前我国对药

品包装没有统一标准，异型包装较为普遍，不利于提升自动化操作水平，且生产企业不解决包装、运输过程中产生的挤压和破损问题，而由流通企业承担。例如，药品外包装体积增大以后，由于内含小包装也必须逐盒进行解码扫码，显著提高了医药流通企业成本。另一方面，医药物流衔接流程缺少行业统一操作标准，使医药物流各环节之间衔接不顺畅，加之质量管理体系、组织和人员、物流信息技术等方面评估标准也有待进一步完善，这些制约了医药流通行业效率的进一步提升。药品交付给医疗机构所需的手续单据烦琐、不统一，且不能使用电子单据[①]，加之所有医院要求一品一单，不同批号的货物必须提供纸质检验报告，且需当面清点后再确认收货，这些导致人工、后期溯源、保存等成本都较高。

四 促进我国医药流通行业高质量发展的建议

"两票制"及带量集采等制度改革下，亟须以提升服务价值、降低服务成本为根本出发点和落脚点，由政府、行业协会、企业多主体协作，大力推进医药流通行业服务创新，更好地助力医药流通行业服务提质降本增效，实现高质量发展。

（一）推进集采中优质配送商的遴选，着力构建公正、公平的市场竞争秩序

从国际经验看，医药生产企业与医药商业企业是相互分离、地位平等的法人主体，生产企业完成药品生产，商业企业完成物流配送服务，各自独立开展业务及成本-收益分析。从趋势看，我国现有"生产企业与物流配送企业合一、物流配送企业依附生产企业"为主的状况，将转向"生产企业与物流配送企业业务分离，各自独立，平等经营"的状态。带量采购是一个"采""供""销"一体的工作任务，但随着集采品种和数量不断增多，集

---

① 财务、卫生相关部门的一些国家标准和监管规范有相关要求需使用纸质单据。

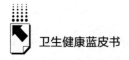

采制度安排对药品流通环节的挤压和冲击已经开始显现，并且这种感受日益增强。因此，亟须从政府政策层面对配送环节予以支持。

政府在招标中既应考虑招标品种的性价比，也要考虑配送环节的质量和效益。目前的招标政策，是由生产企业遴选配送商，招标价格包含配送费用在内；对配送企业没有作为独立的重要环节，给予明确的管理要求（"违规名单"除外）。建议政府从整体供应链的角度出发，重视配送环节的安全和质量，引导那些规模大、物流供应链水平高、服务能力强的配送商完成配送任务，以确保集采中选产品供应环节的稳定和高效。同时，要维护公平的竞争秩序，坚决打击"零费用"投标等恶意竞争行为，保护众多配送企业的正当利益。推动物流服务与医药生产逐渐分离，推动医药流通服务的价值实现和价值回归，继而更好地利用接近最终客户的优势，帮助生产厂家做市场准入、物流服务、信息服务、资金服务等，更好地实现商业本质。

（二）加强医药流通服务价值与成本的数据统计与管理

数据是行业创新及高质量发展的核心所在。药品流通行业统计与数据处理，是国家全面了解行业及企业运营情况，制定行业政策、法规和标准的重要依据，对促进行业健康发展具有重要意义。

流通服务是有价值的，也是要付出成本的。对集采企业的调研发现，很多中标产品的物流配送是不挣钱甚至是赔钱的。目前企业只能通过内部平衡，即通过挣钱的服务补偿赔钱的服务，维持企业运营。这种情况下，需要认真核算流通服务的成本收益，为政策制定提供科学依据。由此推及整个流通行业，也需要进行相关数据的统计管理，以支撑高质量发展。

第一，应尽快建立医药供应链服务价值和服务成本统计模型，强化配送价值与成本数据信息收集与整理，建立集采政策下的销售服务成本、装卸分拣成本、仓储成本、运输成本、延伸服务成本、资金成本核算体系，探索构建动态全成本核算模型，摸清药品流通企业供应链服务真实成本及其变化趋势。第二，医保部门积极探索覆盖劳动价值和实际发生费用的价值补偿机制。顺应生产流通分离及第三方物流快速发展的大趋势，以信息技术为手段，建立一套基于物流企业真实成本的科学的药品流通配送价值补偿系统，并将绩效激励因素嵌入其中，改变传统的以生产企业销售额的百分比来补偿的机制。补偿资金主要来源仍是生产企业，实施以费为主、价费互补。做到"手中有数""心中有数"，为改变传统的以销售额的百分比为物流配送费的计算方式做准备。

（三）推动行业标准化、集约化转型

从供应链整体的角度推进企业服务价值和成本的系统优化，是更好地发挥政府作用的有效抓手。基于行业供应链推进医药物流设施设备的标准化。强化国家标准和行业标准的规范指导，加大已发布标准的宣传贯彻力度。制定与国际标准接轨的医药流通国家标准，大幅压减包装差异与拆零率。以包装标准带动科技赋能，提高标准物流器具普及使用。鼓励企业实施标准化建设与数字技术的融合，推进自动化、数字化转型，为人工物流操作创造便利，缩减作业时长与范围。建立激励机制，培育医药行业企业标准的"领头羊"，发挥其示范带头作用。建立政府推动、行业协会与企业等共同参与的标准实施推广机制。应建立行业规则引导医药流通集约化发展，鼓励和推动区域大型公司在网络、客户、品种、物流、技术等方面的战略重组与合作，进一步提升行业集中度。对标国际先进经验，强化流通企业高标准质量管控体系，同时面向上下游客户更好地发展增值服务，推进一体化解决方案输出。推进供应链各环节使用国家统一规范编码，进一步强化医药流通网络的专业性和独立性，增强战略储备、灾备能力，并建立药品流通企业配送绿色通道。

（四）推动行业供应链城乡一体化布局

以加快建设全国统一大市场为目标和指导，在重要城市、药品制造基地和中药材生产基地，充分利用各地已有物流资源，依据合理的服务半径，统筹规划布局一批用地节约、功能集成、经营集约的公共型医药物流中心和配送中心。选择部分具有科学的物流规划、完善的物流政策措施、有力的组织

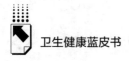

保障的城市作为医药物流示范城市；选择具有现代化管理水平、先进物流设施设备和较强辐射能力的公共型医药物流中心作为物流示范中心，并在全国推广经验。同时，加大对山区及农村偏远区域的小型药品直销渠道网络覆盖，解决医药物流"最后一公里"配送瓶颈，实现对零售直销渠道的全网覆盖，建设城乡高效配送体系。将遍布广阔农村和山区边远区域的药店、诊所和卫生室，纳入全国药品配送网络。支持集采中选品种统一集中配送，偏远地区探讨区域联合体统采分销配送，建立创新帮扶标准，推动中转配送。从地方财政、土地划拨、专项资金、税收优惠等方面给予政策支持，有效构建起覆盖城乡、布局均衡、协同发展、安全便利的医药流通体系。

（五）推进行业数字化转型

借助科技信息运用提高流通体系效率。紧抓数字经济大发展历史机遇，加快云计算、大数据、5G等现代信息技术在医药流通行业中的推广应用。加快医药流通体系公共信息平台建设，让市场主体更好地把握流通需求与供应，以数据的多流动来替代货物的多中转，推动以电子票据代替纸质票据。加快提升国内网络型医药物流企业的智能化水平，鼓励医药流通企业引进自动分拣、无人装卸及物联网等技术设备，提高企业和行业整体效率。鼓励具备区域行业市场资源整合能力的大型综合性医药流通配送企业，率先运用5G、大数据、物联网、人工智能等现代信息技术，创新医药物流配送在药品供应链各场景的融合应用。打造基于医药供应链上下游环节的"一站式信息集成管理服务交互平台"，驱动企业从传统的药品配送服务向为客户提供增值服务解决方案转型，赋能行业全面向数字化转型。伴随"三医联动"改革推进，SPD模式在更多医院的普及，加速行业全面开启向集约化、数字化转型进程。

（六）推动行业绿色化转型

我国庞大的医药流通总量在为医药物流的发展提供新契机的同时也为环境带来了巨大压力。要营造宏观环境，鼓励企业在其物流的各个环节都要形成生态环保物流，减少物流成本和对环境的不良影响，推动医药物流绿色化发展。第一，继续推进医药物流配送行业绿色化整合。大力宣传绿色物流供应链概念，鼓励不具备自主物流的中小企业将物流业务外包给专业的第三方医药物流企业。引导医药流通企业间并购，专项检查淘汰不符合要求的企业，有效引导医药流通企业向少数化、大型化、集中化方向发展。第二，倡导医药流通企业协同运营，对于物流业务中的闲置物流资源，医药物流企业可以通过进行第三方物流业务拓展、建立物流信息交流平台和创建企业物流业务协同运营机制等措施，有力推动企业间物流资源整合与再配置。结合医药流通特色强化公共物流资源的配套，鼓励社会物流资源与医药流通相结合。第三，认真建立医药逆向物流体系。抓住药品追溯机制改革机遇，倡导医药企业进行药品回收，鼓励相关企业对回收物料加工再利用；规范企业活动，在实施逆向物流过程中确保合理减轻环境污染，杜绝逆向物流资源浪费。第四，引导企业建立绿色发展管理部门，在采购、运输、仓储、包装、逆向物流等多个阶段制定职责和考核指标。鼓励企业将绿色管理考核指标纳入供应商招标资质要求，与合作商建立绿色发展协调联动与透明机制。

（七）提升行业企业管理科学化水平

鼓励流通企业发展精细化管理，探索建立成本核算、质量保证与风险控制系统，实现科学管理与业务经营相协调，增强企业创造性发展内生动力。支持企业推进业财融合，财务管理深入业务一线，掌握企业生产经营状态，为科学决策提供依据和建议。大力提升企业财务人员资本运作水平，提高战略管理人员科学规划企业未来健康发展的能力，建设与市场接轨的专业营销人才队伍，建设懂数字、智能、信息技术的管理人员队伍。

（八）建立统一科学高效的医药流通监管体系

着手建立全国统一的医药大市场，破除地方保护，加快推进形成全国统一市场监管政策法规，避免各地的差异化监管，完善公正、公平的市场竞争秩序。采用先进信息技术，完善数据权限规定和数据保护规则，构建完整的药品流通流程管理与追溯体系工作机制，完善明确产品追溯过程的权责定义与惩处措施的药品追溯法律框架。加强和完善药品不良反应报告和监测制度。加强医疗机构回款监管，由医保及相关部门构建三方平台，满足医院、供应方和医保的信息与借款需求，提高支付效率。建立规范化的医疗机构信用评价模型，将未按时支付货款或恶意延长其他非带量采购药品货款账期的医疗机构，纳入信用评价及医保、卫健委等主管部门的考核体系。强化集采廉政建设。

（九）加大医保资金、财税、人才支持

鼓励医保基金与流通企业直接结算，可借鉴浙江和福建的模式经验，由医保及相关部门构建统一的信息流、商流、资金流"三流合一"的药品采购新平台，提升资金周转效率，降低流通企业垫资成本。对采用数字技术、践行绿色低碳发展的物流企业，予以一定的财政支持和税收优惠。对创新型医药物流项目，给予扶持资金，提高企业建设现代物流、智慧化物流的积极性。对现有在职人员提供专题继续教育，优化高校专业开设及课程设置，加速培养高素质专业技能人才，着力培育一批企业精益管理师。

参考文献

邓金栋、温再兴主编《中国药品流通行业发展报告（2021）》，社会科学文献出版社，2021。

张光明、刘君晓：《医药供应链创新模式及路径》，《物流科技》2020年第2期。

宋帅邦：《中国药品流通体系的现状、问题及发展方向》，《物流技术》2019年第2期。

张恬恬：《安徽省医药流通企业绿色物流发展探究》，《现代经济信息》2018年第8期。

《商务部关于"十四五"时期促进药品流通行业高质量发展的指导意见》，商务部网站，2021年10月28日，http://www.mofcom.gov.cn/article/zwgk/gkzcfb/202110/20211003212444.shtml。

刘雅娟：《我国医药卫生体制改革发展路径分析与思考》，《中国卫生质量管理》2021 年第 7 期。

张俊丽：《关于加强医药流通企业应收账款管理的思考》，《今日财富》2021 年第 7 期。

宋则：《新一轮流通体制改革的新背景、新特点、新思路和新举措》，《价格理论与实践》2013 年第 7 期。

宋大平、张植晟、崔雅茹等：《"十四五"时期深化医药卫生体制改革的思路》，《中国卫生经济》2021 年第 5 期。

健康篇

Reports of Health

B.6
信息化助力慢病管理：各地实践与启示

甘　戈　宋大平*

摘　要： 慢病已成为危害健康的主要公共卫生问题。信息化技术在医疗应用领域的发展为慢病管理带来新契机，同时国家释放政策，各地积极探索，推动慢病信息化发展。各地广泛应用云计算、大数据和可视化技术、物联网和移动互联网、人工智能等各类信息化手段，通过助力疾病便捷诊疗、助力疾病监测预警、助力高效药事服务、助力智慧家医服务、助力患者自我管理、助力监管考核评价、助力信息互通共享、助力健康服务全流程等八大方式加强慢病管理。信息化提升了针对慢病的基层治理能力、基层服务能力、管理服务便捷性，提升了慢病患者的依从性和满意度，降低了慢病患者的经济负担。但仍存在慢病相关信息互联互通不足、"三医"缺乏联动、数据挖掘应用不足、筹资

* 甘戈，国家卫生健康委员会卫生发展研究中心党委委员、副主任，研究员，博士，主要研究方向为卫生改革、卫生体系等；宋大平，国家卫生健康委员会卫生发展研究中心健康战略与全球卫生研究部副主任、研究员，主要研究方向为卫生改革、卫生立法等。

保障机制不健全等问题。因此应加快慢病数据互通共享、强化"三医联动"、加快慢病数据开发使用、依托信息化建设慢病特色专科、改善慢病管理信息化投入机制，进一步为慢病管理提供有力支撑。

关键词： 慢病管理　信息化　人工智能　家庭医生签约服务

慢性非传染性疾病（慢病）的患病率和致残率大幅攀升，已经成为全球主要健康杀手，同时也成为各国政府关注的重要公共卫生问题。传统慢病管理工作暴露出慢病防治网络不健全、慢病信息互联互通不充分、慢病病人参与程度不高等问题。云计算、大数据、物联网和移动互联网、人工智能等现代信息技术快速发展，为提升慢病管理效能提供了新契机。《国务院关于积极推进"互联网+"行动的指导意见》（国发〔2015〕40号）、《中国慢病防治工作规划（2017—2025年）》（国办发〔2017〕12号）、《关于促进"互联网+医疗健康"发展的意见》（国办发〔2018〕26号）、《关于深入开展"互联网+医疗健康"便民惠民活动的通知》（国卫规划发〔2018〕22号）等政策文件对慢病管理信息化应用进行了细致谋划，营造了良好的发展环境。近年来，各地积极落实政策，在依靠信息化技术助力慢病管理方面积极探索，涌现出良好做法和经验。本文梳理总结了17省份（东部：北京、天津、河北、江苏、浙江、福建、山东、海南；中部：江西、河南、安徽、湖南、湖北；西部：重庆、广西、贵州、云南）信息化助力慢病管理的做法，分析了取得的成效和存在的问题，并据此提出了政策建议。

一　各地主要做法

综合来看，各地广泛应用各类信息化手段加强慢病管理。一是云计算。通过"云医院""云药房""云检查"等"云服务"，实现"数据多跑腿，患者少跑腿",提高优质医疗服务的可及性,最大限度降低患者的交通负担。二是大数据和可视化技术。通过健康大数据的归集和分析,有效实现慢病患者疾病风险监测预警,及对慢病医疗服务、合理用药、医保费用等的有效监管。基于可视化技术和地理信息技术可绘制慢病数字地图,实现慢病管理与监控的可视化。三是物联网和移动互联网。随着智能手机、智能可穿戴设备广泛进入普通人的生活范围,基于物联网和移动互联网,慢病患者的健康信息可以实时传递到医生端,实现医生对慢病患者健康的实时管理。四是人工智能。人工智能辅助诊断系统、智能随访辅助包等应用,在规范医生科学决策、提高家庭医生诊疗服务能力等方面已发挥重要作用。

具体来看,各地信息化助力慢病管理的主要做法有以下八类。

(一)助力疾病便捷诊疗

一是引进人工智能辅助诊断系统,助力医师科学决策。浙江省宁波云医院引入人工智能辅助诊断系统对辅助诊断、鉴别诊断、检验项目推荐、检查项目推荐、用药方案、手术方案做出提醒,提高基层临床诊疗能力。山东省平阴县建立了全县慢病诊疗机器人系统,提升医生诊疗能力。安徽省实施"智医助理"民生工程项目,运用医学人工智能技术赋能包括慢病管理在内的基层卫生健康服务。

二是发展远程会诊信息系统,助力优质医师资源下沉。山东省威海市荣成市所辖30处公立医疗机构全部建设了统一标准的远程医学会诊室,在市人民医院建设远程会诊中心。河南省平顶山市郏县在县级3家公立医院建立远程视频会诊中心,为全部乡镇卫生院和村卫生室免费投放相关问诊设备,实现远程问诊、会诊、转诊等医疗活动。江苏省宿迁市泗洪县利用医联体双向转诊系统、远程会诊平台和微信群开展慢病管理三级联动。

三是开展慢病线上预约诊疗,助力居民就医高效便捷。河南省信阳市息县开发移动端、公众号、小程序工具,为居民提供慢病预约、线上问诊、线上挂号、在线处方、线上报销等服务。天津市在疫情期间要求全市基层医师注册线上诊疗资质,完成培训后开通在线诊室并接诊。河南省三门峡市卢氏县利用家庭医生在线签约基础软硬件环境，每天安排 10 名县级医师开展线上常见病、慢病的诊治和复诊。

（二）助力疾病监测预警

一是助力慢病患者实时监测。浙江省湖州市德清县放大"数字乡村一张图"的内涵和功能，实现"数字慢病一张图"，对慢病比例较高的重点区域进行警示，以便于进一步开展针对性的健康危险因素排查分析及相关健康干预活动。

二是助力慢病风险评估预警。河南省郑州市二七区福华街社区卫生服务中心建设慢病健康管理系统，覆盖常见慢病的标准化管理，如高血压、糖尿病、脑卒中等。系统可自动抓取医疗数据，利用体检、住院、门诊以及各种评估数据，结合疾病风险评估算法，自动生成患者疾病风险等级评估。

（三）助力高效药事服务

一是借助"云药房"、智能药房、公众号预约等优化药品的购买、配送。河南省周口经济开发区太昊路社区卫生服务中心推出智能药房服务。江苏省常州市钟楼区为满足不方便出门又急需用药的患者，疫情期间推出"互联网+"预约送药上门服务。辖区的家医签约慢病患者可通过关注医疗机构的公众号，完成预约订单。管理员联系相应家庭医生进行核实并履约上门送药服务，同时居民可采用医保在线支付。

二是建成区域审方平台，加强慢病合理用药监管。广西壮族自治区梧州市建立了一体化的处方信息共享平台，加强慢病合理用药监管，保障患者处方用药安全。江苏省扬州市仪征市建成区域审方平台，通过家庭药师签约服务，为患 2 种及以上慢病、服用 5 种及以上药物的居民免费提供 12 项个性化服务。

（四）助力智慧家医服务

一是实现家庭医生在线签约。江苏省连云港市统一建设全市家庭医生签

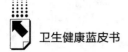

约服务平台，居民可通过健康连云港 App 等移动客户端在线选择家庭医生和服务包，实现网上签约。徐州市鼓楼区环城社区卫生服务中心医院管理系统嵌入了江苏省家庭医生签约服务项目库，慢病患者根据健康需求与家庭医生点单式签约。

二是实现家庭医生掌上随访。山东省威海市荣成市将居民健康档案、体检管理、随访管理、健康指导、中医体质辨识等功能平移到健康随访包，实现家庭医生掌上慢病随访。海南省进行慢性签约人群体检随访预警，有助于签约团队管理慢病患者健康计划。

三是改善对签约对象的干预能力，提供精细化、个性化健康管理服务。北京市丰台区方庄社区卫生服务中心建立智慧家庭医生签约健康管理平台，实施健康危险因素控制、健康生活方式干预等精细化健康管理。河北省黄骅市家庭医生基于签约居民健康医疗数据和健康评估模型评估居民健康状况，制定个性化健康干预方案。

四是提升对签约对象的健康教育能力。河南省周口经济开发区太昊路社区卫生服务中心创新健康教育服务形式，组织家庭医生录制各类健康教育视频，通过签约 App、微信公众号等进行发布，引导签约居民观看学习。湖北省宜昌市家庭医生团队利用微信公众号、手机签约服务 App 以及建立服务微信群、QQ 群等，将签约、体检、诊断、治疗、康复、随访、指导有机结合。

五是助力签约对象就医预约与转诊。云南省优化家庭医生签约管理系统功能，开发"双向转诊"模块，探索单病种基层医疗机构与上级医院之间的慢病双向转诊机制，促进卫生资源优化配置，实现慢病患者诊疗与随访服务连续化。

（五）助力患者自我管理

一是智能可穿戴设备逐步推广应用。福建省三明市将乐县利用物联网技术与信息化手段，依托智能终端用为全县的健康、亚健康、慢病人群提供个人健康信息自查、健康教育、健康咨询等服务，为不同类型人群提供不同类型的图文消息推送，包括生活方式、行为习惯、日常饮食、运动建议等各类信息。

二是借助"云技术"实现患者自我管理。浙江省"智云健康"平台利用"云技术"定期监测患者病情，提供随诊、复诊及专业可信的购药平台，并且开放了在线病友社区，促进了患者间学习、交流、鼓励。浙江宁波在鄞州区下应街道社区卫生服务中心试点"自助微诊室"建设，结合智能可穿戴设备、人工智能技术实现患者的自检、远程问诊、结算、购药等全流程自助服务，实现以"机器"代替"人工"。

（六）助力监管考核评价

一是医疗服务数量监管。江苏省常州市钟楼区基层医疗机构利用微信公众号开通应用小程序，建立互联网履约流程。安徽省使用"身份认证卡"和"绩效考核卡"两个信息系统虚拟卡，实现对服务对象的身份确认和医生的工作量统计。系统自动记录相应工分值到医生工号，基本公共卫生经费"按实际工作量"拨付至村医个人。

二是医疗服务质量监管。河南省三门峡市卢氏县"互联网+医疗健康"健康数据平台管理中心，对县、乡、村各级医疗机构开展慢病管理工作情况实时在线监测和监管、统计和管理。

三是医保费用监管。河南省信阳市息县对公卫、医保、医疗大数据智能识别符合要求的慢病患者，实现省市规定的重症慢病、特定病种的在线申请、审核备案及认证。利用大数据及人工智能技术，对医保基金支出实现从诊前提醒、诊中控制到诊后审核的全流程监管。

四是慢病疾病谱分析监管。河南省信阳市息县通过医疗、医保、医药及院后随访、康复、健康管理等方面的多维度数据，形成慢病疾病谱，掌握各类慢病的高危人群、年发病率以及规范管理率。湖南省运用从医保局、辖区医疗机构住院和门诊就诊记录中搜集的数据，分析疾病谱排序，为卫生健康政策决策提供重要依据。

（七）助力信息互通共享

一是促进居民电子健康档案务实应用。江苏省仪征市建立了以居民电子健康档案为核心的区域卫生信息化平台，为辖区居民建立电子健康档案，实施电子病历处方，把采集到的门诊病人基本信息、用药信息等即时归集到区域信息数据库。贵州省遵义市在赤水、红花岗两地试点，将慢病管理有关信息向居民免费开放，方便群众了解自身健康信息。

二是强化不同机构、不同系统之间的信息互通。江西省上饶市铅山县将乡、村两级医疗机构的家庭医生签约服务、国家基本公共卫生服务和医疗管理信息系统整合为一个系统，在管理人群门诊就医时，可完成健康教育、档案更新、健康随访、履约服务、辅助体检、首诊转诊、康复治疗等服务。河北省黄骅市融合辖区内和县域外医疗机构之间的数据，建立跨层级数据共享合作平台。

三是推动实现居民就医"一卡通"。山东省济南市平阴县为居民统一免费发放了 36 万张健康卡，全面取代了各医疗机构的挂号卡，实现医保卡、健康卡、身份证三卡合一，患者到县内任何一家医疗机构就诊，都可以调阅出基本信息、诊疗记录、影像化验、健康档案等内容。河南省平顶山市郏县推广应用"居民健康卡"，整合就诊、结算等功能，实现跨区域跨机构就医数据交换和费用结算。

（八）助力健康服务全流程

多地推动信息化在诊前、诊中、诊后等健康服务的全流程覆盖。重庆市荣昌区依托家庭医生签约服务系统，开发慢病分层分色管理信息系统，通过系统互联互通、数据同步共享、业务协同联动，智能识别危险性等级并分色，预警转诊，推动形成"疾病预防+精准治疗+健康促进"三位一体的医防融合服务模式。河南省信阳市息县建设互联网+慢病管理业务系统，系统包含慢病线上预约诊疗、慢病处方在线审核、慢病院后随访康复、人工智能辅助诊断平台和协作医疗中心等 5 部分，基本实现了慢病患者诊前、诊中、诊后等三个环节的信息化全覆盖。江苏省无锡市梁溪区广瑞通江街道社区卫生服务中心建设"诊疗健教一体化"多媒体管理模式，在原有的"健康小屋"的基础上，对传统的慢病诊疗模式进行创新探索，实行"挂号—诊疗—随访管理—发药—多媒体健康教育—个性化健康干预"一站式服务流程。

二 取得的成效

（一）信息化提升了慢病的基层治理能力

无论是国家基本公共卫生服务项目，还是慢病患者签约服务，都工作任务繁重、点多面广。而信息化的应用在一定程度上克服了基层人力资源短缺和服务能力不足等弊端，提高了基层服务的精准度。同时政府部门通过健康数据平台，逐步实现对各级医疗机构健康数据的主动监测和被动监测相结合，数据数量、质量和代表性大幅提升，为政府评估疾病防治效果、规划目标实施情况及决策制定等方面提供科学依据。

（二）信息化提升了慢病的基层服务能力

各地实施信息化建设以来，基层慢病诊疗能力得到明显的提升。人工智能辅助诊断系统、远程会诊信息系统、智能分级诊疗平台、智慧家庭医生签约健康管理平台等的建设，帮助基层医院从容处理疑难杂症，提升了家庭医生诊疗服务能力，规范了医生科学决策，提高了慢病的管理率和控制率，促使更多的慢病人群到基层就诊，推进了基层首诊、上下联动工作的落实。同时，信息化的利用能够支撑绩效管理考核有效落地，真正实现"多劳多得，优劳优得"，提高医务工作者的积极性，能够更好地为慢病患者提供服务。

（三）信息化提升了慢病管理服务便捷性

医院信息化的建设，使得慢病患者在挂号、就诊、检查、检验、手术、取药、缴费、医保支付等各个环节实现了一站式服务。各地建立的家签系统手机 App 智能终端均设置了"医生端"和"居民端"，实现医患实时互动、远程沟通。基层医生通过家签 App 便携签约、建档、随访、服务和健康知识推送等模块，全时段、全场景地为居民提供慢病管理服务；居民通过 App 查阅健康知识资料、参加健康教育、查看电子健康档案，并通过家签 App 与可穿戴、可测量传输的便携设备血糖仪、血压仪连接，血糖、血压值自动上传，同步到"医生端""居民端"，让医生患者同时掌握慢病患者全时段身体状况，给患者更多保障，给医生提供更多信息辅助管理。

（四）信息化提升了慢病患者的依从性和满意度

由于慢病患者不断增加，基层医生工作量越来越大，加之整个社会对慢病的认识不足以及对基层医疗机构的信任度不够，传统慢病管理模式下，民众的依从性及满意度始终得不到明显提高。[①] 信息化手段的应用，增强了用户黏性，密切了患者与签约医生之间的沟通和联系，同时优化就诊流程有效缩短了患者的就医时间，提高了患者的就医体验。依托智能终端为慢病患者提供个人健康信息自查、健康教育、健康咨询等服务，为不同类型人群提供不同类型的图文消息推送，包括生活方式、行为习惯、日常饮食、运动建议等各类信息，增强了慢病患者参与自身健康管理的主动性和获得感，提高了患者的参与度。通过在线问诊、全程跟踪协助就诊、实时用药提醒，提高了患者用药的依从性。

（五）信息化降低了慢病患者的经济负担

随着信息共享和互联互通，多地实现了检验检查结果互认，减少群众重复检查带来的经济负担。广西梧州市建立医学影像云平台，实现跨医院、跨地域的全电子化云胶片服务，解决了塑料胶片的不便，节约了患者等检查报告的时间和塑料胶片的成本，改善了患者就医体验。浙江省湖州市长兴县的"基层检查、上级诊断"的共享检验检查模式年均惠及 60 万人次，节省

---

① 陈国伟、罗文婷：《基于市民健康信息系统的区域慢病一体化防治管理模式探究》，《中国慢病预防与控制》2015 年第 2 期，第 152~154 页。

3500万元。[①] 利用移动互联平台，可以突破地域限制，使得需要长期监测的慢病患者不必再舟车劳顿，节约了时间成本和医疗成本。

三　存在的问题

（一）慢病相关信息互联互通不足

受当前信息化建设井喷式发展的影响，各医疗机构、各业务口都在或多或少地建设自己的数据平台，产生了大量信息孤岛，平台间相互之间数据不共享，严重影响了慢病数据的汇总和共享，也给基层工作增加了负担。公共卫生系统与医院、实验室等信息系统互联互通不足，慢病患者管理仍处于医、防"分段管理"阶段。

（二）"三医"缺乏联动

慢病管理不仅涉及医疗，还涉及医药的购买和医保支付，医疗、医保、医药信息化的协调直接关系慢病管理服务质量。目前各地在医疗和医药领域的信息化建设都取得了进展，但医保业务系统的互联互通还有待进一步突破。据调查反馈，江苏省南通市试点期间遇到的最大障碍是医保卡脱卡支付问题，慢病人只能自费支付，目前尚无有效解决办法。疫情期间各地医保出台政策，将基层医疗机构提供的常见病、慢病"互联网+"复诊服务纳入医保基金支付范围，但疫情过后互联网诊疗服务医保支付政策不可持续。

（三）慢病数据挖掘应用不足

电子健康档案的基础信息支撑和便民服务作用尚未显现。个人诊疗信息、电子健康档案信息未完全向居民免费开放，慢病患者个人健康信息尚未

---

① 国家卫生健康委员会2019年4月12日例行新闻发布会文字实录，http：//www.nhc.gov.cn/xcs/s7847/201904/2f91f0796961472e8eb725e11ac4b0c5.shtml。

充分利用。慢病健康数据的挖掘和开发还处于起步阶段。随着信息化技术在慢病管理中的应用，慢病健康数据呈现指数级增长[1]，这些数据不仅包括常规诊疗过程的医疗数据如电子病历系统，也包括各种可穿戴设备及健康 App 等上传的个人健康数据以及一些临床研究、生物信息工程、医保信息、药品的消费记录等，几乎涵盖了患者整个健康数据链。[2] 但目前基于海量数据的大数据挖掘及分析还不够，医疗大数据高水平的应用技术和产品相较于国际水平还相差较大，相关应用临床辅助诊断系统、危险评价预警、自动生成评估报告等还没有普及。基层医疗机构尚未借助慢病数据和信息系统，加强特色慢病专科建设。

（四）筹资保障机制不健全

目前国家和各省份都没有明确的、持续的慢病信息化建设保障措施，系统建设往往是一个时期或一次性的经费支持，信息化发展缺乏长期性。调查显示，无论是医院信息化建设的总投资还是专项投资，资金来源都是以自筹为主，政府投资加自筹为辅[3]，而信息化系统的建设、数据共享需要长期资金支持，以自筹为主的方式说明医院开展信息化建设的时机由医院收支结余状况以及支出事项的紧急程度决定，一旦自筹资金链断裂，信息系统即难以长久运行。

四　政策建议

（一）打破现有壁垒，推进系统整合

加强顶层设计，卫生健康、疾控、医保、药监等部门要协调决策，强化

---

[1] 穆晓敏：《老年慢病共病模式挖掘与防控策略研究》，博士学位论文，吉林大学，2021，第 4~125 页。

[2] 贺婷、刘星、李莹、袁洪：《大数据分析在慢病管理中应用研究进展》，《中国公共卫生》 2016 年第 7 期，第 981~984 页。

[3] 国家卫生健康委统计信息中心编著《全民健康信息化调查报告——区域卫生信息化与医院 信息化（2021）》，人民卫生出版社，2021，第 10~128 页。

管理与技术融合，按照关于政务信息整合共享的有关要求，加大对家庭医生签约服务、基本医疗和基本公共卫生服务等工作息化建设的统筹管理力度，打破信息各自为政的局面，建立健全统一的信息采集系统和精准管理质控体系。实行统一大数据平台，实现慢病一套数据管理到底，互通互用。此外，推进慢病管理信息标准化、规范化建设，国家在政策上给予支持，支持基础性慢病信息标准研发和应用，统一相关术语信息标准和代码标准，完善相应的交换标准和技术标准，建立起慢病信息标准体系。

（二）强化慢病数据的分析和应用

以强化健康数据的分析应用为重点，鼓励地方探索以"可用不可见"等形式推进健康医疗大数据的应用，推进数据开放与健康医疗大数据应用，以便民惠民需求为导向，推动个人诊疗信息、电子健康档案向本人开放。加强和第三方社会力量的合作，发挥其在理念、技术、人才等方面的优势，提高数据分析应用能力。

（三）强化慢病管理的"三医联动"

在对慢病治疗的过程中，做到医疗、医保、医药"三医联动"，有效实现慢病诊疗、用药和医保支付协同发展，提升慢病管理有效性。当前，我国对高血压、糖尿病等慢病患者的用药具有一定的补助政策，应该探索利用信息化，将这些补助切实落实到位。在自助售药机、智慧药房、云医院等方式中嵌入医保支付的内容，让慢病患者充分享受到信息化的便捷和实效。

（四）依托信息化手段开展特色慢病专科服务

借鉴地方经验，依托信息化手段开展特色慢病专科服务，如为基层配备人工智能眼底影像分析系统，普及糖尿病视网膜病变筛查，制定推荐转诊标准，推行医共体牵头医院专科医生与基层共建糖尿病科室，提升基层糖尿病诊疗能力。再如，为基层机构配备具备云管理平台的物联网肺功能检测仪，

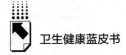

加大慢阻肺病人群筛查，与上级医院共建呼吸系统疾病特色科室，提高基层机构对慢阻肺病的诊断治疗、康复指导能力等。

（五）探索建立多元化的资金保障机制

改变既往慢病管理信息化投入格局，构建政府主导、市场和社会多方参与的可持续投入保障机制。[①] 加大财政的投入力度，明确各级财政投入比例，确保慢病信息化建设财政投入的长期和可持续性。积极创新筹资方式，向内挖潜，吸引社会资本，将新增投入和资源向基层倾斜，为推进慢病管理信息化建设提供强有力的资金保障。

五　结语

综上，各地借助信息化技术在慢病管理的各方面进行了积极探索，并取得了显著成效，提升了慢病的基层治理能力和基层服务能力，转变了服务模式，提高了慢病患者的参与度和依从性。同时，我国慢病信息化管理的困境主要体现在慢病相关数据的碎片化、大量数据的应用不足、"三医"信息缺乏协调性、信息化建设资金保障不足等方面。未来亟须加强部门业务统筹，实现慢病数据互通共享，强化"三医联动"，加快慢病数据的开发和利用，建立稳定可持续的投入保障机制，进一步为慢病管理提供有力支撑。

参考文献

《慢病管理是利国利民的大事》，慢病界网站，2018 年 8 月 22 日，https：//www.ncd.org.cn/Home/Resources/view/id/411。

吕兰婷、邓思兰：《我国慢性病管理现状、问题及发展建议》，《中国卫生政策研究》2016 年第 7 期。

---

① 高洪波：《城乡融合视域中的城乡基本公共服务供给与创新——基于新技术变革逻辑》，《人民论坛·学术前沿》2021 年第 2 期，第 74~83 页。

王菲：《宁波云医院：开启互联网医院新模式》，《经济视野》2015 年第 13 期。

许晴晴：《"宁波云医院"激发医改灵感》，《吉林医学信息》2015 年第 3 期。

《互联同享破题群众"看病难"——山东平阴"智慧健康"新模式破解基层医改大难题》，新华网，2018 年 5 月 24 日，http：//m. xinhuanet. com/2018-05/24/c_ 112287 9967. htm。

《"智医助理"让基层医疗服务更智慧》，新浪安徽，2021 年 6 月 8 日，https：//ah. sina. com. cn/news/2021-06-08/detail-ikqciyzi8353505. shtml。

《合肥蜀山区多措并举完成"智医助理"建设工作》，人民网-安徽频道，2021 年 3 月 12 日，http：//ah. people. com. cn/n2/2021/0312/c374164-34618333. html。

《威海市人民政府关于落实市第十七届人大常委会第二十八次会议对农村医疗卫生服务体系建设情况审议意见的报告》，威海人大网站，2021 年 5 月 6 日，http：//www. weihairenda. gov. cn/art/2021/5/6/art_ 3751_ 2591066. html。

《郏县建起互联网医联体服务中心》，《平顶山日报》2018 年 5 月 7 日，http：//www. pds. gov. cn/contents/6/70894. html。

《平顶山郏县：打造紧密型县域医共体 提升基层医疗卫生服务能力》，中国日报网，2021 年 1 月 18 日，http：//cn. chinadaily. com. cn/a/202101/18/WS6004f12da3101e7 ce973b37b. html。

《数字治理："数字乡村一张图"发展路径》，湖州市科学技术局网站，2021 年 12 月 1 日，http：//kjj. huzhou. gov. cn/art/2021/12/1/art_ 1229209509_ 58927985. html。

郭晓玲、吴浩、刘新颖、贾鸿雁、汪丹、魏学娟、王丽、郝岩：《智慧家庭医生优化协同模式的构建与实现》，《中国全科医学》2017 年第 7 期。

《"健康宁波"建设跨入"智慧时代"》，《宁波日报》2020 年 12 月 21 日，http：//wjw. ningbo. gov. cn/art/2020/12/21/art_ 1229128363_ 58921422. html。

陈国伟、罗文婷：《基于市民健康信息系统的区域慢病一体化防治管理模式探究》，《中国慢病预防与控制》2015 年第 2 期。

《国家卫生健康委员会 2019 年 4 月 12 日例行新闻发布会文字实录》，http：//www. nhc. gov. cn/xcs/s7847/201904/2f91f0796961472e8eb725e11ac4b0c5. shtml。

穆晓敏：《老年慢病共病模式挖掘与防控策略研究》，博士学位论文，吉林大学，2021。

贺婷、刘星、李莹、袁洪：《大数据分析在慢病管理中应用研究进展》，《中国公共卫生》2016 年第 7 期。

国家卫生健康委统计信息中心编著《全民健康信息化调查报告——区域卫生信息化与医院信息化（2021）》，人民卫生出版社，2021。

高洪波：《城乡融合视域中的城乡基本公共服务供给与创新——基于新技术变革逻辑》，《人民论坛·学术前沿》2021 年第 2 期。

B.7
公共卫生安全冲击下健康
韧性城市建设研究

王　婧*

摘　要： 公共卫生安全领域的风险防控是韧性城市建设必不可少的重要
组成部分，也是检验城市韧性的关键。目前国内城市韧性的研
究内容主要集中在韧性城市演化机理、韧性城市空间规划、韧
性城市指标评价等方面，但存在研究方法单一、实证研究不足
的缺陷。在"韧性城市"方面，我国在公共空间布局、应急管
理制度体系、应急物资保障和社会文化建设等方面存在短板和
不足。因此，应将对公共卫生事件的防治纳入国土空间总体规
划体系，健全国家公共卫生应急管理防控体系，加强配套体制
机制建设，全面提高依法防疫水平，完善医疗救助防控物资的
国家战略储备、调用、分配、管理机制，强化防疫宣传教育，
提升全民防疫素质，进一步提高我国城市应对公共卫生危机的
能力和水平。

关键词： 公共卫生安全　健康韧性城市　空间规划　可持续发展

2019 年末新冠肺炎疫情突发，以"人传人"的传播方式，以"几何量
级"的传播速度，持续扩散蔓延，人类生命受到严重威胁，国家安全和社

---

* 王婧，中国国际经济交流中心世界经济研究部助理研究员，博士，主要研究方向为宏观经
济、开放经济、可持续发展。

会发展受到严重挑战。来势汹汹的新冠肺炎病毒对全球经济秩序造成严重干扰，涉疫城市的企业被迫停工停产、物流运输体系中断、商贸中心以及大型娱乐体育场馆被迫关停，根据国际货币基金组织 2022 年 4 月公布的数据，2021 年世界经济增速下降幅度超过 2.5 个百分点。

在疫情大考面前，我国在党中央、国务院的坚强领导下，迅速采取强有力措施，坚持"动态清零"的防疫总方针，快速遏制了疫情在国内蔓延，为维护世界公共卫生安全做出了巨大贡献。但同时我们也应看到，时至今日，疫情阴霾仍未驱散，且奥密克戎病毒变异能力强，第二代变异毒株的传播速度更快，防疫难度进一步加大。疫情大考远未结束，我们须更好地处理危机状态下城市安全与经济发展、国家应急治理与可持续发展的关系问题，以进一步提高我国城市应对公共卫生危机的能力和水平。

一 韧性城市与健康城市的概念演进与思辨

（一）"韧性城市"概念的源起

"韧性"来源于物理学，表示材料在塑性变形和破裂过程中吸收能量的能力。韧性越好，发生脆性断裂的可能性越小。[1] 在材料科学及冶金学上，韧性是指材料受到使其发生形变的力时对折断的抵抗能力。[2] 1973 年，加拿大理论生态学家霍林（Holling, C. S.）[3] 首次将韧性思想应用于生态学领域，强调生态系统的持续力和适应力，即系统通过经历扰动中的抵抗、吸收、修复、提升、学习等一系列过程达到一种新的平衡。类似于"系统均衡"的愿景是主流经济学的终极理想，空间的均衡态也是现代主义美好城

---

[1] 鞠平、王冲、辛焕海、李洪宇、江道灼、沈赋：《电力系统的柔性、弹性与韧性研究》，《电力自动化设备》2019 年第 11 期，第 1~7 页。

[2] 摘自百度百科，https://baike.baidu.com/item/%E9%9F%A7%E6%80%A7/9737179?fr=aladdin，最后检索时间：2022 年 8 月 4 日。

[3] Holling, C. S., "Resilience and Stability of Ecological Systems," *Annual Review of Ecology & Systematics* 4（1973）：pp. 1-23.

市的最终目标。2002 年的美国生态学年会上，"韧性"和"城市"首次连在一起，出现"韧性城市"的概念。2005 年联合国世界减灾大会上批准《2005~2015 年兵库行动框架：提高国家和社区抗灾力》，首次提出韧性城市建设在应对灾害风险中的重要作用，韧性城市的概念开始引发各国政府的广泛关注。

随后十几年不少发达国家陆续开展关于韧性城市的探索研究，积累了丰富的理论成果和空间设计经验。2013 年美国洛克菲勒基金会定义韧性城市为一个由个人、社区、机构、行业所组成的系统，且无论经历突变性扰动还是缓慢性压力仍具备生存、适应和发展能力。[①] 中国工程院院士、地震与防灾工程专家谢礼立[②]被采访时说，韧性城市最主要的特征是在地震、风灾、洪水和恐怖袭击等其他灾害作用下，依然能够做到可持续发展。国际欧亚科学院院士、国家气候变化专家委员会委员仇保兴[③]认为，韧性城市最重要的特征是在吸收各方面的冲击和压力下，仍能维持基本功能、结构和系统特征。可见，目前学术界对韧性城市的内涵和价值已基本达成共识，即韧性城市具备各种灾害的适应能力，且可从应对突发扰动中获得持续发展能力，从而在返回常态时表现得更有生机。韧性城市概念的提出也标志着城市研究者对可持续发展的意义和实现模式有了全新的认知。

（二）"健康城市"的概念解析

我国远古时代就有"天人合一""道法自然"的理念，主张人与自然的和谐统一，达自然之性，畅万物之情。这些思想与当前健康城市概念有颇多相通之处。1842 年，英国成立城市健康协会，首次明确提出"健康城市"

---

①　陈智乾、胡剑双、王华伟：《韧性城市规划理念融入国土空间规划体系的思考》，《规划师》2021 年第 1 期，第 72~76 页。

②　田硕：《面对灾害，让城市更有"韧性"》，《中国应急管理报》2018 年 12 月 5 日，第 3 版。

③　仇保兴：《迈向韧性城市的十个步骤》，《中国名城》2021 年第 1 期，第 1~8 页。

的理念。① 19 世纪，不少欧洲国家采用不同的手段尝试对城市进行"健康"改造，为健康城市提供了丰富的实践经验。1994 年，世界卫生组织给出健康城市的明确定义：一个不断开发、发展自然环境和社会环境，并不断扩大社会资源，使人们在享受生命和充分发挥潜能方面能够互相支持的城市。② 1996 年，世界卫生组织又公布了健康城市的 10 项标准，12 大类 300 多项指标，涵盖城市生活的方方面面。

20 世纪 90 年代，现代健康城市的理念开始引入中国。中国爱国卫生运动委员会定义健康城市为卫生城市的升级版，即通过改善城市规划、建设和管理，使城市的自然环境、社会环境得到改善，能够长久满足居民的健康需求。复旦大学傅华教授等③认为，健康城市是健康人群、健康环境和健康社会有机结合，能够实现公民全方位的素质提升。

（三）韧性城市与健康城市的思辨

从韧性城市与健康城市的概念解析可以看出：二者均作为新时期重要的城市规划思想，在研究内容方面具有较大关联性，但也有所不同、各有侧重。

从研究目的看，二者均是以探讨人与城市的自然环境、社会环境的协调发展为目标，而韧性城市强调研究面对外来扰动时城市系统的时空动态过程，健康城市更加注重以人的健康为核心的整体研究。从研究内容看，二者有一定的交集，但又各有侧重。当前韧性城市的研究已经跨越了众多研究领域，拓展至应对自然灾害、气候变化、风险管理、健康、基础设施、环境、经济、社会等方面，然而其研究重点仍然是解决自然灾害引发的城市环境问题。在城乡规划方面主要体现在韧性城市的理论

---

① 陈霄、何志辉、刘文华：《健康城市的概念、现状与挑战》，《华南预防医学》2019 年第 1 期，第 85~90 页。

② 摘自百度百科，https://baike.baidu.com/item/%E5%81%A5%E5%BA%B7%E5%9F%8E%E5%B8%82/270149? fr=aladdin，最后检索时间：2022 年 8 月 4 日。

③ 傅华、贾英男、高俊岭、戴俊明、郑频频：《健康共治与健康城市建设展望》，《上海预防医学》2020 年第 1 期，第 12~15 页。

框架、评价体系、设计原则、规划设计策略等内容。健康城市则更加关注环境、产业、医疗服务、公共卫生、人群发展、社会文化、公共管理等内容，在城乡规划方面主要关注指标体系、建成环境、城市更新、社区规划等方面。从研究特点角度来看，韧性城市具有时间和空间耦合的全周期特性，具有随着常态向应急情况渐进变化然后动态变化的特征，侧重地震、火灾、暴雨等自然灾害和常态下的空气污染、高温热浪等城市问题的应对。健康城市的建设是一个持续改进的渐进式过程，往往更注重常态下的人体亚健康状态和社会环境的营造，侧重于空气污染、环境舒适度等问题的研究。

二 我国韧性城市建设研究的新进展

国外韧性城市研究相比我国起步早，理论成果较系统、更丰富。我国关于韧性城市的研究是在 2016 年联合国住房和城市可持续发展大会将韧性城市作为《新城市议程》的创新内容后才开始蓬勃兴起的。目前国内城市韧性的研究内容主要集中在韧性城市演化机理、韧性城市空间规划、韧性城市指标评价等方面。

（一）演化机理研究

如何系统认知城市韧性特征的作用机理一直是韧性城市研究领域的核心议题。目前，学者们主要从复杂适应系统理论和区域经济理论两个视角，解释韧性城市的作用机理。[1] 例如，朱晨光[2]在复杂适应系统理论视角下，从风险冲击、干扰化解、功能恢复三部分解读了韧性城市发挥作用的机理，指出城市风险冲击有正向和负向之分，城市灾害、城市问题等是城市的负向冲

---

[1] 李志刚、胡洲伟：《城市韧性研究：理论、经验与借鉴》，《中国名城》2021 年第 11 期，第 1~12 页。
[2] 朱晨光：《基于复杂适应系统理论的韧性城市建设策略研究》，《中国物价》2022 年第 3 期，第 40~43 页。

击，城市生活水平的提高、自我更新等是正向冲击，如何实现负向冲击向正向冲击的转化，成功化解干扰，实现城市功能恢复或提升就是城市韧性的作用；胡晓辉等[①]基于制度演化视角，将区域经济弹性转化成一种制度演化过程，并根据制度演化的不同模式（如层叠、转化和替代等），提出一种分析和理解区域经济弹性差异的方法。

现有的城市韧性机理研究对于探求城市经济适应演化过程具有重要的理论价值，对于正确认识、解读、应对各种危机或干扰，推动城市经济适应、转型与可持续发展等具有很强的实践指导意义，但存在研究方法单一、实证研究不足的缺陷。

（二）空间布局研究

韧性城市规划作为一种专门类型的规划，综合性很强，呈现多学科、多维度、多系统的特征。近年来，不少学者对韧性城市的空间规划理论和实践进行研究，如王峤[②]等结合当前及今后我国城市的发展需求，从人文、环境、公共设施等方面提出未来我国韧性城市空间规划的策略和发展途径；梁虹等[③]从区域空间、城市空间和社区空间三个不同层面论述如何加强韧性城市建设治理；陈智乾等[④]提出在国土空间规划体系中的总体规划、专项规划、详细规划三个层面融合韧性城市规划理念的方法和路径，指出在国土空间总体规划层面，应强化韧性城市规划理念的落实，在专项规划层面，应统筹编制韧性城市专项规划，更好地协调原有公共安全、防灾减灾类专项规划，在详细规划层面，应重点细化韧性城市相关设施的空间位置，如合理布

---

① 胡晓辉、张文忠：《制度演化与区域经济弹性——两个资源枯竭型城市的比较》，《地理研究》2018 年第 7 期，第 1308~1319 页。

② 王峤、臧鑫宇：《应对突发公共事件的韧性城市空间规划维度探讨》，《科技导报》2021 年第 5 期，第 65~73 页。

③ 梁虹、刘春花、唐敏康：《公共卫生安全视角下的健康韧性城市建设》，《河南理工大学学报》（社会科学版）2021 年第 5 期，第 39~44 页。

④ 陈智乾、胡剑双、王华伟：《韧性城市规划理念融入国土空间规划体系的思考》，《规划师》2021 年第 1 期，第 72~76 页。

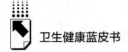

置应急避难场所和人防工程的位置等。

当前，将韧性城市规划理念有机融入我国各级国土空间规划体系是城市规划的重点方向。城市空间韧性的提升须综合考虑环境、社会、经济、文化等多维因素影响，应因地制宜，实现理论研究与实践发展并重。

（三）评价指标体系研究

城市韧性评价方法与指标体系是韧性理论框架的纵深研究，显示了韧性研究从定性向定量发展的趋势。中国学者对韧性评价的研究主要分为两个方向。一是基于城市经济、社会等多维度的韧性评价指标体系研究，如柳漾等[①]从建设韧性、社会韧性、经济韧性和组织韧性四方面构建了城市社区韧性指标体系，王佐权[②]采用层次分析法结合专家调查法从经济韧性、基础设施韧性、社会韧性、组织制度韧性四方面构建了上海市区域韧性评价指标体系。二是基于单一维度的城市韧性评估方法，如袁媛等[③]以水资源作为因子，基于适应性周期理论提出了城市脆弱性分类评价；何继新等[④]采用定量评估方法针对城市基础设施韧性进行研究等。

目前，关于韧性评价指标体系的构建是城市韧性研究的热点，但其研究对象大多停留在城市宏观层面，针对中微观尺度的研究相对较少；且大多研究仅停留在理论打分排名层面，针对评价结果提出具体整改方案的相对较少，研究的实践价值有待进一步提升。

---

① 柳漾、许温林、李兵营、王琳：《城市社区韧性评价指标研究》，《青岛理工大学学报》2022 年第 2 期，第 84～90 页。

② 王佐权：《上海城市区域韧性评价研究》，《防灾科技学院学报》2021 年第 4 期，第 58～66 页。

③ 袁媛、郑艳：《国内外水资源脆弱性研究进展与展望》，《干旱区资源与环境》2022 年第 7 期，第 116～125 页。

④ 何继新、刘严萍、郑沛琪：《应急管理过程视域下城市基础设施韧性测度指标体系研究》，《吉林广播电视大学学报》2021 年第 5 期，第 125～128 页。

三 我国健康韧性城市建设的短板和问题

以下从公共空间布局、应急管理制度体系、应急物资保障和社会文化建设四方面剖析当前我国城市韧性建设的短板和问题，然后针对性提出提升我国城市应对公共卫生事件冲击韧性的建议。

（一）城市公共空间布局规划的前瞻性、系统性、科学性均有待提升

新冠肺炎疫情来袭，许多城市一开始往往显得惊慌失措、无力应对。城市高强度、高密度开发模式暴露出严重的脆弱性，既有城市空间布局引发了城乡规划相关领域学者的反思。首先，我国部分城市的公共空间规划设计缺乏前瞻性，造成其应对突发公共卫生重大事件的冗余度不足，应灾过程中常常出现隔离防护、应急诊疗、公共服务设施的短缺；其次，部分城市空间的运行缺乏科技性、智慧性，大数据、人工智能等现代科技运用不足；最后，一些城市社区空间的治理水平，尤其是老旧小区的治理能力亟待提升。

（二）应急管理制度体系尚不完善，系统性、执行力方面与发达国家相比均有较大差距

强化制度保障，是国家有效应对突发公共卫生事件的关键。相比美、日等发达国家，我国的应急法律法规体系仍有较大完善空间。如在法律文本方面：美国联邦应急管理署有上千份针对突发公共卫生事件的行政规章文件，甚至细化到灾难中宠物狗的管理规范；日本也有200余部应急管理法律法规，对其应急协调机制高效发挥作用提供重要支撑。而我国针对公共卫生事件应急处置的法律颁布较晚，且疫情灾害预警、监测、控制以及事后社会保险和救助等方面的法律体系仍待完善。

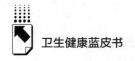

（三）应急保障物资的生产、调配、运输、分发等各环节均有较大提升空间

应急物资保障是一项复杂的系统工程，涉及生产、采购、储备、运输、配送、分拨各环节，环环相扣，有时还需跨国跨地区合作。为确保应急时效，各环节须紧密衔接。但在本次疫情防控中，应急物资保障环节暴露出一些问题：其一，应急物资的生产、储备、运输、调用、管理等的法规制度有待完善，中央有关部门间、中央与地方间以及中央、地方与企业间的联动机制尚需加强；其二，一些城市应急物资保障工作存在效率不高、环节割裂的问题，离第一时间、快速响应的要求还有一定差距；其三，缺乏全国统一的应急物资保障大数据平台，应急指挥的精准性、科学性尚需提高；其四，国内应急物流网络相比国际先进水平差距较大，与国际通道的衔接能力尚需提高。

（四）绝大多数城市的综合防灾文化体系建设需要强化，普通公民的卫生防疫自律意识、法制意识均亟待提升

目前我国许多城市在突发公共卫生事件的应急处理、传染病的宣传教育等方面存在短板。大多数公民面对突发公共卫生事件时，科学应对、精准防疫的知识比较欠缺，传染病来袭时自救、互救的能力均较差。尤其在经济欠发达的落后地区更是如此，加之落后地区医疗物资相对匮乏、医护人员相对短缺，发生疫情造成的社会危害就会更严重。

四　我国加强韧性城市建设的对策

（一）应将对公共卫生事件的防治纳入国土空间总体规划体系，提升城市应对重大突发公共卫生事件的冗余度和科技水平

首先，韧性城市空间规划需具备在平时和疫情时期快速切换的功能。以

医疗卫生设施为例，各地可借鉴北京小汤山医院、武汉雷神山医院和火神山医院的建设模式，统筹考虑城市的区位、交通、环境等要素，预留应对突发公共事件的应急医疗机构用地，便于启动应急医院建设，还可考虑利用城市已建成的学校、大型体育场馆、会展场馆等进行临时改造，建设方舱医院或避难场所以应对突发公共卫生事件。

其次，加强"云数网智"等泛智慧城市技术的运用，有效指导城市公共空间防灾系统的结构和布局。例如，在突发公共卫生事件发生前可借助人工智能技术，实现城市脆弱性识别、灾害风险多情景模拟；事中可借助遥感影像和精准定位技术，通过精确绘制灾害信息的可视化地图，制定更合理的疏散、救灾策略；事后阶段可结合深度学习法、多情景模拟等全面分析评估灾害损失情况，辅助救灾决策和恢复重建政策的制定等。

最后，城市老旧小区既是城市健康环境建设的短板，也是城市韧性提升的抓手。第一，应根据老旧小区的实际情况，经过小区改造，努力提升小区建筑的韧性和抗灾能力；第二，以社区为单位，结合小区生活圈建设，协调考虑韧性因素调整社区公共服务设施体系，以步行十分钟内为生活圈布置居民紧急疏散和临时安置的避难所；第三，强化社区应急管理机制建设，强化应急医疗物资和生活物资保障，提升社区的管理韧性。

（二）健全国家公共卫生应急管理防控体系，加强配套体制机制建设，全面提高依法防疫水平

首先，我国现行公共卫生应急管理的法制体系有待完善，应急响应机制亟待健全，部分地方基层应急预案的可操作性和针对性均有待提高。地方政府应结合当地实际从疾病预防、机构建设、人才保障、法律责任等方面，尽快制定应对突发公共卫生事件的专门行政规范或制度性文件。

其次，应制定包括公共空间使用规则、应急管理区域管控措施、基础服务应急管理制度等一系列界定平日和疫期的管理细则。例如，关于公共空间的使用，城市社区可联合医院等医疗机构以及公共安全等相关部门定期举办防疫演习，使群众能够熟练掌握公共空间疫期的使用规则；在应急

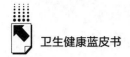

医疗机构管控方面，划定发热门诊、感染门诊为应急管理区，制定专门的防疫管控制度。

最后，应加强对危害疫情防控行为的多部门联动合作，提高法律规章的执行力度。对于蓄意妨害社会公共卫生安全的违法犯罪行为应从严、从重处罚；同时，以社区为单位加强普法宣传教育活动，教育广大人民群众明确自身承担的公共法律责任和义务，依法支持和配合疫情防控工作。

（三）完善医疗救助防控物资的国家战略储备、调用、分配、管理机制，确保应急物资保障供给

首先，应构建系统的国家医疗战略储备管理的顶层设计体系，国家相关部委要互相配合，确保落地实施。明确国家医疗战略储备物资合适的范围和数量，并根据不同医疗物资的特性和生产能力、可保存性等特征，合理安排储备地点及储备方式。同时，可将静态储备与动态储备相结合、政府储备与社会储备相结合，提高储备的经济效率。

其次，应完善医疗救助应急储备物资的调用机制。新冠肺炎疫情突发后，一些地区出现短期内医疗物资短缺问题，而另一边等待分配的物资却十分充裕，这就是物资的调用出现问题。国家应建立物资储备调用的智慧网络系统，以实现应急物资储备信息的零时响应，然后针对不同级别的公共危机程度采取不同的医疗调用方式，从而实现医疗救助应急物资的可持续保障。

最后，应健全完善国家医疗应急战略储备物资的分配机制。全国特大城市、省会城市应安排储备物资的固定储备地点和接收分发场所，因为这些城市普遍承担着交通枢纽功能，可确保短时间内通过高铁或飞机等交通工具送达全国其他地区。同时，医疗物资应发配数量可结合其保质期、保障人数、发放难度等因素进行科学测算，进而确保满足需求。

（四）强化防疫宣传教育，提升全民防疫素质

首先，要加强公共卫生防疫教育的国家顶层设计，向国际先进的教育培养模式看齐，查漏补缺。目前，我国一些高校在公共卫生人才培养中存在办

学目标不明晰、办学理念陈旧、课程体系不科学、人才培养体制不顺畅等问题，我们应在借鉴国外先进教育经验基础上，改革这些高校的公共卫生教育体系。加之目前新冠肺炎病毒肆虐、全球公共卫生安全面临严峻考验，我们亟须培养一批专业技能扎实、具有国际视野的创新型、复合型公共卫生人才，为全球公共卫生事业高质量发展做贡献。

其次，全社会应着力构建一种集增强健康卫生意识、落实应急救护责任、加强卫生防疫教育于一体的防病减灾文化。可以机关事业单位、社区为抓手，定期开展环境整治、卫生健康评比活动，推进各行各业开展卫生达标运动，营造一种全民自觉参与、自我约束管理的卫生防疫氛围，要将公共卫生安全责任融入每位公民的日常工作生活中，逐步构建形成城市公共卫生安全的长效机制。

最后，要从娃娃抓起，将防疫教育带入中小学课堂。建议中小学课本中要加强对公共传染病防疫的基础知识、日常卫生习惯养成以及如何应对突发公共卫生事件等知识的介绍，同时，增加中小学生户外实训模拟演练的实践活动，巩固夯实学校防疫教育基础，使孩子们能够得到全面、生动的突发公共卫生事件灾害文化教育，帮助孩子们增长公共卫生防疫知识、从小养成良好的健康生活习惯。

参考文献

陈智乾、胡剑双、王华伟：《韧性城市规划理念融入国土空间规划体系的思考》，《规划师》2021 年第 37 期。

陈霄、何志辉、刘文华：《健康城市的概念、现状与挑战》，《华南预防医学》2019 年第 45 期。

傅华、贾英男、高俊岭、戴俊明、郑频频：《健康共治与健康城市建设展望》，《上海预防医学》2020 年第 32 期。

何继新、刘严萍、郑沛琪：《应急管理过程视域下城市基础设施韧性测度指标体系研究》，《吉林广播电视大学学报》2021 年第 5 期。

胡晓辉、张文忠：《制度演化与区域经济弹性——两个资源枯竭型城市的比较》，

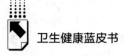
《地理研究》2018 年第 37 期。

鞠平、王冲、辛焕海、李洪宇、江道灼、沈赋：《电力系统的柔性、弹性与韧性研究》，《电力自动化设备》2019 年第 39 期。

李志刚、胡洲伟：《城市韧性研究：理论、经验与借鉴》，《中国名城》2021 年第 35 期。

梁虹、刘春花、唐敏康：《公共卫生安全视角下的健康韧性城市建设》，《河南理工大学学报》（社会科学版）2021 年第 22 期。

柳漾、许温林、李兵营、王琳：《城市社区韧性评价指标研究》，《青岛理工大学学报》2022 年第 43 期。

仇保兴：《迈向韧性城市的十个步骤》，《中国名城》2021 年第 35 期。

田硕：《面对灾害，让城市更有"韧性"》，《中国应急管理报》2018 年 12 月 5 日，第 3 版。

王峤、臧鑫宇：《应对突发公共事件的韧性城市空间规划维度探讨》，《科技导报》2021 年第 39 期。

王佐权：《上海城市区域韧性评价研究》，《防灾科技学院学报》2021 年第 23 期。

袁媛、郑艳：《国内外水资源脆弱性研究进展与展望》，《干旱区资源与环境》2022 年第 7 期。

朱晨光：《基于复杂适应系统理论的韧性城市建设策略研究》，《中国物价》2022 年第 3 期。

Holling, C. S., "Resilience and Stability of Ecological Systems," *Annual Review of Ecology & Systematics* 4（1973）.

B.8
完善慢病管理体系

马晓玲*

摘　要： 慢病防控成为世界各国共同应对的医疗卫生难题。随着我国人口老龄化进程加快以及疾病谱变化，慢病负担与日俱增。建设符合国情的慢病管理体系是我国医疗卫生改革的重要组成部分。任何一个慢病管理体系都需要有针对性地解决三大挑战：一是慢病服务的可持续性，二是慢病信息的完整性，三是慢病支付的可行性。德国、瑞士、荷兰、芬兰、爱尔兰、英国等国家都出台了预防和管理慢病的国家战略，进行了不同探索实践，为我国慢病管理提供了经验。因此我国应建立和完善慢病管理与服务标准，建立慢性病患者统一信息平台、加强患者健康数据的流程管理，加快慢病控制立法、建立全民健康的社会环境，加强多部门合作、培训基层卫生专业人员，进一步推进慢性病防治工作的完善与发展。

关键词： 慢病管理体系　慢病管理实践　慢病负担

一　慢病成为患者和社会的沉重负担

医疗费用的过快增长和慢病对人类健康的威胁，已成为世界范围内共同关注的难题。根据世界卫生组织的定义，慢病又称为非传染性疾病，病程长，

* 马晓玲，中国国际经济交流中心创新发展研究部助理研究员，博士，研究方向为创新经济学、健康经济学。

且常伴有并发症，是遗传、生理、环境和行为因素综合作用的结果。慢病主要类型包括心血管疾病（如心脏病发作及中风）、癌症、慢性呼吸系统疾病（比如慢性阻塞性肺部疾病和哮喘）以及糖尿病。根据世界卫生组织的预测，如果没有任何变化，到2030年，非传染性疾病的总死亡人数将上升到5500万人。心血管疾病（CVDs）、癌症、慢性呼吸系统疾病和糖尿病是非传染性疾病中过早死亡的四大原因。心血管疾病引起的非传染性疾病死亡人数最多，每年造成1790万人死亡，其次是癌症（900万人）、呼吸系统疾病（390万人）以及糖尿病（160万人）。这四类疾病的死亡人数占所有非传染性疾病死亡的80%。

慢病成本高昂，主要分为直接成本和间接成本。直接成本指与医疗有关的费用，间接成本指与某种疾病相关，但与该疾病的医疗保健无关，包括工资损失、生产力损失以及由于健康状况限制而承担的成本。2016年，美国慢病直接成本为1.1万亿美元，约占GDP的6%，如果将间接成本计算在内，慢病成本上升到3.7万亿美元。[①] 据统计[②]，我国20%的人口患有慢性病，慢病约占疾病死亡率的86%，占疾病负担的76%。到2030年，人口迅速老龄化可能使中国慢病负担增加40%。慢病带来总体经济损失非常巨大。2005~2015年，心血管疾病、中风和糖尿病给我国造成5500亿美元的经济损失。[③]

慢病给我国带来的挑战日益严峻。我国慢病类疾病的诊断率、治疗率和控制率仅为中等收入国家平均水平的60%，其中，控制率更是仅为高收入国家平均水平的27%。[④] 而与此同时，中国慢病类疾病患病率高达23%，死

---

① https：//milkeninstitute. org/sites/default/files/reports–pdf/ChronicDiseases–HighRes–FINAL_ 2. pdf.

② 《〈中国居民营养与慢性病状况报告（2020年）〉：我国超过一半成年居民超重或肥胖》，《中华医学信息导报》2020年第24期，第15~15页。

③ 世界银行：《创建健康和谐生活：遏制中国慢性病流行》，世界银行网站，2011年7月26日，http：//documents. worldbank. org/curated/en/621841468023051158/pdf/634260REVISED00UBLI C00ncd0report0cn. pdf。

④ 光华博斯特：《中国国民健康与营养大数据报告》，2020年12月7日，http：//www. 199it. com/archives/1366163. html。

亡数占总死亡数的 86%，已成为中国最大的健康杀手。① 据国家统计局发布的第七次全国人口普查数据，2020 年我国 60 岁及以上人口为 26402 万人，占 18.70%（其中，65 岁及以上人口为 19064 万人，占 13.50%）。到 2030 年，人口迅速老龄化和低生育率将使我国的总体劳动力参与率下降 3~4 个百分点②，加剧可以预见的劳动力短缺，而且会削弱人力资本的质量。因为将来 50% 以上的慢病负担都集中在经济活跃的劳动力人口。为优化人口老龄化趋势下的劳动生产力，延后退休年龄、提高现有劳动力人口的素质及技能组合仅能在短期产生效果。而适龄劳动人口保持健康是这些干预措施要在中、远期获得成功的前提条件。实际上，不断攀升的慢病的流行将威胁劳动力人口的健康，冲淡甚至妨碍上述政策措施发挥其预期效果。③ 此外，贫困和慢性病在恶性循环中相互关联，贫困是患慢性病的主要风险因素之一，而慢性病加剧了受影响个体的贫困。由于社会心理压力和获得医疗保健服务的机会减少，穷人受到的影响更大。

二　慢病管理具有重要价值但体系建设不易

慢病属于特殊的医疗保障领域，与重特大疾病发生概率小、人群风险比较分散的特点相比，慢病全人群发生概率较大，"两病"（高血压、糖尿病）全人群发生概率就超过 10%；慢病人群风险比较集中，风险主要集中在老年人等特定人群，属于聚类风险。强化慢病管理，能显著提高医保基金使用

---

① 《以人为本的一体化服务模式下中国式医联体的变革之道和创新之智》，罗兰贝格网站，2018 年 12 月，https://www.rolandberger.com/publications/publication_ pdf/_ 1_ 0_ 181218.pdf。

② 世界银行：《创建健康和谐生活：遏制中国慢性病流行》，世界银行网站，2011 年 7 月 26 日，http://documents.worldbank.org/curated/en/621841468023051158/pdf/634260REVISED00UBLIC00ncd0report0cn.pdf。

③ 世界银行：《创建健康和谐生活：遏制中国慢性病流行》，世界银行网站，2011 年 7 月 26 日，http://documents.worldbank.org/curated/en/621841468023051158/pdf/634260REVISED00UBLIC00ncd0report0cn.pdf。

绩效。以美国为例，在全社会医疗支出中，84%用于慢病支出，15%用于急性病和急诊；从人群分布看，1%的患者花掉了20%的医疗成本，5%的患者花掉了50%的医疗成本，10%的患者花掉了67%的成本[①]，这些高成本患者主要集中在患有充血性心力衰竭、肺气肿、冠心病、哮喘、癌症、糖尿病、多发性硬化以及其他各类慢病的中老年患者。这就意味着，管好10%的患者与医保基金提质增效具有高度相关性。美国一项调查显示，社区药剂师主导的干预措施主要包括患者咨询和教育。对糖尿病的干预措施显著降低了血红蛋白A1c、总胆固醇和低密度脂蛋白（LDL）。在经济方面，糖尿病患者的医疗和保健费用有所下降。

慢病管理领域最早由美国学者瓦格纳（Wagner）[②]提出了慢病照护模式（CCM），基于患者、医务人员和医疗政策的共同干预，需要几大要素：社区资源和政策支持；卫生系统；临床信息系统的数据管理；医疗服务提供系统的设计（团队成员任务、后续计划制定、联合决策制定和患者自我管理）。随着世界卫生组织2002年对CCM的扩展和延伸，提出了慢性病创新护理（ICCC）[③]，其包括3个层次：微观层次（患者及其家属）、中间层次（医疗机构和社区）和宏观层次（政策和财政资源调动）。慢病管理有显著价值，但是很难嵌入已有的医疗卫生体系，进而难以推广普及应用。这是因为在过去的150~200年里，世界各地医疗卫生系统的建立主要是为了治疗急性疾病，而不是慢性疾病，是专门为临时护理而不是该人群通常所需要的持续的、以社区为基础的护理而建立。因此，多年来世界各国采取各种措施应对慢病带来的挑战，但还没有完美的慢病管理体系出现，仍需要不断探索完善。

---

① 倪沪平：《如何从4个方面构建医保支付的慢病管理体系》，2019年08月13日，https://www.cn-healthcare.com/articlewm/20190813/content-1067270.html。

② Wagner, E. H. (1998). Chronic disease management: what will it take to improve care for chronic illness?. Effective clinical practice, 1 (1).

③ World Health Organization. Innovative care for chronic con ditions: building blocks for action: global report. 2002.

三 主要国家的慢病管理实践

慢病管理是一个综合性的复杂系统，其中涉及社会化医疗体系建设，需要对慢病管理进行宏观上的规划布局，又要针对具体慢病患者进行技术性、可得性和持续性的干预管理，需要患者积极配合，并实现可持续的跟踪治疗。综合来看，任何一个慢病管理体系都需要有针对性地解决三大挑战：一是慢病服务的可持续性，二是慢病信息的完整性，三是慢病支付的可行性。各国进行了不同探索实践。

（一）慢病防控国家战略

许多国家都出台了预防和管理慢病的国家战略。本文列举了 8 个国家（德国、瑞士、荷兰、芬兰、爱尔兰、英国、加拿大、澳大利亚）的战略，其主要针对预防慢病、改善健康和生活质量、加强自我管理和健康素养、减少健康不平等以及为慢病提供综合护理和协调服务（见表 1）。这些国家普遍认为慢病及其挑战不能仅在卫生部门内解决，需要国家综合战略。各国慢病战略在详细程度、结构和实施方面存在很大差异。瑞士的慢病战略最为完整，2016 年提出"2017~2024 年预防非传染性疾病国家战略"，其包含 3 个主要领域：与人口相关的健康促进和预防、医疗保健中的预防以及经济和劳动世界中的预防。在战略实施过程中要采取的所有措施都可以在相关的行动计划中找到。在监测和评估方面，瑞士也制定了详细的指标信息，并且已经发布中期评估报告和年度报告。其他国家没有提供关于具体活动和实施过程的详细信息。一些战略仍然较为肤浅，没有提及为实现战略目标而采取的具体措施。

表1　部分国家出台的慢病国家战略

国家	战略名称
德国	预防营养不良、缺乏身体活动、肥胖和相关疾病的国家行动计划[①] 健康目标[②]
瑞士	2017~2024年预防非传染性疾病国家战略[③] 2017~2024年国家心血管疾病、中风和糖尿病战略[④]
荷兰	2014~2016年国家预防计划[⑤]
芬兰	2020~2030年预防自杀国家心理健康战略和规划[⑥]
英国	没有心理健康就没有健康：针对所有年龄段人群的跨政府心理健康成果战略[⑦] COPD和哮喘策略[⑧] 心血管疾病战略——改善患有或有心血管疾病风险的人的预后[⑨] 糖尿病战略框架[⑩]
爱尔兰	2020~2025年爱尔兰慢性病综合预防和管理国家框架[⑪] 改变心血管健康——国家心血管健康政策[⑫]
加拿大	改善健康结果：范式转变，慢性病预防中心——2016~2019年战略计划[⑬] 改变方向，改变生活：加拿大心理健康战略[⑭]
澳大利亚	慢性病国家战略框架[⑮] 澳大利亚国家糖尿病战略[⑯] 肺病国家战略行动计划[⑰] 第五次全国心理健康与自杀预防计划[⑱]

注：① https：//www. in－form. de/fileadmin/Dokumente/Materialien/IN_FORM－Nationaler_Aktionsplan. pdf.

②https：//gesundheitsziele. de/.

③ https：//www. bag. admin. ch/dam/bag/de/dokumente/nat－gesundheitsstrategien/ncd－strategie/ncd-strategie. pdf. download. pdf/ncd-strategie. pdf.

④https：//www. sgedssed. ch/fileadmin/user_upload/1_ueber_uns/Nationale_Strategie_Herz-_und_Gefaesskrankheiten__Hirnschlag_und_Diabetes_2017-2024. pdf.

⑤https：//www. iccp-portal. org/system/files/plans/NLD_B3_2%20Brief%20NPP%20Engelse%20webversie_0. pdf.

⑥ https：//julkaisut. valtioneuvosto. fi/bitstream/handle/10024/162234/STM_2020_15. pdf? sequence＝1&isAllowed＝y.

⑦ https：//assets. publishing. service. gov. uk/government/uploads/system/uploads/attachment_data/file/138253/dh_124058. pdf.

⑧https：//assets. publishing. service. gov. uk/government/uploads/system/uploads/attachment_data/file/216139/dh_128428. pdf.

⑨https：//assets. publishing. service. gov. uk/government/uploads/system/uploads/attachment_data/file/217118/9387-2900853-CVD-Outcomes_web1. pdf.

⑩ https：//www. health－ni. gov. uk/sites/default/files/publications/health/diabetes－framework－november-2016. pdf.

续表

⑪ https：//www. hse. ie/eng/about/who/cspd/icp/chronic－disease/documents/national－framework－integrated－care. pdf.

⑫https：//assets. gov. ie/14907/9fa9221a41374006a7fc2e1d4c4706fc. pdf.

⑬https：//www. canada. ca/content/dam/phac－aspc/migration/phac－aspc/cd－mc/assets/pdf/ccdp－strategic－plan－2016－2019－plan－strategique－cpmc－eng. pdf.

⑭https：//www. mentalhealthcommission. ca/sites/default/files/MHStrategy＿ Strategy＿ ENG. pdf.

⑮https：//www. health. gov. au/sites/default/files/documents/2019/09/national－strategic－framework－for－chronic－conditions. pdf.

⑯https：//www. health. gov. au/sites/default/files/documents/2019/09/australian－national－diabetes－strategy－2016－2020＿ 1. pdf.

⑰ https：//www. health. gov. au/sites/default/files/documents/2019/09/national － strategic － action － plan－for－lung－conditions＿ 0. pdf.

⑱ https：//www. mentalhealthcommission. gov. au/getmedia/0209d27b － 1873 － 4245 － b6e5 － 49e770084b81/Fifth－National－Mental－Health－and－Suicide－Prevention－Plan.

资料来源：作者整理。

（二）慢病管理实践

1. 英国

英国主要由社区护士长协助全科医生开展慢性病管理服务。英国国民医疗服务体系（NHS）为国民提供基本免费的医疗服务，实行全科医生"守门人"制度。由全科医生确定慢病风险等级，慢病护理主要由护士主导。主要的干预措施包括护理疗法、评价和评估、健康教学和咨询、治疗和手术等。从历史上看，20 世纪 90 年代初期，根据医疗服务合同，全科医生开始可以因提供慢性病诊所和其他服务而获得报销，促使执业护士人数迅速增加来参与慢病管理。2004 年，NHS 改进计划为加强护士在患者管理中的作用，引入"社区护士长"的角色来满足复杂的需求，为有住院风险的老年人进行密集的家庭病例管理，减少紧急入院，最终减少医疗保健费用。社区护士长提供的医疗服务介于医师和护士之间，需要懂得医疗和护理的专业知识，并需要根据国家的指南和标准接受培训。每位社区护士长服务约 50 例慢性病患者。英国护士主导的慢病管理模式的管理路径如下：全科医生推荐—病案选择—评估—制定管理计划—多方照护管理协调。管理标准和规范由国家卫生和临床规范研究院（NICE）制定，由英国国民医疗服务体系英格兰总局（NHS England）和医疗服务购买团队对医疗服务进行监管，并由质量管理委员会（CGC）评估服务质量。团队提供慢性病服务可得到依据绩效的支付：2004 年开始英国引入质量和结果框架的绩效管理（针对预防性服务和慢性病管理服务均设立评价标准），将全科医生收入的 25% 划为绩效收入。

英国采取多种举措提高对慢性病患者的护理质量。政策举措有：制定国家级标准和准则，在慢性病管理中越来越系统地使用非医学专业人员，以及激励高质量的慢性护理的国家绩效工资计划。此外还包括一系列广泛的地方举措，如通过建立试点项目促进和加强初级和二级保健之间以及整个卫生和社会保健之间的护理协调和整合。在 2013 年成立"全国综合护理和支持合作组织"，以支持地区提供综合护理；任命 14 个地方为"综合护理先驱"，以展示提供跨部门、以人为本、协调护理的创新方法；以及引入 Better Care Fund①作为金融工具，以进一步激励当地医疗和社会护理服务之间的合作。

2. 日本

日本通过强有力的立法、"特定健康检查和指导系统"以及独特的许可卫生专业人员系统在慢病一级预防方面取得了巨大进展。1983 年实施《老年人健康和医疗服务法》以来，日本一直在对慢病进行基于法律的治理，以确保和加强对老年人的综合医疗保健服务。该法案提出了"40 岁及以上医疗保健，70 岁以上就医"原则，强调了预防慢病在中年人群中的重要性。根据该法案，日本任何 40 岁及以上的人都将获得免费的医疗保健服务包，其中包括：（1）个人健康记录；（2）健康教育；（3）健康信息共享；（4）健康检查；（5）医疗服务；（6）功能训练；（7）医生的日常随访和指导。根据

---

① Better Care Fund 是 NHS England，住房、社区和地方政府部，卫生和社会关怀以及地方政府协会之间合作成立的。其合并预算最初为 53 亿英镑。它的目标是"应对英格兰整合健康和社会关怀的挑战，以使人们更长久地保持健康"。地方议会可以增加地方基金。目的是将资源从 NHS 转移到社会关怀和社区服务，通过让患者远离医院，每年可节省 10 亿英镑。Better Care Fund 计划由 151 个当地卫生和福利委员会同意，然后由地区卫生和当地政府合作伙伴审查，最后由 NHS England 正式批准。

该法案，制定了一系列法律作为补充。例如，1997 年颁布的《长期护理保险法》规定，应为 65 岁及以上的老年人提供重要器官功能评估和长期护理服务。2005 年，在各市町村设立了社区综合支援中心，提供健康、福利和医疗的综合管理。2004 年实施了《健康促进法》，2008 年修订《老年人保健和医疗服务法》为《老年人医疗保障法》。根据这些法律，开展专项健康体检，为 40~74 岁的人群提供服务，大力倡导健康促进，将慢病的一级预防放在首位。以国家立法为基础，由全国各地的地方自治机构具体实施统一的"专项健康检查指导制度"。规定 75 岁及以上老人的医疗由专门的长照机构提供。这些法律保障了医疗保健服务的提供，加快了系统的分权，使家庭和社区成为负责老年人医疗保健的社会单位。

一级预防是日本控制非传染性疾病的主要策略。1996 年，日本用"生活方式相关疾病"代替"成人疾病"来命名慢病，因为疾病与生活方式和行为密切相关。此后，日本的慢病控制策略从以早期发现和早期治疗为主的二级预防或以患者康复和回归社会为重点的三级预防转变为以健康生活方式和健康促进为主的一级预防。"健康日本 21"进一步将慢病控制的详细、实用和可持续的目标融入个人的日常生活中。

特定健康检查和指导系统是控制慢病的核心，其主要目标是降低医疗费用。2008 年 4 月启动了针对 40~74 岁成年人的慢病普遍预防计划，并由厚生劳动省和劳动和福利部推动。根据健康检查计划，所有 40~74 岁的成年人都必须参加由健康保险协会组织并在普通诊所实施的例行健康检查。参与者需提供药物使用、吸烟、任何自觉症状等信息，测量身高、体重、腰围和血压，并进行肝功能、血脂、血糖和尿液测定。检查结果可被共享，节省医疗资源。检查结果将由医疗保险协会以报告单的形式发送给个人。根据检查结果，将所有参与者分为不同的风险等级，并由定点医院的医务人员提供不同的健康指导。风险分类的因素包括吸烟、腰围、血压、健康检查中测量的血糖和胆固醇水平。参与该计划的合格人员包括有执照的医生、卫生师、营养师和其他专业医务人员。

在日本，所有专业医护人员均获得国家统一识别系统的许可和认证。包括医师、牙医、药剂师、公共卫生医生、营养师、运动教练、心理学家和护士在内的专业医务人员通常受雇于国家公共卫生机构、营利性或非营利性组织。早在 2008 年，日本就有 286699 名医生、99426 名牙医、267751 名药剂师和 139700 名护士，主要在医院、诊所、保健机构和保健中心工作。2009年，日本共有 45603 名注册营养师和 55326 名营养师在医院、学校、食堂、酒店、食品行业和政府部门工作。[①] 这些专业人员负责当地的健康促进，并在传播健康知识和指导健康行为方面发挥核心作用。地方公务员中的公共卫生医生、营养师和体育教练也作为补充参与健康促进。大量的基层卫生工作者使得在日本人中实施干预变得容易。

3. 新加坡

新加坡的慢病管理系统非常强大。2006 年初，卫生部启动了慢性病管理计划（CDMP）。该计划为慢病治疗创建了一个基础设施，由保健储蓄保险计划支付，这是新加坡人帮助支付补贴医疗保健所需的一项国家医疗储蓄计划。最初，CDMP 仅针对糖尿病实施，但截至 2022 年，该计划共有 20 种慢性病。[②] 这些慢性疾病是糖尿病/糖尿病前期、高血压、高脂血症（脂质紊乱）、中风、哮喘、慢性阻塞性肺病（COPD）、精神分裂症、重度抑郁症、躁郁症、失智、骨关节炎、良性前列腺增生症、焦虑、帕金森病、慢性肾脏病（肾病/肾炎）、癫痫、骨质疏松症、银屑病、类风湿关节炎、缺血性心脏疾病。患者可以在新加坡各地的公立医院专科门诊（SOC）、综合诊所以及 1250 多家全科医生诊所和私人专科诊所参加此计划。从 2021 年 1 月 1 日起，患有复杂慢性病的患者每年最多可以使用 700 美元，而其他患者每年最多可以使用 500 美元进行治疗。每次保健储蓄索赔都需要支付 15% 的现金共付额。[③] 由于新加坡的社会老龄化迅速，预计公众对更好的医疗保健和

---

① Wu, F., Narimatsu, H., Li, X. etal. Non-communicable diseases control in China and Japan. Global Health 13, 91（2017）. https：//doi. org/10. 1186/s12992-017-0315-8.

② https：//www. moh. gov. sg/policies－and－legislation/chronic－disease－management－programme－（cdmp）.

③ https：//www. moh. gov. sg/policies－and－legislation/chronic－disease－management－programme－（cdmp）.

疾病管理的需求将上升。新加坡已经为所有医院记录创建了一个电子数据库，称为国家电子健康记录。此外，政府于2019年启动了智能健康辅助计划，旨在使用可穿戴设备和传感器远程监控慢性病患者，并在需要时提供医疗护理。

4. 澳大利亚

在澳大利亚，慢病主要通过一系列提供者在初级卫生保健中进行管理，包括全科医生、注册护士、专职医疗人员和当地医疗从业者。澳大利亚的医疗保健系统是私人和公共医疗保健提供的混合体。医疗保健服务的基本承保范围由联邦医疗保险（面向公民和其他符合条件的群体的全民医疗保健计划）提供。联邦、州和地方各级政府提供免费或低成本服务；每个级别都有特定于其管辖范围的职责。医疗保险福利计划（MBS）补贴大多数全科医生咨询和一些门诊护理服务；其他初级卫生保健往往由私人、州或领地政府和非政府来源资助。MBS计划并未完全涵盖的医疗服务，或医疗服务提供者收取的费用高于预定费用，会产生自付费用（差额）。私人医疗保险可能会抵消一些自付费用。联邦政府资助的药品福利计划（PBS）是一项共同支付计划，可提高处方药的负担能力。MBS和PBS都有降低低收入和其他符合条件的群体所需的服务或药物的自付费用的规定。

四 我国慢病管理体系的建设情况

（一）国家战略

党中央、国务院高度重视慢性病防治工作，《"健康中国2030"规划纲要》明确提出，到2030年实现全人群、全生命周期的慢性病健康管理。近年来，国家加快完善分级诊疗体系，持续推进医疗联合体、医疗卫生共同体建设，分工协作、上下联动、优势互补的慢病防治体系不断健全。2017年国务院发布了《中国防治慢性病中长期规划（2017—2025年）》，2019年

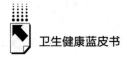

国务院印发《关于实施健康中国行动的意见》，成立健康中国行动推进委员会，发布《健康中国行动（2019—2030年）》，实施心脑血管疾病、癌症、慢性呼吸系统疾病和糖尿病防治四项重大行动，进一步推进慢性病防治工作向纵深发展。

（二）各地多方实践

1. 医院—社区一体化糖尿病管理模式

上海市创建了"医院—社区一体化糖尿病管理模式"。将城市社区作为糖尿病防控的主战场，依托上海交通大学附属第六人民医院加强对社区卫生人员的专业培训，提高社区健康"守门"技能。社区卫生服务中心设立"糖尿病管理小屋"建立糖尿病患者及高危人群档案管理，在开展基本诊疗的同时进行患者个体化咨询、糖尿病并发症筛查和医院转诊。实施结果显示，通过糖尿病管理，社区居民血糖达标率由8.9%上升至31.8%。上海市构建的"医防融合"的糖尿病全程管理，实施"预防—干预—治疗"三者相结合的综合体系，改善上海市城乡居民健康状况，为全国大都市城乡社区管理慢病提供实证依据和借鉴。

2. 县域慢病管理模式

2020年，北京、杭州、郑州、昆明等地共同启动中国慢病协同管理体系建设工作，让慢病管理回归全流程管理闭环，即预防、早诊、治疗、康复、随访健康教育。目前，在县域慢病管理体系探索建设上取得一定成效，为基层提供了新思路。河北省清河县中心医院通过建设全流程智慧慢病管理模式，认为只有在协同管理的发展理念下，走多部门多资源"融合"发展的路子才能破局重生。浙江省嘉善县第一人民医院则在慢病管理信息化方面进行尝试，与多家分院组成紧密医共体，针对医疗支出增加、政策保障与多部门协作存在短板等难点，在下一步的探索中，将通过培养基层医疗护理康复团队，完善全专科门诊、慢病筛查、健康体检、家医签约等环节，创新嘉善数字医共体，贯通线上、线下连续性健康服务中心，进一步打造整合型健康服务体系。浙江省玉环市人民医院健康共同体集团在构建精准医防融合体系方面也进行了一系列探索，并组建了"1+1+N"家庭医生服务团队，取得诸多成效。河南省永城市人民医院医疗健康集团、河南省永城市中心医院医疗健康集团牵头，与28家乡镇卫生院组建成为两大医疗健康集团，通过开展家庭医师签约、互联网+医疗护理服务，建立物联网慢病健康管理大数据中心等多种形式，已经初步构建了"基层首诊、双向转诊、急慢分治、上下联动"的分级诊疗医疗服务模式。云南省云县人民医院近两年针对医保支付方式和医防融合展开了研究和实践，相关成果已达到国内领先水平。

3. 零售药店慢病管理模式

慢病患者分布广，日常管理需求多且细，无法通过医院体系完全得到满足。药店因其广泛且下沉的地域覆盖，能够触及患者，是实现有效日常管理的突破口，药店可以成为慢病管理的重要场所。从整个市场环境看，目前慢病统筹的绝大部分份额仍在医疗机构，在医药分业大趋势下，零售药店承接医疗机构的门诊慢病统筹就是未来。从政策和保险驱动上看，我国取消加成、控制药占比、处方药外流、增强患者自主权已是大势所趋。2021年，国家医保局会同国家卫生健康委出台了《关于建立完善国家医保谈判药品"双通道"管理机制的指导意见》，将定点零售药店纳入医保药品供应保障范围，并实行与医疗机构统一的支付政策。这对药店进行慢病管理是一大利好。例如，上海华氏大药房自2014年起开始探索门店承接慢性病处方药、提供免费测试血压和血糖以及网上开处方的服务，设立独立的患教室并且在公众号中推送健康科普文章，深耕慢病管理领域。

4. 移动医疗慢病管理模式

数字医疗技术因具备低成本、高可及性、高频干预患者自我生活行为的特点，能够强化慢性病患者的自我管理意识和能力，进而提高其依从性，成为慢病治疗领域不可或缺的手段支持，而慢病管理也会因其用户黏性成为移动医疗领域举足轻重的一环。我国糖尿病、慢性肾病等数字化医疗公司逐步形成了自身竞争力和可持续的商业路径，在移动医疗慢病领域走出中国

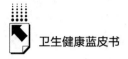

模式。

糖护士。以糖尿病为主的慢性病患病人数逐年上升，而且患病人群一旦在血糖监测、用药等关键环节依从性降低，就容易导致并发症的发生，从而加重医疗负担。以糖护士为典型代表的中国糖尿病数字化医疗公司形成了自身竞争力和可持续的商业路径。糖护士是一家领先的糖尿病数字化管理服务商。糖尿病数字化管理是一个典型而具体的数字医疗应用。直接作用于患者的是软件程序的决策输出，其底部核心技术支撑包括设备（Device）、数据（Data）、决策（Decision）三大部分。糖护士因在可连接型血糖监测仪和可连接型胰岛素注射记录仪 insulinK 等糖尿病监测 IoT 设备上具有全球领先的产品优势和产业资源，提高了平台用户的留存率和活跃频率。全渠道销售的设备是糖护士向 C 端患者收费的重要部分之一，亦是海量数据的采集器。糖护士基于大数据构建的智能决策支持系统 IDSS（Intelligent Decision Support System）低成本、高可及地自动为患者提供个性化生活行为指导建议、医疗服务及关联商品推荐，提供服务的同时实现 C 端商业化。与此同时，糖护士的糖尿病数字化管理解决方案还服务 TOP2 胰岛素药企的中国患者，帮助制药公司提高患者对糖尿病知识的理解和对胰岛素使用的依从性。在这个商业场景下，制药企业是付费方。

肾上线。肾上线是一个全球领先的肾病临床管理及科研平台，专注肾病患者的院外场景，从准确、可靠、前沿且贴心的肾病知识和资讯入手解决肾病患者和医生的教育问题，逐渐改变患者的认知。联合国际化的肾内科医生团队，组成构建了一个集护士、药师、营养师、运动康复师、心理治疗师于一体的多学科数字团队模型，平台能够为肾病患者提供 360 度的、高性价比的全程管理，保证患者的院外安全，从而延缓肾病患者的尿毒症进程，让肾病患者能够更好地带病生存。在技术上，通过 AI 技术赋能，配合线上慢病管理健康教练，可以实现 1∶2000 人群的覆盖，即一个健康教练可以覆盖到 2000 个患者管理。平台康复师对患者进行直接指导，康复师由拥有多年三甲医院工作经验的护士们组成，经过慢性肾病管理经验丰富的资深医生的培训，考核通过后上岗。目前"肾上线"平台已经拥有 120 万名肾病患者用户，其中有数万名用户自主选择了平台的付费业务，而其中又有 50% 的用户会自主续费服务，用户好评率达到 99%。[①]

（三）主要问题

慢病管理从需方的角度来说，慢性病病程长，患者更期待在基层得到及时连续专业的高质量管理和服务，而非每次均付出大量的时间和医疗成本去大医院就诊。从供方的角度来说，疾控系统、医疗服务系统、社区管理需要连接成一个协同的整体，即慢性病患者从自我管理—基层和社区—医院就诊形成一个完整的慢性病管理链条。从医保方的角度来说，通过连续的慢性病管理减少病残带来高额费用的住院治疗而达到合理控费的目标，这也一直是各国慢性病管理实践探索的动力之一。目前，我国针对患者的慢性病管理缺乏全方位的、协调性的、顶层的政策设计。当然，体系建设无法一步到位，只能通过不断实践、不断探索，逐步完善。其中需要注意的问题有以下几个方面。

1. "基于价值"的医疗医保体系重构是根本问题

长期以来，世界各地医疗卫生系统的建立主要是为了治疗急性疾病，而不是慢性疾病，是专门为临时护理而不是该人群通常所需要的持续的、以社区为基础的护理而建立。在此逻辑上，对于医疗服务机构来说，慢病管理得越好，自己的收入就增长得越慢，甚至收入出现减少。而且，即使支付方愿意支付费用给医疗机构，与其他服务相比，做慢病管理的收入相对较低，医疗机构的动力很低。[②] 因此，将基层患者管理好，要通过培训提高基层医生的技能，还要建立有效的激励机制，但目前这个机制和现有的薪酬制度没有完全对接起来，只有激励机制和薪酬体系完全建立起来，才能真正调动一线医务人员的积极性。

而我国医疗领域商业保险市场份额低，对于一些新兴的数字医疗领

---

① https://baijiahao.baidu.com/s?id=1713396540078154795&wfr=spider&for=pc.

② Latitude Health：《为什么慢病管理在中国不是金矿？》，健康界网站，2019 年 8 月 14 日，https://www.cn-healthcare.com/articlewm/20190814/content-1067320.html.

域的初创企业，找到付费方难度较大。以美国为例，商业保险覆盖率高达80%，而在这些商业医保中，90%是企业为员工提供的医保，具体到支付环节，企业需要支付保险金额的80%。[①] 对慢病员工来说，保险公司除了支付日常治疗费用，如果慢病员工因自我管理不佳出现并发症，保险公司还要一并支付其治疗费用。保险公司对于帮助这些患者进行良好的自我管理有极大诉求。Livongo、Welldoc 这两个糖尿病数字管理企业的典型代表就是抓住了这一美国医疗体系的痛点，找到以商业保险为付费方的商业模式。

2. 多部门、机构一体化管理是巨大挑战

慢病管理是一项空前庞大且复杂的系统性工程，其防控体系的建设对于慢病管理者是一项空前严峻的挑战。组织者需要构建起包含日常照护、专家诊疗、药物干预、养护结合、康复保健、急危重症救治等涵盖全生命周期的慢病管理系统，需要打破诸多医疗机构之间的信息孤岛与服务孤岛，建立起横跨大型医疗机构、专科医疗机构、社区，乃至医保部门之间的协调机制，上述碎片化的医疗服务供给与以患者为中心的慢病管理模式极大考验顶层设计的智慧程度，一定程度上影响了慢病管理者的积极性及慢病管理系统的落地效果。不同的医疗机构、预防部门、新兴数字医疗企业，目前对于慢病管理的支持还未实现有效的衔接，缺乏一体化管理。我国慢病管理体系是存在一定分割的，医院"只治不管"，体检"只检不管"，公共卫生服务网络投入与效率没有形成正比。

3. 基层慢病防治基础设施不足、社区医院信任度不够

世界银行发布一项针对中国慢病防控机构能力的调研证实了中国卫生体系在组织和运行方面存在的不足。该项调查结果表明：55%以上的县无慢病防治专业机构；约15%的县无慢病防治专职工作人员；就开展的工作而言，只有不到45%的县级疾控中心开展了慢病监测，仅30%左右的疾控中心在

---

① https://www.digitaljournal.com/pr/digital-diabetes-management-with-insights-at-home-and-abroad-where-should-todays-business-model-head.

调查之前一年内开展过慢病干预工作。[1] 如基层医疗机构慢病管理专业人力资源不足，医生缺乏连续有效的监测数据，难以精准诊疗，各部门间尚未形成一体化的协作模式，等等。居民对社区医院信任度总体偏低。社区医院与大型医院之间转诊制度不完善。由于东亚地区的病人更愿意相信大医院，但大医院在健康管理的提供意愿和能力上都有很大的欠缺，这形成了一个较大的矛盾。这从中国台湾地区的实践可以看到，有的大医院只有 6 名"糖尿病卫教师"，却管理 3 万名病人，而基层糖尿病管理人员虽然较多，病人参与率（31.3%）却低于各个层级的医院（45%~55%）。[2]

4. 支撑药店进行慢病管理的执业药师短缺

我国医疗卫生系统也开始承认药学服务专业人员的重要性，但执业药师与零售药店仍有许多问题亟待解决。一方面，虽然执业药师注册人数与社会药店执业药师所占比例一直在稳步增长，但相较于医师、护士等其他医疗卫生从业人员而言，人数始终较少，社会药店配备率较低，不利于药学服务项目的开展；另一方面，执业药师准入门槛较低，考试培训内容与再教育培训内容与社会需求脱节，且大专院校药学专业培养模式偏重基础研究或制药工业，忽略药学服务，导致执业药师队伍参差不齐，大部分执业药师不具有提供药学服务、慢性病管理的能力。虽然国内有的地区已经在进行尝试，但也仅仅是少数执业药师具备相应的能力与资质，大部分执业药师没有提高自身药学服务与慢病管理的资源与渠道，因此能力难以得到提高。

5. 电子病历缺乏标准管理分散

慢病最重要的环节在于预防与管理，而管理的重点在于大数据。慢性病的整个疾病周期非常长，现代医学对类似慢性病的治疗不仅靠医生，还要靠

---

[1] 世界银行：《创建健康和谐生活：遏制中国慢性病流行》，世界银行网站，2011 年 7 月 26 日，http：//documents. worldbank. org/curated/en/621841468023051158/pdf/634260REVISED00UB LIC00ncd0report0cn. pdf。

[2] Latitude Health：《为什么慢病管理在中国不是金矿？》，健康界网站，2019 年 8 月 14 日，https：//www. cn-healthcare. com/articlewm/20190814/content-1067320. html。

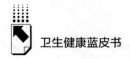

数据，尤其需要历史数据，但目前不管是在数据采集、数据标准化还是数据的二次结构化之后的输出上，都存在薄弱环节。每家医院的数据都不一样，疾控方面的数据是一套，医保又是另外一套。慢病的防和治应该是一个连续的过程，而目前医院内的治疗与后续管理、基层防控等还没有连在一起进行全程管理。

五　完善我国慢病管理体系的相关建议

（一）建立和完善慢病管理与服务标准

通过国家有关部门出台慢病管理评价政策，制定各类专家慢病管理指南和细则，为临床医务人员提供专业的慢病相关知识和预防干预措施，确保慢病管理质量。

（二）建立慢性病患者统一信息平台

出台法律规定医院或诊所必须为病人提供一个平台，以便他们查询自己的健康档案或数据，可直接推动医院对电子病历的应用。病历电子化带来的便捷以及对成本管理的效果是社会各界都认可的，但是大规模应用一直迟迟未能实现。事实上电子病历在相对健康的人身上的应用程度远不如需要长期疾病管理的患者。不论是患者还是医生最有动力进行电子病历应用的是慢病管理和肿瘤治疗。美国的经验就表明，电子病历发展的一大推动力就是慢病管理。因此我国可以借助构建慢病防控体系的契机，大力推动电子病历的有效建立和应用。

（三）加强患者健康数据的流程管理

慢性病患者并发症多、病程长，会产生大量的健康数据。但是，目前的随访机制并不完善，随访体系薄弱。患者的健康数据无法被医务人员全面掌握，容易导致慢病管理流程脱节。多渠道收集和反馈患者健康数据，制定一套多渠道管理慢性病患者健康数据的标准流程，不断优化工作流程，提高工作效率。

（四）加快慢病控制立法

建立全民健康的社会环境是控制慢病的关键。为实现这一目标，应构建法律体系，支持建立综合平台、分级医疗体系、长期规划、医疗保险制度、医疗信息安全、医疗信息交流和多部门合作控制慢病。我国政府将在这一进程中发挥核心作用。

（五）加强多部门合作

日本拥有分散模式下的慢病横向管理系统。该系统对日本慢病控制的成功做出了很大贡献。我国应向日本学习，在现有垂直网络中加强横向多部门合作，使医院、疾控中心、社区、社会组织、保险公司等多方合作，落实循证政策，最终将慢病的一级预防作为重点。

（六）培训基层卫生专业人员

我国非常缺乏基层医务人员。需要大量卫生专业人员在社区开展有效的营养和运动干预，提供心理咨询，实现慢病一级预防的目标。因此，迫切需要制定适当的人力资源政策，以吸引更多合格的卫生专业人员到基层医疗机构工作。我国不仅要提高工资，还需要建立持证培训体系，增加基层医务人员的数量。

参考文献

《国家卫生健康委：我国重大慢病过早死亡率低于全球平均水平，中西医并重防治格局初步形成》，央视新闻网站，2022 年 6 月 17 日，https：//content-static. cctvnews. cctv. com/snow-book/index. html？item_ id＝13879156184070726487.

Gassner L. , Zechmeister-Koss I. , Reinsperger I. National Strategies for Preventing and

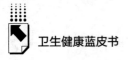

Managing Non-communicable Diseases in Selected Countries. Frontiers in public health, 2022, 10.

Getnews. Digital diabetes management: With insights at home and abroad, where should today's business model head? [EB/OL] . 2022. 05. 20. https://www. digitaljournal. com/pr/digital-diabetes-management-with-insights-at-home-and-abroad-where-should-todays-business-model-head#ixzz7n2mdhbgn.

Wu F. , Narimatsu H. , Li X. , et al. Non-communicable diseases control in China and Japan [J] . Globalization and health, 2017, 13 (1): 1-11.

Zhao S. , Du R. , He Y. , et al. Elements of chronic disease management service system: an empirical study from large hospitals in China. Scientific Reports, 2022, 12 (1): 1-10.

B.9
我国健康照护师新职业发展预测研究

何振喜*

摘　要： 为提升我国老、弱、病、残、孕、幼等群体照护服务业的水平和层次，纾解高素质健康照护人才短缺、"一人失能、全家失衡"等社会痛点，助力脱贫攻坚、就业优先、乡村振兴、健康中国和积极应对人口老龄化战略，2020年2月我国批准设立健康照护师这一新职业。由于健康照护师职业高度契合社会需求，其得到了快速发展。特别是互联网+健康照护服务管理系统落地推广，我国将逐步形成健康照护新业态，带动健康产业大发展，并构成健康管理新模式、提供健康维护新体验、开辟医疗节约新渠道、激活健康消费新市场、拓展就业创业新途径、壮大实体经济新动能、培育健康数字经济新生态。

关键词： 健康照护师　新职业　健康管理　健康保障　健康产业

健康照护师，是中国研究型医院学会于2018年3月开始探索、2019年6月申请设立、2020年2月获国家批准设立的新职业。其基本职业设计是通过对适龄劳动人员进行不同层次的规范化培训考核，使其成为拥有5个不同等级的生活照料与医学护理双料技能的复合型健康照护人才，在家庭、社区、康养机构和医院为有不同层次需求的老年人、残疾人、慢病患者、术后康复患者、婴幼儿和孕产妇提供高品质的健康照护服务。其出发点是提升我

---

* 何振喜，中国研究型医院学会会长。

国老、弱、病、残、孕、幼等群体照护服务业的水平和层次，纾解高素质健康照护人才短缺、"一人失能、全家失衡"等社会痛点，助力脱贫攻坚、就业优先、乡村振兴、健康中国和积极应对人口老龄化战略。

两年多来，中国研究型医院学会以服务社会的人民情怀、以成就事业的责任意识、以快马加鞭的工作作风，克服疫情影响，在人社部机关的指导下，首先在职业体系建设方面做了大量工作，组织全国范围医学护理专家完成了健康照护师国家职业标准制定、培训包开发和培训教材的编写，与中国就业培训技术指导中心联合举办了全国首届健康照护行业职业技能竞赛，申报获批了全国性社会组织培训考评资质。在宣传推广和落地实施方面，通过新华社、人民网、中央广播电视总台等全媒体集中进行了健康照护师新职业宣传活动，与天津、重庆、河南等省市联合开展了健康照护师及其师资培训活动，与清华大学人工智能研究院联合研发了互联网+健康照护系统。由于健康照护师新职业高度契合社会需求，发展前景广阔，再加上中国研究型医院学会的全力推动，以健康照护师新职业发展为牵引的健康照护行业提质扩容行动正在全国各地兴起，北京、上海、天津、重庆、河南、福建、广东、江西等多地竞相布局，相关院校和培训机构、大型康养集团、家政服务企业等社会各种力量踊跃投入。以健康照护师为核心形成的新业态新产业，一定能在服务国家战略、满足社会需求、提升人民健康生活品质方面发挥重要作用。

中国研究型医院学会着眼于打造健康照护师职业品牌，避免一哄而起、"劣币驱逐良币"、损害人民群众健康利益不良倾向，确保健康照护师新职业发展的社会化、规范化、组织化，真正让健康照护师成为成长型的职业、受人尊敬的职业、社会欢迎的职业，围绕推进健康照护师新职业高质量发展，把健康照护师、照护对象、医学资源支撑三要素作为有机整体谋划，秉持"体系化设计、高起点运行、标准化推进、可持续发展"的指导思想，按照"政府政策支持引领、行业机构业务指导、社会力量广泛参与、公司企业市场运作"的原则，构建了教育培训、考核评价、录用派遣、医学支撑、互联网+健康照护服务管理等五大体系。随着健康照护师新职业快速发展特别是互联网+健康照护服务管理系统落地推广，我国将逐步形成健康照护新业态，带动健康产业大发展。具体将带来七大变化和趋势。

一是构成健康管理新模式。中国研究型医院学会联合清华大学人工智能研究院研制开发的互联网+健康照护服务管理系统，"以健康照护师培训、考核、派遣、监管为核心，以老年人、婴幼儿、孕产妇、慢病患者和术后康复患者为照护对象，以家庭、社区、医院或康养机构为照护场景，以优质医学服务和健康维护为优势，以推送健康产品为补充，以大数据、云计算、互联网、区块链、5G等现代信息技术为支撑"，不仅可以实现在全国范围内对健康照护师从教育培训、考评认证、就业派遣、服务指导到信用监管全职业生涯的服务管理，而且经过授权可以实时收集分析照护对象健康信息，由系统后台的人工智能医生、值班全科医生和多学科会诊专家根据所获信息对健康照护师前端服务、照护对象健康维护实行指导帮助，对于出现急危重症的照护对象，可以通过系统签约的三甲医院绿色通道提供及时救治，实现对照护对象全生命周期的健康维护。整个系统具有健康照护资源全要素整合、全信息储存、全地域链接、全面化服务、全环节管理的强大功能，联通医院、医生、健康照护师和健康照护对象，助力形成居家社区机构相协调、医康养相结合、院前院中院后相衔接、"预防、治疗、康复、健康促进"四位一体的健康管理格局，促进我国完善疾病预防控制体系，提高人民群众健康保障水平。

二是提供健康维护新体验。健康照护师新职业出现前，我国老年人、残疾人、婴幼儿、孕产妇、慢病患者和术后康复患者，日常得到的照护服务基本上以生活照料为主，只有住进医院时才能享受到专业的医学护理。很多在家庭、养老院的照护对象因缺乏相应质量和水平的医学护理，引发了许多次生性的疾病。随着我国健康照护师新职业的发展以及我国长期照护险的推行普及，我国健康照护对象的健康维护和康复服务将极大改观。健康照护对象的服务将从仅有单一生活照料向既有生活照料又有医学护理服务、健康管理复合型服务转变，过去无法享受的服务今后可以享受，过去享受的低端服务今后可以享受高端服务，过去只能在医院享受的服务今后在院外同样可以享

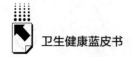
受，广大照护对象的健康维护水平和生活质量将极大提升。

三是开辟医疗节约新渠道。我国是人口大国，又是发展中国家，医疗资源相对紧张。而节约医疗资源，既需要国家整体医改政策规范推动，更需要把"预防为主"的方针落到实处。任何年龄段群体只要预防和保健在先，发病概率就会显著降低，甚至可以完全化解和避免。"花 1 元钱保健可以节省 8 元钱治病"，预防胜于治疗，健康在于预防，"预防是最经济最有效的健康策略"。而健康照护师经过专业培训，懂得基本疾病预防和保健知识技能，完全可以担当照护对象及其家庭成员疾病预防保健员和健康科普宣传员的角色。中国研究型医院学会曾对在河南省卫生干部学校举办的健康照护师试验班学员跟踪调查，有多名学员反映，利用所学知识技能未出家门及时化解了家庭成员意外情况带来的健康问题和生命危险。可以预见，随着更多的高素质健康照护师走进家庭、走进社区、走进康养机构，我国基层疾病预防保健队伍将壮大、能力将提升、局面将改观，并将有力促进健康生活方式普及，我国老年人、残疾人、婴幼儿、孕产妇、慢病患者和术后康复患者等照护对象，动辄入院就诊甚至频繁入院出院的现象将极大减少，国家医疗资源将得到极大节约。

四是激活健康消费新市场。统计表明，我国老龄人口已达 2.6 亿人，其中失能半失能老人 4700 多万人[1]；同时，我国残疾人有 8000 多万人[2]，每年孕产妇新生儿逾千万名，还有大量慢病患者、术后康复患者，这五大人群有着海量的健康照护需求，再加上我国经济社会发展和人们经济生活条件改善，适合不同人群的高品质健康照护服务需求在未来相当长时间内都将不断增长。面对我国拥有的健康照护服务巨大市场，我们必须大力加强高素质健康照护人才培养。健康照护师具备承担老年人、孕产妇、婴幼儿、慢病患者和术后康复患者健康照护的综合技能，培养大批合格健康照护师，将充分满

① 《马力："十三五"期间加快建立和完善我国养老服务体系及照料保障制度》，中国政府网，2016 年 3 月 17 日，http：//www.gov.cn/zhuanti/2016-03/17/content_ 5054706.htm。

② 《中国农村仍有的 1000 多万贫困残疾人》，中国新闻网，2014 年 10 月 16 日，http：//www.scio.gov.cn/zhzc/8/4/Document/1383343/1383343.htm。

足老、弱、病、残、孕、幼各类对象不同层次多元化照护服务需求，促进健康照护服务供给侧与需求侧有效对接，有力推动健康消费市场提质扩容。

五是拓展就业创业新途径。健康照护消费新市场的激活必然增加就业创业空间。按照世界卫生组织公认的标准，每3个失能半失能老人需要1个合格健康照护人员陪护，仅我国4700万名失能半失能老人就需要1500多万名健康照护人员提供服务。加上其他老年人、孕产妇、婴幼儿、慢病患者和术后康复患者，现实和未来都需要大量健康照护人才。应该承认，过去我国在生活服务和健康服务类领域，由于职业设计层次不高，标准不一，职业发展受限、社会地位不高、从业顾虑较多。而健康照护师的职业设计初衷是瞄准社会需求、错位发展，定位为中高端技能型人才，并按照技能水平从初到高分为五级，具有不断上升的职业发展空间，不同级别有不同的职业技能和待遇标准，从业人员可以通过自身努力不断获得职业等级晋升和薪酬收入提高。与传统生活服务类职业相比，该职业具有成长性强、美誉度高的特点，极大增强了这一职业的吸引力，可以吸纳大量农村闲置劳动力、城镇失业人员、退役军人、初高中毕业未就业学生和大中专院校毕业生，助力就业优先战略实施，巩固扶贫攻坚战略成果，促进乡村振兴战略落实。

六是壮大实体经济新动能。实体经济的发展无不与人的消费需求和社会活动密切相关。社会群体健康照护消费规模扩大和需求升级，健康照护行业就业创业队伍壮大，必然带动与维护健康、修复健康、促进健康相关产品的研发、生产和服务。中国研究型医院学会在推动健康照护师新职业发展进程中，有大批国内外企业主动联系、洽谈合作，足见该职业发展对实体经济的促进价值。可以预见，随着我国老年人、孕产妇、婴幼儿、慢病患者和术后康复患者健康照护市场激活和大量健康照护师就业创业，并充分发挥"互联网+健康照护平台"为照护对象提供丰富健康服务产品功能，我国银发经济、康复经济将蓬勃发展，各种健康食品、医护器械、康复设备、生活用品的消费将进入旺盛期，并由此带动相关生产企业、康养机构投资建设，促进供应链产业链融合发展，助力构建新发展格局。

七是培育健康数字经济新生态。数字经济是继农业经济、工业经济之后

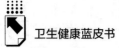

最具活力和价值的新经济形态。数字经济赖以发展的最核心资源是大数据。对于健康数字经济来说，健康大数据就是健康数字经济的核心资源。而要使这种核心资源得到充分的挖掘利用，使其真正产生经济和社会价值，就必须确保其是标准规范的数据。当前，影响我国健康领域大数据挖掘利用的一个重要问题是数据采集标准不规范，而健康照护师通过专业培训，具有按标准规范采集健康照护对象健康数据的能力。随着健康照护师新职业的发展和互联网+健康照护服务管理系统的推广，我们可以通过充分发挥健康照护师规范提取、互联网+健康照护服务管理系统海量存储健康数据的整合挖掘功能，极大地促进医学科技创新和健康产业经济发展；同时，适应数字技术融入社会交往和日常生活新趋势，通过运用"互联网+健康照护服务"管理系统，将健康照护服务全面拓展到医院、社区、机构、家庭，形成健康照护丰富的场景优势，促进健康照护服务和社会运行方式创新，实现数字技术与实体经济深度融合，赋能传统健康产业转型升级，有力促进健康数字经济新生态的形成。

总之，推进健康照护师新职业的发展，是一件利国惠民的慈事善举。它的发展必将搅动一池春水，形成一片蓝海，为全面推进健康中国建设、更好保障人民健康生活建立功绩、做出贡献！

国内外城市案例篇

Case Studies of Domestic and International Cities

B.10

南阳市：打造中医药发展的样本

张明丽[*]

摘　要： 河南省南阳市位于豫、鄂、陕交界地区，是南水北调中线工程核心水源区和渠首所在地。由于作为水源地的南阳市环境保护要求极高，南阳市难以发展工业生产，于是，南阳选择了一条以中草药种植为重要产业的发展路径：锚定中草药产业，科技支撑水源地环境保护，坚决叫停水源保护区内无关建设项目，因地制宜发展中草药种植，多管齐下护生态环境健康发展。但目前，南阳市仍存在中草药产业链条整体产业化水平不高、龙头企业示范带动能力不足、品牌打造力度欠缺、道地药材知名度不高等问题。因此应加快成立中医药发展局，专项负责中医药产业发展；确立标准，为药企发展提供保障；提升产权保护意识，打响自有商标品牌保护"战"；利用科技，支撑中草药高质量发展。从而使南阳走出一条生态与经济融合发展的道路，使绿水青山变成金山银山。

[*] 张明丽，《财经》杂志区域经济与产业科技研究院副研究员，研究方向为宏观经济与区域经济。

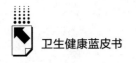
关键词： 中草药 艾草产业 产业链条 生态文明 南阳市

河南省南阳市位于豫、鄂、陕交界地区，是南水北调中线工程核心水源区和渠首所在地，南阳段总干渠全长185.5公里，约占河南段长度的1/4、全长的1/7。南阳还是千里淮河发源地，是河南省重要生态功能区。特殊的区域位置决定了南阳肩负着保障水质安全的重要政治责任。

为了保障调水安全，作为水源地的南阳市环境保护要求极高，造林绿化是南阳市的重点工作。2012年，河南省政府印发《南阳市建设中原经济区高效生态经济示范市总体方案》，将南阳树立为"建设中原经济区高效生态经济示范市"的一面旗帜。2014年，南阳又肩负起"建设国家生态文明先行示范区"的历史使命，南阳成为全国、全省生态文明建设的重点区域。

既要绿水青山，又要金山银山。城市发展不能不顾及环境保护，但也不能抛弃经济发展。绿水青山城的定位导致南阳不能大力发展工业生产，于是，南阳选择了一条以中草药种植为重要产业的发展路径，走出了一条生态与经济融合发展的道路，使绿水青山变成金山银山。

一 锚定中草药产业，既要绿水青山也要金山银山

（一）绿水青山：多管齐下护生态环境健康发展

1. 科技支撑水源地环境保护

为了给水源地生态环境保护提供有力的科技基础支撑，2021年7月南阳在淅川县大石桥乡东湾村建立了中国科学院丹江口湿地生态系统野外科学观测研究站，进一步完善信息化、智能化的系统建设体系，保障观测、实验、示范需要，并与河南丹江湿地国家级自然保护区管理处共同开展丹江口湿地生态演替变化科学研究，服务南水北调中线工程水源地生态环境保护，为水质保护、生态产业发展和乡村振兴提供科学依据和数据支撑。

2. 坚决叫停水源保护区内无关建设项目

南阳市下发《南阳市南水北调中线工程水源保护区生态环境保护专项行动实施方案》。此次专项行动对丹江口水库（南阳辖区）以及南水北调中线工程总干渠（南阳段）饮用水水源一级保护区、二级保护区和准保护区，开展"拉网式"排查，做到"谁排查、谁签字、谁负责"，确保排查范围全覆盖、排查清单全核实、排查内容无遗漏，直至问题销号。总结下来就是对保护区内与供水和保护水源无关的建设项目、工业项目、畜禽养殖场、船舶等要依法责令停业、关闭、拆除、搬迁；原住居民村庄、小区垃圾、污水全部按照规定规范处置，原住居民建筑只减不增，只准维修，严禁翻建、扩建。

南阳将在南水北调中线工程水源地、中线工程总干渠沿线区域规划种植生态防护林。科学推进丹江口库区周边石漠化土地综合治理，统筹推进山水林田湖草沙一体化保护和修复。坚持人工修复与自然恢复相结合，宜林则林、宜灌则灌、宜草则草，乔灌草结合，营造混交林，优先选择乡土树种草种，科学选择绿化方式和植物配置模式，采取人工造林、退化林修复、封山育林等措施，改善喀斯特地区生态环境，确保南水北调中线工程水源地水质安全。

（二）金山银山：因地制宜发展中草药种植

南阳市发展中草药产业，优势在于中药生态区位优势突出，中草药资源丰富。南阳地处淮河与秦岭南北分界线和南北气候过渡带，四季分明，雨量充沛，土壤肥沃，物产植被丰茂。南阳高山丘陵平原梯次分布，河流湖泊沟渠蜿蜒纵横，具有良好的过渡带森林生态系统，植被区系南北兼容，得天独厚的优越自然条件使得南阳自古有着"天然药库"的美誉，是全国著名的艾草之乡、辛夷之乡、山茱萸之乡。南阳有中药材资源品种 2436 种，是全国重要的中药材主产区之一。

目前，南阳市充分发挥丰富的中药材资源优势，全力推动中药产业高质量跨越式发展，基本形成中药材育苗育种、种植养殖、中药材加工、中成药制造、医药流通、科研研发、人才培养、健康服务等全产业链发展格局。截至 2020 年底，南阳市中药材种植面积达 185 万亩。辛夷、唐栀子、裕丹参、桐桔梗、山茱萸、金银花、宛艾、夏枯草被确定为新的"八大宛药"。建成22个中药材规范化种植基地、28个"中药材产业扶贫示范基地",现有中药材国家地理标志保护产品6个、国家地理标志证明商标4个。中药材种植年产值60多亿元,带动30万名农民稳定增收。全市中药产品年销售收入突破200亿元。规模以上中药生产加工企业共53家,通过国家药品生产质量管理规范(GMP)认证的中药制药企业有18家[①],福森药业2018年成功在香港上市,新三板挂牌企业3家,中药材生产加工正成为南阳新的支柱产业[②]。

二 南阳中草药产业发展现状

得天独厚的自然条件,加上悠久的历史渊源,使得南阳政府将城市发展定位为中草药产业。中草药产业也是国家扶持的重点产业,然而,南阳当地在发展中草药产业时却面临着产业链条不完整、龙头企业示范带动能力不足、品牌效应不够等问题,一定程度上阻碍着当地产业发展。

(一)中草药产业链条整体产业化水平不高

一是中药材种植产业水平不高。中药材种植过程中缺少专业的技术和管理指导,机械应用少、推广慢、研发迟滞,一定程度上制约了中药材种植业的发展。南阳市一些地方在引进中草药方面存在盲目跟风现象,跟着市场热度种植,结果是一些药材种源混乱、品种变异、品质不高。二是南阳市产业集成程度落后,南阳中药材产业链条不长。尽管拥有中药材产业资源,但其资源优势并未转化为市场优势,在中药开发的繁种育苗、药材种植、饮片加工、提取物、成药制造、中药延伸产品环节尚未实现全产业链发展,中药提

---

① 于晓霞:《种"名药"、创"名城"……南阳全力打造全国中医药名都》,南阳日报公众号,2022年2月18日,https://mp.weixin.qq.com/s/tlH-c60p2q2zC7ifR3cS2w。
② 南阳市中医药发展局:《关于印发〈南阳市"十四五"中药产业发展规划〉的通知》,南阳市中医药发展局网站,2022年5月10日,http://zyy.nanyang.gov.cn/zcfg/505224.htm。

取物及下游产品生产基本处于空白状态，中药材产业上下游脱节，没有形成大品种、大品牌、大产业链。

（二）龙头企业示范带动能力不足，缺乏核心竞争力

南阳市艾草产业在早期的时候都是一些以家庭为单位的小作坊，随着时间推移，当初的小作坊渐渐形成了一批规模比较大的、完整的企业，尽管很多企业经营日益规范，但是仍有不少企业产品同质化严重，缺少差异化，市场定位不明确，艾产品生产缺乏明确的标准，市场监管不足。市场中销售的艾产品以艾条、艾绒等传统低端产品为主。龙头企业示范带动能力不足，加上深度研发艾产品的人才稀缺，造成企业核心竞争力缺乏，艾草产品升级换代困难，极大地影响"宛艾"市场占有率的提升。

（三）品牌打造力度不足，道地药材知名度不高

虽然以"八大宛药"为代表的南阳道地中药材在全国市场上享有了一定的知名度，但是收到的品牌效益仍十分有限。以艾草为例，南阳艾草品质优良，但南阳种植户早期对专利和品牌的意识均不足，以至于当地未进行地理标志认证，南阳艾草品牌效应尚未形成，加上艾草企业品牌推广力度不足，影响了艾草产业的经济效益和良好发展。被评为中国国家地理标志产品之一的蕲艾，是湖北省蕲春县的特产，宛艾的品质与纯度与蕲艾不相上下，但蕲艾在全国知名度很高，而宛艾的知名度却不足。"南阳艾"和"宛药"品牌迫切需要以科技为支撑的拳头产品，才能进一步做大做强。

三　打造中医药发展的"南阳样本"

2021 年底，南阳出台了《南阳市打造"全球中医圣地、全国中医高地、全国中医药名都"行动方案》，明确提出了"全球中医圣地、全国中医高地、全国中医药名都"目标。2022 年，南阳市中医药发展局将按照《2022年河南省中药质量保障项目工作方案》要求，优选大宗常用药材和道地药

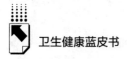
材品种，推动建设一批"中药材良种繁育基地""道地药材生态种植基地""定制药园"，打造特色道地宛药品牌。①

（一）成立中医药发展局，专项负责中医药产业发展

将中草药产业链条打通涉及政策、资源、资金各方面的问题。南阳在现有机制体制下成立中医药发展局，各部门责任明晰，以规避"九龙治水"、监管空白的问题。南阳市中草药种植及初加工归属为市农业农村局，加工归属于市工信局，流通归属于市商务局，中成药等中药制品归属于市场监管局，文化宣传归属于市文旅局。在 2019 年，南阳在全国第一个成立中医药发展局，并列为市政府工作部门。根据中医药事业产业发展工作需要，成立由市委编办、市民政局、市财政局等 18 个职能单位组成的南阳市中医药发展工作委员会，建立中医药工作长效机制，强化部门协调联动，围绕医、保、教、产、研、文、贸、养"八位一体"，打造中医药全产业链，全力推进南阳市中医药产业高质量发展。

（二）确立标准为药企发展提供保障

"艾企是否姓'药'"，是长期以来制约艾草产业发展的产品属性瓶颈问题。但药品生产许可证的受理审批是省级药品监管部门的职责，仅靠南阳市的力量难以取得突破。为此，南阳市市场监管局制定出台《南阳市市场监管局支持中药产业高质量发展专项工作方案》，南阳市市场监管局积极与河南省药监局对接，向河南省药监局提交了《关于报请河南省药品监督管理局支持南阳中药产业健康发展依法监管若干措施的报告》《关于报请河南省药品监督管理局协调技术帮扶工作的报告》等诉求。随后，河南省出台了《支持南阳中药产业健康发展依法监督十二项措施的通知》，为南阳中药

---

① 于晓霞：《种"名药"、创"名城"……南阳全力打造全国中医药名都》，南阳日报公众号，2022 年 2 月 18 日，https：//mp. weixin. qq. com/s/tlH-c60p2q2zC7ifR3cS2w。

产业健康发展提供了省级层面政策遵循。①

南阳市在反复调研的基础上，确定了申报的产品范围为艾条等中药饮片的《药品生产许可证》。截至 2021 年 9 月底，11 家企业向河南省药监局提供了许可申请。南阳药益宝艾草制品有限公司和南阳宛北药业有限公司等 6 家艾草企业成功获批药品生产许可证。② 标准的确立为南阳艾草产业向规范化、标准化、规模化、高端化的方向发展提供了坚强保障。

为了尽快落实标准的制定相关问题，南阳市市场监管局组织相关人员对艾草产业标准制定的问题进行了讨论。除此之外，南阳市还推动校企合作，并成立了南阳艾草产业学院，学院通过提供技术培训等方式来全面提升当地的科研能力。河南市场监管部门在艾草生产加工、产品、灸疗服务等行业、企业标准上一直做出努力。截至 2022 年 6 月，南阳艾草产业拥有 1 项省级地方标准、2 项市级地方标准、4 项团体标准、2318 项企业标准，南阳已经达成了"艾草从种植到收割，都有标可循"。③

（三）提升产权保护意识，打响自有商标品牌保护"战"

为引导和扶持艾草企业精深发展，南阳市市场监管局督促艾草企业提升产品质量，加大驰名商标、中国地理标志、专利等有关品牌建设的力度。因为南阳当地药企很多，且存在规模小、生产散等情况，南阳市实施了艾草产业高质量发展倍增计划，提升"南阳艾"产品品质，打造"南阳艾"区域公用品牌，扶持企业增强知识产权保护意识，提升自有商标品牌市场竞争力。最终，"南阳艾"成功注册地理标志证明商标，艾草产业成为南阳品牌。2022 年 1 月，南阳市印发艾草龙头企业培育实施方案，支持部分骨干

---

① 孙中杰：《河南省、南阳市两级市场监管部门全力支持艾草产业高质量发展》，《中国质量报》2021 年 11 月。

② 王好学：《药品生产许可的"南阳速度"——南阳市市场监管局全力服务艾草产业发展》，南阳网，2021 年 10 月 23 日，https：//www.163.com/dy/article/GN07MO0H0550BXTE.html。

③ 杨会玲、毛渊磊：《小小艾草华丽变身——河南市场监管部门助推艾草产业高质量发展纪实》，《中国市场监管报》2022 年 6 月 28 日，第 5 版。

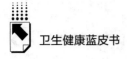

企业成为艾草上中下游产业链行业"小巨人"，并从中选优，推荐申报国家"专精特新"品牌企业。①

（四）以科技支撑中草药高质量发展

近年来，河南省农业科学院和南阳市农业科学院以河南省中药材"四优四化"科技支撑项目为依托，组织专家团队在福森制药的金银花种植基地，开展金银花病虫草害绿色防控技术和农药减施等关键技术示范推广，通过施用有机肥和生物肥，采用绿色防控技术防治病虫害，减少了农药施用量40%以上，每亩增加20~30kg干花，每亩增加直接经济收入3600~5400元，使金银花的产量和品质得到显著提高。②

目前，南阳市中草药行业正以高速及高质量的势头发展。南阳市规划，到2025年，建设优质、高产艾草种植基地10个，全市艾草种植面积增至35万亩，年产值2000万元以上的企业有200家、亿元以上企业有15家，培育国内知名艾草品牌企业3~5家，建成3~5个艾草产业强镇、5个左右艾草专业园区、5个左右艾草专业市场，全行业综合产值由110亿元增至300亿元。③

此外，南阳也在打造艾产业链群。南阳市通过用科学手段来培育中药种植，并推广种苗繁育的标准规范制定，从而塑造了"南阳艾"品牌。此外，南阳市也通过办中国艾产业发展大会等活动来提升"南阳艾"品牌知名度和品牌价值。南阳同时积极开展艾草专项招商引资工作，让"南阳艾"进一步发展。④

作为水源地，在难以发展工业生产的前提条件下，南阳市因地制宜，着力打造高质量中草药种植产业链。南阳市将生态文明与经济发展融合的路径值得其他城市借鉴。

---

① 王好学：《药品生产许可的"南阳速度"——南阳市市场监管局全力服务艾草产业发展》，南阳网，2021年10月23日，https：//www.163.com/dy/article/GN07MO0H0550BXTE.html。

② 马卓、吕少洋、申坚定、全洪雷、李民：《南阳市金银花产业发展现状与对策》，《农业科技通讯》，2022年3月，第19页。

③ 李季、崔松涛：《南阳：艾草飘香更富民》，《健康报》2022年7月1日，第1版。

④ 南阳市人民政府：《南阳：中医药产业强市，今年这么干》，河南省人民政府门户网站，2022年5月26日。https：//www.henan.gov.cn/2022/05-26/2456306.html。

B.11
北京市通州区：将健康理念
全面融入城市副中心建设

孙颖妮*

摘　要：　健康城市建设是北京市通州区作为推进城市副中心高质量发展的
重要抓手。近年来，通州区从营造健康环境、打造完备医疗体
系、改善医疗服务能力，传播健康文化、推进大健康产业发展等
多个方面，深入推进健康城市建设。2019 年，通州区正式启动
全国健康促进区建设，将健康理念融入城市发展，探索建立健康
促进工作长效机制，并于 2022 年 1 月通过全国健康促进区建设
市级验收。系列举措之下，通州区健康城市建设取得显著成效，
居民健康水平稳步提升，居民环境持续改善，公共卫生能力、医
疗服务能力持续提升，健康产业加速发展。北京市自 2012 年开
展全市卫生健康发展绩效评价，2019 年通州区卫生健康发展绩
效评价值为 79.4 分，比 2012 年提高 15.6 分，8 年来，通州区卫
生健康绩效值增幅位列全市第 1 位。

关键词：　全国健康促进区　医疗服务体系　健康管理　大健康产业　北京
市通州区

　　北京通州，素有"北京门户"和"畿辅重镇"之誉。通州地理位置优
越、自然环境优美，由于水系发达，通州还被称为"北方水城"，优越的自

---

* 孙颖妮，《财经》杂志区域经济与产业研究院副研究员，研究方向为宏观经济、区域经济。

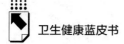

然环境也让通州成为宜人宜居之地。当前，通州区正加快推进北京城市副中心建设，在经济领域、生态环境、民生保障、城乡融合等各个方面加快发展，持续增强城市副中心的影响力和吸引力。其中，健康通州建设是通州作为推进城市副中心高质量发展的重要抓手。

近年来，通州区在健康城市建设方面采取多项举措，不断提高居民的健康获得感和幸福感。在打造健康环境方面，通州大力改善空气质量、构建水绿交融生态环境、大幅提升公共服务水平。在通州各个角落，"绿"的底色随处可见，当前，通州区森林面积已达46.83万亩，森林覆盖率为34.45%，人均公园绿地面积为19.31平方米，居住区公园绿地500米服务半径覆盖率达91.46%，绿化覆盖率提升至51.02%。

此外，通州区还致力于打造家门口"健身房"，打造抵御疾病"第一道防线"。2022年3月，《北京城市副中心（通州区）"十四五"时期体育事业发展规划》提出，"十四五"期间，通州区将高标准建设一批公共体育场馆，每年建设不少于15处专项场地，打造群众家门口的"健身房"。"把通州区建设成为'运动城市、健康城市、活力城市'宜居城市全民健身示范区。"在医疗体系打造方面，通州加强卫生资源配置、提高医疗服务能力，康复服务体系初步形成。

在发展健康产业方面，通州区肩负着提高医疗健康服务水平、建成一批优质医疗项目的重任，近年来，通州大力推动建设漷县文化健康小城镇，作为通州唯一定位为医疗健康产业的特色小城镇，漷县因镇制宜，全力打造以医疗健康为特色的产业发展格局。

全国健康促进区建设是通州健康城市建设的重要载体和有效抓手。2019年，通州区正式启动全国健康促进区建设，将健康理念融入城市发展，探索建立健康促进工作长效机制，进一步促进人民群众健康素养和健康水平持续提升。2022年1月，通州区通过全国健康促进区建设市级验收。

未来，通州区还将从多个方面加强健康城市建设，不断提高居民的健康获得感和幸福感。《北京城市副中心（通州区）"十四五"时期卫生健康事业发展规划》指出，通过全面深化医改，创新体制机制，优化医疗卫生资源配置，到2025年，基本建成体系完整、功能互补、密切协作、运行高效、富有韧性、与城市副中心功能定位相适应的整合型卫生健康服务体系，为通州区居民提供全人群、全方位、全生命周期的卫生健康服务，人民共建共享卫生健康事业发展成果。[①]

一　全国健康促进区建设的通州实践

通州区将全国健康促进区建设作为健康城市打造的重要载体和有效抓手。在 2020 年政府工作报告中明确提出"高标准建设全国健康促进区"，将健康促进区建设列入区政府折子工程，作为落实健康北京行动的重点项目。新冠肺炎疫情发生后，通州将建设全国健康促进区作为公共卫生体系建设的重要内容，列入《通州区加强公共卫生应急管理体系建设三年行动（2020—2022 年）》和《北京城市副中心"十四五"时期卫生健康事业发展规划》重点任务。

（一）"将健康融入所有政策"

通州区实施"将健康融入所有政策"的策略，组织卫生健康、体育、教育、园林绿化等领域专家，成立通州区健康专家委员会，定期召开健康政策制定研讨会，建立公共政策审查制度，出台新政策时充分征求专家意见。制定健康领域相关公共政策 65 条，涉及健康促进、慢病防治、生态环境、养老等多个领域，全方位、多领域促进居民健康素养提升。

同时，通州区广泛开展健康行动，聚焦重点领域，围绕环境整治、医疗卫生、食品安全、养老就业、文化教育等重点问题，多部门持续开展各类健康主题行动，如"'营'在校园——平衡膳食校园健康促进行动""职业病防治行动""健康童年预防行动""污染防治攻坚战"，鼓励倡导全社会参与，持续扩大健康促进区建设的影响力。

[①] 《北京城市副中心（通州区）"十四五"时期卫生健康事业发展规划》，北京市通州区人民政府网站，2021 年 12 月 30 日，http：//www.bjtzh.gov.cn/bjtz/xxfb/202112/1505930.shtml。

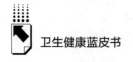

（二）全力打造"健康细胞"

健康场所是健康城市的重要组成部分，通州充分发挥健康示范单位的引领作用，深入开展健康场所创建工作，树立先进典型。全区共建设 148 个健康社区（村），覆盖率达 23.5%；建设 51 个健康促进机关、10 个健康促进企业；建成 62 所健康促进学校，覆盖率达 100%；建设 10 个健康主题公园、24 条健康步道、26 个健康小屋、12 个健康知识一条街，28 家健康食堂、8 家健康酒店（餐厅）。以点带面，辐射带动全区健康场所创建，为群众营造健康良好的生活环境。

无烟环境是健康生活的重要内容。通州区大力开展无烟环境建设，认真落实《北京市控制吸烟条例》，室内公共场所和工作场所设置禁止吸烟标识和警语，广泛举办控烟宣传活动，加大控烟执法力度，定期开展工作督导和专项检查，积极开展无烟环境创建活动，全区无烟党政机关、无烟医疗卫生机构和无烟学校覆盖率均达 100%。大力倡导全民戒烟，提升医疗机构简短戒烟服务能力，全区 475 家医疗机构开展简短戒烟服务培训，覆盖率达到 80.4%，完成培训 2378 人次。

（三）全方位、多渠道传播健康知识

为了让更多居民了解健康知识，通州区加大媒体宣传力度，充分发挥主流媒体舆论引导优势，通州区电视台自办健康专题节目《健康》《健康你我他》，在"融汇副中心"客户端开辟健康专栏。《北京城市副中心报》设立"健康通州"专栏，刊发健康新闻，开展健康知识科普宣传。加强与第三方媒体公司合作，开展健康素养提升项目，录制 8 期《健康素养在行动》专题节目，制作《健康通州宣传片》《健康促进区建设新闻片》，在"融汇副中心"客户端刊发 32 期养生防病和创卫动态新闻，全方位、多渠道传播健康知识。

此外，通州区还充分发挥新媒体优势，充分利用微信公众号、微博等新媒体平台传播健康知识，每周至少更新一次。疫情期间，利用健康促进区联

络员网络，广泛开展防控相关知识在线培训和健康宣教，助力企业复工复产。

（四）多措并举营造健康宜居环境

宜居的健康环境是健康城市建设的重要一环。为了大力改善空气质量，通州区坚持结构减排、工程减排、管理减排并重，不断深化"一微克"行动。制定全市最严的扬尘治理"双十条"量化标准，率先划定非道路移动机械低排区，严格区域交通限行政策，实施烟花爆竹禁限放。2021年，通州区率先实现区域"无煤化"目标，空气质量创历史最好成绩，$PM_{2.5}$ 累计浓度降至35微克/米^3，改善率居全市第一。

近年来，通州区全力构建森林城市，当前通州区的国家森林城市创建指标全部达标，建成东郊森林公园等8个万亩森林组团，建成各类公园52处、园艺驿站13处，全区森林覆盖率达到34.45%，建成区人均公园绿地面积达到18.06平方米，居住区公园绿地500米服务半径覆盖率提升至91.46%，形成一批特色景观和网红打卡地。水环境质量稳步提升，北运河通州段全线通航，建成区污水实现全收集全处理，全区污水处理率达到91.41%，国、市控考核断面水质总体改善3~4个水质类别，53条段黑臭水体基本实现长治久清，北运河、运潮减河上榜"北京市优美河湖"。

同时，通州区大幅提升公共服务水平。北大人民医院通州院区开诊，北京友谊医院二期、北京安贞医院通州院区等市级工程有序推进，医联体建设覆盖22家社区卫生服务中心。获评"首都公共文化服务示范区"荣誉称号。倡导全民健身行动，建成健康绿道300余公里，人均体育场地面积达到2.3平方米，成功举办北京城市副中心全程马拉松等品牌赛事，举办骑行、健步等群众性体育活动。

通州区还不断夯实民生保障基础，区养老院建设完成，养老照料中心实现街乡机构全覆盖，全区养老床位达11910张，每千名老年人口拥有养老床位达37张。加强食品安全监管，加大对小餐饮、小吃店等抽检力度，食品

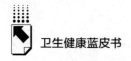

监督抽检合格率达 98.79%。积极探索饮用水全程监管模式，定期开展生活饮用水卫生水质监测，建成区生活饮用水检测合格率为 100%。

（五）全方位提升人群健康水平

为了全面提升居民健康水平，通州区广泛开展各类健康行动，多渠道开展健康教育和健康提素项目，通过对重点健康问题开展综合干预，居民健康素养水平、人均期望寿命不断提高。

为了降低成人吸烟率，通州区大力开展控烟工作，公共场所全面禁烟，举办控烟宣传活动，提高群众控烟意识，开展成人烟草监测工作，成人吸烟率低于本市平均水平。

为了提升经常参加体育锻炼的人口比例，通州区大力普及全民健身活动，大力发展群众性体育项目，扩大体育设施覆盖范围，打造"15 分钟健身圈"，提升群众体育锻炼的参与度和满意度，经常参加体育锻炼的人口比例达到 49%。

为了促进学生体质健康达标，通州区注重学生德智体美劳全面发展，强化学校体育工作，广泛开展校内校外体育活动，增强学生体质健康素质，中小学生体质合格率达到 97.45%。[1]

二　完善卫生健康体系，医疗服务能力持续提升

医疗卫生健康服务体系的构建是健康城市建设的重要基石。通州区从优化卫生资源配置、持续提升公共卫生和医疗服务能力、构建康复服务体系等多个方面入手，不断完善通州区的卫生健康体系。

（一）优化卫生资源配置

截至 2020 年，通州全区实现村级卫生服务全覆盖，并进一步增强村级

---

[1]　通州区全国健康促进区建设工作领导小组办公室：《健康优先　示范引领　助力副中心蓬勃发展——通州区全国健康促进区建设工作汇报》，内部资料。

卫生服务网点建设，提升基本医疗及公共卫生服务能力。首都医科大学附属北京潞河医院（以下简称"北京潞河医院"）完成四期工程，实际开放床位增加100张；首都医科大学附属北京友谊医院（以下简称"北京友谊医院"）通州院区投入使用，实际开放床位增加578张；北京中医药大学东直门医院（以下简称"东直门医院"）完成主体东迁，实际开放床位增加205张；全区优质医疗资源供给增加。北京大学人民医院（以下简称"北大人民医院"）通州院区、首都医科大学附属北京安贞医院（以下简称"北京安贞医院"）通州院区和北京友谊医院通州院区二期工程开工建设。

2020年末，全区编制床位与2015年末相比增加937张，增长16.9%，较北京市平均增速高1.0个百分点；实有床位增长18.9%，较全市平均增速高4.9个百分点；卫技人员增加1717人，增长19.6%；执业（助理）医师增加701人，增长20.9%；注册护士增加609人，增长16.8%；2015~2020年，通州区卫技人员增速高于全市平均水平1.2个百分点，执业（助理）医师和注册护士增速分别较全市平均水平低2.0个和1.0个百分点。

2020年末，疾控中心拥有专用设备433台，价值6221.9万元，分别较2015年增长了100.5%和146.0%；"十三五"时期，卫生监督执法设备实现电子化，远程电子监测场所由0个增加至14个；"十三五"期间，建立独立急救分中心，新建8所社区急救工作站，增加救护车20辆。

（二）提升公共卫生能力

通州区不断完善疾病预防控制网络，建立了以区疾控中心为核心、以社区医疗卫生机构为网底、以各级各类医疗机构为支撑的疾病预防控制网络体系，在应对新冠肺炎等传染病疫情中发挥出系统功能。

为了提升执法监管效能，通州区创新卫生监督执法体系模式，设立了5个职能科室、3个业务科室和7个执法队，即"5+3+7"监督执法模式，与属地政府和社区卫生服务中心联合，开展多部门联合执法，多领域执法。

为了提升公共卫生应急能力，通州区建立了视频指挥、视频会议、远程示教、多方联动的卫生应急决策平台；实验室检测项目由2015年的311项

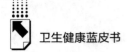

增至 2020 年的 335 项，检测能力达到二级以上生物安全级别，在全市处于领先地位；圆满完成北京市第十二届体育节、北京通州运河马拉松等大型赛事保障任务。

通州区还创新妇幼保健服务模式，区妇幼保健院建立备孕—孕检—分娩—产后康复+儿童健康一体化的妇幼保健服务模式，推出孕检 HAOF（管家式、顾问式、一站式、全时制）服务，成为北京市二级医院中唯一"北京市母婴安全服务示范医院"；作为全区唯一定点残疾儿童康复中心，承担全区及京津冀残疾儿童康复服务。

此外，通州区的精神卫生工作也在稳步推进。通州区完善精神卫生综合管理协调机制，成立了由司法、公安、卫生健康、民政等部门参与的精神卫生工作综合管理小组。全区登记在册的严重精神障碍患者管理率达到94.6%，各项指标基本达到北京市精神卫生"十三五"规划目标要求。区精神病医院升为二级医院，精神卫生专科医生人数增加，专科康复与社区康复相结合的精神卫生康复体系不断完善。①

（三）提高医疗服务能力

为带动基层医疗服务能力提升，以北京潞河医院、东直门医院通州院区为核心医院的区域医联体和康复、儿科、影像、MMC（标准化代谢性疾病管理中心）等专科医联体为媒介，核心医院加强对基层的技术指导，形成医院—社区功能互补的卫生健康服务体系。此外，通州区还创新家医签约服务模式，18 所社区卫生服务中心启用身边医生 App，梨园社区卫生服务中心试点开展智慧医疗辅助随访服务，服务效率得到提升。

通州区建立独立的急救分中心，合理布局急救站点，呼叫满足率由2015 年的 68.0%提升至 2020 年的 96.4%；建立起胸痛、脑卒中、消化道出血、妇产和创伤等 26 条专业的紧急救治绿色通道，使院前与院内信息及时

① 北京市通州区卫生健康委员会：《通州区"十三五"卫生健康事业发展主要成就》，内部资料。

沟通，实现两者高效衔接。系列举措使得通州区紧急医疗救治能力逐步提升。

中医药服务开创新局面。社区卫生服务中心将中医服务融入家庭医生签约服务范围，提供中医特色诊疗服务；区中西医结合医院、区妇幼保健院分别建立名中医工作室，开展中医康复、儿童中医药保健服务；东直门医院通州院区加强中医药学科建设，形成50余个国家级、市级重点专科与重点学科，牵头组建京津冀专科医联体，带动区域医疗机构中医药服务水平提高。

质控管理体系逐步健全。建立健全包括医疗、护理、院内感染等14个专科的质量控制指导组，由北京潞河医院、北京友谊医院通州院区、东直门医院通州院区、通州区疾控中心等具有专科及专业优势的机构专家任组长，在全区统一标准，严格控制医疗卫生服务质量。

远程医疗服务项目持续开展。北京潞河医院作为区域远程影像诊断中心已开始运行，有效带动基层提升诊断水平。远程心电、远程会诊、双向转诊系统逐步完善。

（四）打造康复服务体系

通州区各个医院发挥自身优势，共同打造康复服务体系。其中，东直门医院通州院区发挥技术优势，为广泛开展中医药康复服务提供指导；区中西医结合医院成立骨伤中心、妇产中心，并获批北京市第四批康复转型医院；梨园社区卫生服务中心作为试点，提供康复医疗服务。全区初步建成以综合医院康复科为指导、以区中西医结合医院和区第二医院为中坚力量、社区卫生服务中心为基础的三级康复医疗服务体系。

（五）居民健康水平稳步提升

系列举措之下，通州区居民的健康水平稳步提升。2020年末，通州区人均期望寿命达到81.16岁，较2015年末增加0.68岁；常住居民婴儿死亡率为1.90‰，连续5年低于北京市平均水平，孕产妇死亡率近几年均为0.00/10万，甲乙类传染病报告发病率由2015年的163.72/10万降为

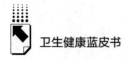

130.37/10 万。婴儿死亡率、孕产妇死亡率与甲乙类传染病报告发病率均实现《北京市"十三五"时期卫生计生事业发展规划》目标，居民健康水平稳步提高。

三 把握大健康产业发展机遇

当"健康中国"正式上升为国家战略，大健康产业迎来前所未有的发展机遇，近年来，通州区也高度重视和大力推进健康产业发展，整合资源、集中优势，推进大健康产业高质量发展。其中，漷县文化健康小城镇建设是通州区发展大健康产业的重要抓手。

（一）高质量打造漷县文化健康小城镇

漷县是通州区 8+1 个小城镇中唯一定位为文化健康产业的小城镇。当前，漷县因镇制宜，全力打造以医疗健康为特色的产业发展格局，努力成为副中心健康产业发展领头雁。

打造大健康特色小镇，漷县镇有诸多优势，漷县镇周边拥有北京卫生职业学院、通州区养老院、北大人民医院通州院区、甘李药业等多个医疗健康产业组团，医疗资源丰富，医药企业和人才储备雄厚。

针对优势资源，漷县镇坚持盘活资源和投资促进"两手抓、两手硬"，以医药健康产业集聚区建设为抓手，构建以健康服务全产业链为主导、以文化旅游全产业链为特色的高精尖经济结构，初步形成以重大医疗项目为引擎、上市企业为龙头、产业园为平台的"医—教—研—养—康"全产业链格局。

目前漷县镇医药健康产业正在高速发展，城镇综合承载能力不断增强，集聚区内不仅拥有北大人民医院通州院区、北京卫生职业学院、通州区养老院等大型公共卫生医疗服务机构，同时聚集甘李药业、春立正达、福元医药等多家医药健康龙头企业以及以一方健康谷、益生详明科技产业园、智汇中心产业园为代表的医药健康产业孵化平台，产业涵盖生物医药、医疗器械、医疗科研、健康管理、产业孵化等多个布局单元，医疗资源丰富，发展前景广阔。其中，北大人民医院通州院区是通州区引入的三级甲等医院，驱车1小时内可抵达河北廊坊的三河、大厂、香河等诸多医疗资源薄弱地区，不仅为通州区居民提供医疗服务，同时辐射京津冀部分区域的患者。①

为促进产业园发展，漷县镇积极为入驻企业提供基础服务平台、政策服务平台、工商税务平台、人才服务平台、智慧园区平台、金融服务平台、资源共享平台、市场推广平台及创业孵化平台等九大平台服务。九大平台支持进驻企业发展，实现医、康、养、研、健产业环节的高效链接，协同镇域内大型医疗卫生服务机构，加速构建医养生态圈。

（二）打造副中心首个大健康产业园样板——一方健康谷

一方健康谷项目是漷县镇的代表项目之一，作为副中心首个大健康产业园样板，健康谷是通州区批准的最后一个"园中园"。一方健康谷项目于2019年开工，是助力漷县文化健康小城镇建设的启动项目，也是漷县文化健康小城镇承接非首都功能疏解、推动区域健康产业协同发展的先行试点。

一方健康谷园区在主导产业上聚焦康复医疗、生殖护理、高端颐养三大特色，以生物研发、总部办公为产业组团，布局医疗健康全产业链，建设大健康创新示范镇。一方健康谷包含国家级重点实验室、院士工作站、康复医院、大健康产业孵化器、人才公寓等。2021年，一方健康谷一期工程投入运营，为打造擎动区域经济发展的新增长极、推动城市副中心医药健康产业高速发展增添动力。②

当前，诸多医药科技公司已经入驻一方健康谷。依托中关村通州园区域及政策优势，企业入驻一方健康谷即可享受中关村"1+4"政策支持，包括五大支持方向、十大支持领域，对重大前沿项目、高新技术企业、创新创业

---

① 郭丽君：《擦亮运河文化名片　加速构建医养生态圈　漷县镇高质量打造文化健康小城镇》，《北京城市副中心报》2021年2月16日，第7版。
② 《低密度花园式生态园区！通州这座"健康谷"一期建成》，百家号，2021年9月18日，https：//baijiahao.baidu.com/s？id＝1711239563219646622&wfr＝spider&for＝pc。

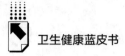
领军人才、科技金融服务等进行重点支持。

通州区多措并举打造健康城市，按照此前国务院批复的规划，城市副中心建设不是简单地造一个新城，而是打造一个不一样的和谐宜居之城，是"没有城市病的街区"，是"首都的一个新地标"。相信，健康通州的不断推进将使得北京市城市副中心更加宜居，居民的幸福感更有保障，城市的吸附力更强。

参考文献

《北京城市副中心（通州区）"十四五"时期卫生健康事业发展规划》，北京市通州区人民政府网站，2021年12月30日，http：//www.bjtzh.gov.cn/bjtz/xxfb/201112/1505930.shtml。

通州区全国健康促进区建设工作领导小组办公室：《健康优先 示范引领 助力副中心蓬勃发展——通州区全国健康促进区建设工作汇报》，内部资料。

北京市通州区卫生健康委员：《通州区"十三五"卫生健康事业发展主要成就》。

郭丽君：《擦亮运河文化名片 加速构建医养生态圈 漷县镇高质量打造文化健康小城镇》，《北京城市副中心报》2021年2月16日，第7版。

B.12

博鳌乐城：以制度集成创新为抓手，形成首创性、集成化、差别化改革探索

赵霄伟 严 志 马 跃*

摘 要： 博鳌乐城国际医疗旅游先行区作为医药卫生健康领域开放的"试验田"，其改革探索在全国没有先列遵循。博鳌乐城先行区紧紧围绕"让中国人尽快用上全世界最先进的药械、推动中国健康产业发展、助推中国医疗卫生事业改革"三大使命，以制度集成创新为抓手，率先在全国开展临床真实世界数据应用试点，畅通省部联动机制，注重高端专家智力支撑，不断优化工作程序，率先打造全国首个"5G数字移动医院"，率先在全省推动乐城先行区与海口高新区共建飞地经济合作示范区，形成创新园区共建模式，打造"乐城应用—高新生产"的发展格局，发挥共建园区的联动优势，加快推动企业落地生根，形成首创性、集成化、差别化改革探索，助推自贸港高质量发展。

关键词： 博鳌乐城 临床真实世界数据 5G数字移动医院 飞地经济合作示范区

一 引言

习近平总书记对海南自由贸易港建设的重要指示中强调，要把制度集成

* 赵霄伟，海南省发改委高技术处副处长，海南省经济研究中心副主任，中国国际交流中心博士后；严志，博鳌乐城国际医疗旅游先行区管理局党委委员、副局长；马跃，海口国家高新技术产业开发区工委委员、管委会副主任，高级经济师。

创新摆在突出位置。博鳌乐城国际医疗旅游先行区（以下简称"乐城先行区"）作为医药卫生健康领域开放的"试验田"，其改革探索在全国没有先列遵循，始终围绕"让中国人尽快用上全世界最先进的药械、推动中国健康产业发展、助推中国医疗卫生事业改革"三大使命，以产城融合、医教研结合的思路，以器械和药品政策制度为抓手，率先在全国开展临床真实世界数据应用试点，率先打造全国首个"5G数字移动医院"，率先在全省推动乐城先行区与海口高新区共建飞地经济合作示范区，形成首创性、集成化、差别化改革探索，助推海南自贸港高质量发展。

二　经验与做法

（一）率先在全国开展临床真实世界数据应用试点

乐城先行区率先在全国开展临床真实世界数据应用试点，既是国家药品监管科学计划的重要组成部分，也是海南自贸港制度集成创新的重要成果，为全国药品医疗器械审评审批制度改革提供新探索。截至2022年上半年，24个特许进口药品和医疗器械纳入试点。

一是省部联动机制畅通。强化"中央统筹、部门支持、省抓落实"的工作机制，海南省政府和国家药监局建立省部沟通机制，每年召开临床真实世界数据应用试点工作领导小组会议，推进乐城先行区临床真实世界数据应用试点工作开展。在此基础上，搭建国家药监局药审中心、器审中心与海南省药监局、乐城管理局的工作协作机制，每年分别召开1~2次药品和器械真研试点工作推进会，对进入试点品种提供早期介入、全过程咨询服务，进一步加快药械试点产品上市进程。

二是高端专家智力支撑。组建由临床医学、方法学、伦理、法学、经济学、数据管理等跨领域的真实世界研究专家库，一批国内外真实世界数据研究的权威科研机构和专家团队支持乐城先行区开展真实世界相关研究、政策制定、攻坚难题、人才培养等，为试点工作规范化、标准化提供强有力支持。

三是不断优化工作程序。申请临床真实世界数据应用试点程序思路是通过建立完备的遴选机制，层层把关，最终确定名单。大体步骤如下：在满足"临床急需""无同类品种国内获批上市"等条件后，进入海南省药监局初筛阶段。等初筛后，把符合条件的药械产品报国家药监局药品审评中心或医疗器械技术评审中心审核。

（二）率先打造全国首个"5G 数字移动医院"

在数字经济新时代，GE 医疗与博鳌乐城一起携手打造全国首个 5G 数字移动医院，助力实现《健康中国行动（2019~2030 年）》提出的"推进早筛查、早诊断、早治疗，降低癌症发病率和死亡率，提高患者生存质量"的目标，这既是贯彻落实《智慧海南总体方案》的重大项目场景谋划的重要成果，也是助推海南数字疗法创新岛、高水平"健康岛"建设的重要抓手。

一是重点模块先行，常规功能筛查。"5G 数字移动医院"主要由体检中心、医学检验、CT 影像检查、女性"两癌"筛查四个功能模块组成。其中，体检中心就是移动 CT 检查车，首次将 64 排 CT 设备置于移动筛查车上，能提供分辨率更高的图像，显示病灶细微的结构，提升了疾病的检出率。医学检验就是移动检验车，通过肿瘤标志物检测和免疫组化，能够较好地反映病变异质性，且便于连续检测，满足诊断中标志物检测的需求。CT 影像检查是重点装载医疗超声诊断仪、心电监护仪等一系列设备，实现对浅表器官综合体验、腹部体验、女性盆腔体检等多项检查。女性"两癌"筛查车重点聚焦乳腺疾病早期筛查目标，通过各类设备标准化的数据采集，建立长期可对照、可追溯的乳腺健康档案。

二是数字赋能支撑，信息实时共享。充分利用 5G、AI、云计算技术，实现远程影像检查协议等一键传输、远程诊断指导和 AI 辅导，可通过"技影随行"远程影像质控平台进行协同，实现远程扫描质控和指导操作，让专家资源实时共享，能在地点、操作人员不断转换过程中，保持一致的医疗服务水平，开创了国内以创新医疗设备和远程数字医疗技术为基础的移动医疗服务新模式，有效拓展了优质医疗资源的及时覆盖，为构建社会办医发展新格局全面赋能。

（三）率先在全省推动乐城先行区与海口高新区共建飞地经济合作示范区

贯彻落实海南省印发《关于在园区实行"飞地经济"政策的实施意见（试行）》等文件精神，在海南省发改委指导下，乐城先行区和海口国家级高新区合作共建全省首个飞地经济合作示范区，基本思路是由乐城先行区先行先试及真研政策为海外创新药械产品进入我国市场提供一条绿色通道，再由海口高新区其自身的优质产业基础和高端制造能力满足这些海外创新药械产品的本土化需求，形成"乐城应用—高新生产"的联动发展格局。

一是创新园区共建模式，加快打造"乐城应用—高新生产"的发展格局。积极探索"飞地经济"合作新模式，推动乐城先行区与海口高新区紧紧围绕完善创新药械研发生产、生物医药产业创新生态等方面，力争在政策联动、功能互补、优势叠加等方面实现互利共赢。比如，乐城先行区真实世界数据研究创新中心在海口高新区设立真实世界数据研究与评价重点实验室海口办事处，便于与海口高新区共同开展相关的学术交流与研究、研发与应用等。又如，乐城先行区与海口高新区共同发起成立全国大健康产业园共同体，通过合作交流、优势互补共享自贸港红利。

二是发挥共建园区的联动优势，加快推动企业落地生根。充分发挥乐城先行区与海口高新区前店后厂的联动优势，帮助自贸港企业能够更有效地对接海外优质技术产品资源，并实现其本土转化落地。比如，以先声药业的创新型抗肿瘤药"注射用盐酸曲拉西利"落地为例，2021 年 8 月进入乐城先行区真实世界研究试点品种，2021 年 11 月企业向国家药监局提出注册申请获批后，将生产企业由原来的江苏先声药业变更为海南先声药业在海口高新区生产。又如，海南苏生生物的新型复合生物活性骨修复材料"聚酯胶原骨修复材料"借助临床急需政策进口到乐城先行区，并推进该品种利用真研政策加快在国内上市，上市后落户海南生产。

三 未来展望

"乐城首创经验"，既是海南贯彻落实习近平总书记视察海南系列重要指示精神的重要体现，也是把集成创新摆在突出位置的重要探索，更是对标国际先进水平、"以超常规举措"谋发展、全面推行"极简审批"改革的重要探索。下一步，继续发挥好制度集成创新探索在推进海南自贸港高质量发展中的关键作用，着眼于全岛封关运作的总体目标，着眼于在临床真实世界数据试点、数字 5G 移动医院、共建飞地示范园区等重点领域深入探索，赋能并支撑海南自贸港高质量发展。

参考文献

《全国首个"5G 数字移动医院"在博鳌乐城园区正投入使用》，人民网，2022 年 4 月 22 日，http：//hi. people. com. cn/n2/2022/0422/c231190-35236483. html。

《海口高新区与乐城先行区推进"前区后厂"联动发展模式》，北青网，2022 年 7 月 7 日，https：//t. ynet. cn/baijia/33024887. html。

中关村产业研究院：《发令枪已响：真实世界研究加速药械研发与审批模式创新（上）》，健康界网站，2022 年 4 月 21 日，https：//www.cn-healthcare.com/articlewm/20210422/content-1212837. html。

中关村产业研究院：《发令枪已响：真实世界研究加速药械研发与审批模式创新（下）》，健康界网站，2022 年 6 月 15 日，https：//www.cn-healthcare.com/articlewm/20210428/content-1214988. html。

B.13
哥本哈根：以健康生活方式为核心，打造健康城市

黄　歆*

摘　要： 联合国经济和社会实务部人口司 2018 年的数据显示，如今全球超过 50% 的人口居住在城市地区。到 2050 年，这一数字可能上升到 70% 以上。全球快速城市化带来的日益增加的环境压力和逐渐扩大的社会经济差距引起了公共卫生、城市规划、自然科学以及流行病学等多个领域对城市地区与健康或福利之间的潜在关联进行了大量研究。2022 年 1 月 4 日，英国 Lenstore 公司发布《2022 年世界健康生活方式城市报告》，对全球 44 个城市进行排名，确定了 2022 年的十大健康城市，丹麦城市哥本哈根排名第 3。在肥胖水平、饮食变化、平均预期寿命、日照时长、户外活动、月平均运动健身费用、幸福指数、空气和水质方面，哥本哈根政府积极出台相应政策，联合外部力量，为居民提供营养均衡的饮食和干净宜居的生活环境，有助于市民更好地实践健康生活方式。

关键词： 公共卫生　可持续发展　健康城市　健康生活方式　哥本哈根

联合国经济和社会实务部人口司 2021 年数据显示，如今全球超过 50%

---

* 黄歆，中国国际经济交流中心美欧研究部实习生。

的人口居住在城市地区。到 2050 年，这一数字可能上升到 70% 以上。① 全球快速城市化带来的日益增加的环境压力和逐渐扩大的社会经济差距引起了公共卫生、城市规划、自然科学以及流行病学等多个领域对城市地区与健康或福利之间的潜在关联进行了大量研究。例如，国际科学理事会（ICSU）开展的"不断变化的城市环境中的健康与福利"科研计划关注并强调了"塑造健康城市"的重要性。②

根据世界卫生组织的定义，健康是"一种身体、精神和社会完全健康的状态，而不仅是没有虚弱和疾病"。按照这个定义，对健康的影响因素分析必须包含身体和心理两个方面。③ 2022 年 1 月 4 日，英国 Lenstore 公司发布《2022 年世界健康生活方式城市报告》，对全球 44 个城市进行排名，确定了 2022 年的十大健康城市。④ 本文将选取评价标准中的八个因素：肥胖水平、饮食变化、平均预期寿命、日照时长、户外活动、月平均运动健身费用、幸福指数、空气与水质，对排名第三的丹麦城市哥本哈根进行详细介绍。

一　肥胖水平

联合国世界卫生组织 2021 年发布的《营养、超重与肥胖》中指出，不健康的饮食和超重是欧洲地区死亡和残疾的主要风险因素。因此，在坚持可

---

① United Nations, Department of Economic and Social Affairs, Population Division. World Urbanization Prospects: The 2021 Revision, CD-ROM Edition; United Nations, Department of Economic and Social Affairs, Population Division: New York, NY, USA, 2021.

② ICSU. *Science Plan on Health and Wellbeing in the Changing Urban Environment: A Systems Approach*; ICSU: Paris, France, 2011; Retrieve from: July 13, 2022: http://www.icsu. org/cms/2017/05/Health-and-wellbeing-in-thechanging-urban-environment-web. pdf.

③ WHO (World Health Organization) Constitution of the World Health Organization, Viewed 20 May 2020, Retrieve from: July 13, 2022: https://archive. org/details/WHO-constitution/page/n1/ mode/1up.

④ Lenstore Vision Hub, Healthy Lifestyle Cities Report 2022. Retrieve from: July 13, 2022: https://www. lenstore. co. uk/eyecare/healthy-lifestyle-cities-report-2022.

持续发展的前提下，解决肥胖问题需要涵盖整个粮食系统和其他部门，做到连贯且创新的行动，以确保所有人都能够获得多样化、均衡化且健康化的饮食。① 联合国世界卫生组织将可损害健康的异常或过量脂肪累积定义为超重和肥胖。身体质量指数（BMI）通常被用于对成年人进行超重和肥胖分类：BMI 指数 ≥30 时为肥胖。自 1975 年以来，世界肥胖人数已增长近 3 倍，2016 年，18 岁及以上的成年人中有 13% 为肥胖，大约 6.5 亿人。BMI 指数升高将导致罹患非传染性疾病重大风险因素上升，如糖尿病、心血管疾病、癌症。同时，肥胖将导致社会歧视和心理健康问题。②

由于饮食及身体活动模式的变化通常是由发展引起的环境及社会变化，是卫生、农业、交通、城市规划、食品加工与供应、市场及教育等部门缺乏支持性政策的结果，自 2001 年 9 月起，丹麦国家卫生委员会开始陆续采用国家行动计划提案，以求通过多方协同合作，应对日益严重的成人、青少年、儿童肥胖问题，降低全国的肥胖水平。③

近年来，哥本哈根市政府积极响应国家号召，在食品管控方面推出了《反式脂肪酸工业用途法》（2004）和《减盐倡议》（2008）。作为世界上第一个通过关于食品中反式脂肪酸工业用途立法的国家，丹麦从 2004 年起，对加工食品中工业生产的反式脂肪酸含量设定了最为严苛的要求。《反式脂肪酸工业用途法》适用于工业生产的，供人类单独食用，或作为食品一部分使用，或可能被人类使用的油脂。每 100 克油脂中的反式脂肪酸含量不得

---

① World Health Organization, Nutrition, overweight and obesity. Retrieve from：July 13, 2022：https：//apps. who. int/iris/bitstream/handle/10665/341982/WHO-EURO-2021-2574-42330-58595-eng. pdf.

② World Health Organization, Obesity and overweight. Retrieve from：July 13, 2022：https：//www. who. int/news-room/fact-sheets/detail/obesity-and-overweight.

③ UNECE and WHO, National Action Plan Against Obesity：Recommendations and Perspectives, National Board of Health, Center for Health Promotion and Prevention, 2003, Retrieve from：July 13, 2022： https：//www. sst. dk/-/media/Udgivelser/2003/Publ2003/National _ Action _ Plan, -d-, pdf. ashx.

超过 2 克（不适用于含有天然反式脂肪酸的动物脂肪）。① 对于行业内所有国有工作场所，《减盐倡议》要求其在 2008 年底之前制定相关食品政策，同时呼吁非国有工作场所在食品生产中自愿减少工业添加盐。同时，按要求与瑞典、挪威各城市就健康食品的北欧食品标签系统达成一致，即"钥匙孔标记"，标注食品含盐标准，帮助消费者选择更为健康的食品。根据该政策，能被称为"低盐产品"的食品，其含盐量必须比同类产品至少 25%，并且将盐纳入营养物声明（nutrition claims），通过每 100 克该食品的盐含量最高可达 0.3 克的要求。②在市场方面，哥本哈根市政府对于含糖食品、含脂肪食品、含甜味剂食品（包括软饮）收取相应食品税。

　　针对儿童肥胖问题，丹麦政府加入了欧盟的"校园水果计划"（EU School Fruit Scheme），为受教育的学生和托儿所的儿童提供牛奶、蔬菜、水果，以通过短期训练的方式，改变儿童的饮食习惯，达到长期保持健康饮食的效果。③除此之外，丹麦政府认为，应当通过自我监管，而非欧盟监管的方式，消除宣传不健康饮食的食品广告对儿童的影响。2007 年 12 月，政府制定了相关食品营销传播规定："负责任的食品销售与儿童交流守则"（Code of Responsible Food Marketing Communication to Children）。该倡议的合作伙伴包括丹麦食品与丹麦工业联合会、丹麦商会、丹麦零售杂货商联合会内的饮料联合会和丹麦酿酒协会在内的十大协会，解决针对儿童的食品广告出现的、可能导致非健康饮食习惯的问题。④

---

① Ministry of Food, Agriculture, and Fisheries of Denmark, Danish Veterinary and Food Administration. Retrieve from：July 13, 2022：https：//www. foedevarestyrelsen. dk/english/ Food/Trans%20fatty%20acids/Pages/default. aspx.

② Denmark：Salt Action Summary，（2009）. Retrieve from：July 13, 2022：https：//www. worlda ctiononsalt. com/worldaction/europe/denmark/.

③ European Commission, Denmark-school scheme. Retrieve from：July 13, 2022：https：//ec. europa. eu/info/sites/default/files/food－farming－fisheries/key_ policies/documents/denmark－ school－scheme－strategy－2017－23_ en. pdf.

④ Code of Responsible Food Marketing Communication to Children. Copenhagen, Forum of Responsible Food Marketing Communication, 2010. Retrieve from：July 13, 2022：http：// kodeksforfoedevarereklamer. di. dk/SiteCollectionDocuments/Foreningssites/kodeksforfoedevarereklam er. di. dk/Downloadboks/Kodeks%20eng%20sep%202008%20samlet. pdf.

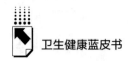
针对肥胖问题导致的非传染性疾病，哥本哈根市政府设立了自己的特色项目。例如，政府拥有针对 2 型糖尿病的预防方案，其内容包括单人咨询、团队课程、运动健身、糖尿病伙伴计划以及糖尿病中心的病理康复计划五大内容，共计 24 项活动，致力于系统性降低城市人口的肥胖水平以及减少 2 型糖尿病的得病人数。[1]

二 饮食变化

国际粮食政策研究所 2017 年发布报告指出，随着收入的增加和城市化程度加深，全球范围内，人们消费更多的是动物源性食品、糖、脂肪和油、精制谷物和加工食品。这种"营养转变"正在导致与不良饮食习惯相关的疾病的增加。城市食品环境，如超市、食品供应商和餐馆，也促进了不健康饮食的获得。[2]

哥本哈根是首批将关于健康和可持续食品系统的全球共识付诸行动的城市之一。2017 年，EAT-Lancet 食品地球健康委员会（EAT-Lancet Commission on Food，Planet，Health）与哥本哈根市政府签订了为期三年的项目（2019~2021 年），由 EIT Climate-KIC 和欧盟共同赞助，名为"转变城市饮食"计划。该项目旨在以哥本哈根为原型，展示如何在城市范围内完成有关食品系统的科学目标。[3]项目分为四个阶段进行，目前，哥本哈根推出了气候友好菜单（Climate-Friendly Menu）和对应的厨师训练营，正在努力实现"到 2025 年，将与食品相关的温室气体排放量减少 25%，减少食物浪

---

① Center for Diabetes-Copenhagen, Intervention Catalogue：Diabetes and Cardiac Rehabilitation in the City of Copenhagen, 2020. Retrieve from：July 13, 2022：https：//www. citieschangingdiabe tes. com/content/dam/nnsites/ccd/en/network/copenhagen/pdfs/Center-for-Diabetes-Interventi on-catalogue-final. pdf.

② IFPRI, Changing Diets：Urbanization and the Nutrition Transition, 2017. Retrieve from：July 13, 2022：https：//ebrary. ifpri. org/digital/collection/p15738coll2/id/131089.

③ EIT Climate-KIC, Shifting urban diets in Copenhagen, 2019. Retrieve from：July 13, 2022：https：//www. climate-kic. org/press-releases/shifting-urban-diets-in-copenhagen/.

费，并在公共厨房提供90%的有机食品"的目标。① 通过这一项目，哥本哈根市政府联合外部力量，提供了营养均衡的饮食和干净宜居的生活环境，有助于市民更好地实践健康生活方式。

三 平均预期寿命

平均预期寿命是评估人口健康的关键指标。自1900年以来，全球平均预期寿命增加了1倍，现已超过70岁。② 2015年，联合国人口与社会署调查数据显示，丹麦人口60岁及以上比例为24.76%，65岁及以上比例为19.05%，已非常接近"超老龄社会"的20%的标准线。③ 据丹麦国家统计局统计，哥本哈根市的人均寿命为81岁，男性78.7岁，女性83.1岁。④

平均预期寿命的上升首先与丹麦盛行的以康复为核心理念的养老服务体系息息相关。作为典型的高收入、高税收、高福利国家，丹麦国民享受着免费医疗、免费教育、失业补助以及成熟的保健康复体系。2007年1月，丹麦实行政治体制改革，将原有的14个省级政府合并为5个大区政府，原有的217个市政府减为98个。⑤

改革在大大提高政府行政效能的同时，进一步形成了其独特的医疗和养老体系：所有公立医院和社区医生统归大区政府管理并划拨预算，而病人出

---

① EAT Forum, Shifting Urban Diets: Methods for a Planetary Health Diet in Copenhagen, 2019. Retrieve from: July 13, 2022: https://eatforum.org/learn-and-discover/shifting-urban-diets/.

② World Bank Data, Life Expectancy, 2019. Retrieve from: July 13, 2022: https://ourworldindata.org/life-expectancy.

③ Ministry of Health, Denmark's National Follow-up to the UNECE Regional Implementation Strategy (RIS) of the Madrid Plan of Action on Ageing (MIPAA) from 2012-2016, *Denmark National Report*, 2017. Retrieve from: July 13, 2022: https://unece.org/DAM/pau/age/country_rpts/2017/DNK_-_National_Report.pdf.

④ Statistics Denmark, Life expectancy, 2021. Retrieve from: July 13, 2022: https://www.dst.dk/en/Statistik/emner/borgere/befolkning/middellevetid.

⑤ 中国外交部网站, https://www.fmprc.gov.cn/web/gjhdq_676201/gj_676203/oz_678770/1206_679062/1206x0_679064/。

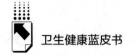

院后的康复、养老设施则由市政府负责。以哥本哈根为例，在新体系下，医院、康复中心、养老机构共同构建了由大区和市政统筹协调的三阶段医养结合体系①。

（1）治疗阶段：有治疗需求的老人通过致电社区医生，接受电话询诊或预约当面就诊，社区医生视其病情决定是否在家服药或转公立医院就诊。如需就诊，则在医院接受治疗后，由医院医生设定总体康复计划。

（2）居家或辅助康复阶段：对于居家康复的老人，市政府将安排康复中心的工作人员定期电诊和家访。康复中心的康复训练则对参加辅助康复的老人开放。

（3）居家或辅助养老阶段：对康复后有足够自理能力的老人主张以居家养老为主；对丧失自理能力或有老年精神疾病（如阿尔兹海默病）的老人，则自主选择进入养老院、失忆养护中心、临终关怀所等机构。

因此，通过拥有良好的医养结合体系，哥本哈根市政府拥有了"压缩的发病率"（compression of morbidity）。诊疗效率的提升使更多人存活下来，导致了群体寿命水平上升，而这一情况被表述为"一个更健康的城市"。②

其次，教育政策也可以被视为间接的健康政策。例如，医学杂志《柳叶刀》承认教育背景与健康前景呈正相关。③随着受教育程度较高的人群中精神障碍患者比例的下降，教育与心理健康之间存在正相关关系已得到证

① City of Copenhagen，Elderly care and home care，Live/Healthcare. Retrieve from：July 13，2022：https：//international. kk. dk/live/healthcare/elderly-care-and-home-care.

② Fries J. F. Aging，natural death，and the compression of morbidity. *New England Journal of Medicine.* 1980；303：130 - 135. Retrieve from：July 13，2022：https：//www. nejm. org/doi/full/10. 1056/nejm198007173030304.

③ Mackenbach J. P.，Valverde J. R.，Bopp M.，Brønnum-Hansen H.，Deboosere P.，Kalediene R.，Kovács K.，Leinsalu M.，Menvielle G.，Nusselder W. J. Determinants of inequalities in life expectancy：An international comparative study of eight risk factors. *Lancet Public Health.* 2019；4：529-537. Retrieve from：July 14，2022：doi：10. 1016/S2468-2667（19）30147-1.

实。[1] 教育与健康和死亡率联系起来的主要机制可以被简要总结如下。

第一，学校教育发展了基本的认知功能并教会个人如何逻辑思考、批判性分析数据和解决问题以及实施计划。[2]

第二，高等教育是稳定和高薪工作的关键，增加收入有助于支付营养食品、更好的住房和生活条件以及高质量的医疗活动。高薪工作带来的政府税收的增加也将反哺医疗福利体系。[3]

第三，教育通过发展有效的人类能动性来促进健康的生活方式。受过高等教育的人更倾向于利用知识、信息和过往经验来避免与健康相关的风险因素，并从事促进健康的行为，如规律运动、避免肥胖、戒烟戒酒。[4]

通过对两项样本模型类似的研究（基于 30 岁及以上人口的受教育程度分析/35~64 岁丹麦人口生活方式分析）可以看出，1990~2010 年，丹麦人口 30 岁及以上的受教育程度发生了显著变化。受教育程度低的人口比例大幅下降，中等和高等教育类别的比例大幅上升，但男女之间的差异更为明显。[5] 这一结果与另一研究中的解读相互印证：从 20 世纪 90 年代中期开始，丹麦的平均预期寿命每年都在增长，即使对女性来说，增长轨迹并不清

① Niemeyer H., Bieda A., Michalak J., Schneider S., Margraf J. Education and mental health. Do psychosocial resources matter? *SSM Popul. Health.* 2019；7：100392. Retrieve from：July 14, 2022：doi：10.1016/j. ssmph. 2019. 100392.

② Kingston, P. W., Hubbard, R., Lapp, B., Schroeder, P., & Wilson, J.（2003）. Why education matters. *Sociology of Education*, 76（1），53-70. Retrieve from：July 13, 2022：https：//www. jstor. org/stable/3090261.

③ Mirowsky, J., & Ross, C. E.（2003）. *Education, Social Status, and Health.* New York：Aldine de Gruyter. Retrieve from：July 13, 2022：https：//www. taylorfrancis. com/books/mono/ 10. 4324/9781351328081/education-social-status-health-john-mirowsky-catherine-ross.

④ Denney, J. T., Rogers, R. G., Hummer, R. A., & Pampel, F. C.（2010）. Education inequality in mortality：The age and gender specific mediating effects of cigarette smoking. *Social Science Research*, 39（4），662-673. Retrieve from：July 13, 2022：https：//www. scienc edirect. com/science/article/pii/S0049089X10000128.

⑤ Luy, M., Zannella, M., Wegner-Siegmundt, C., et al. The impact of increasing education levels on rising life expectancy：A decomposition analysis for Italy, Denmark, and the USA. *Genus* 75, 11（2019）. Retrieve from：July 13, 2022：https：//doi. org/10. 1186/s41118-019- 0055-0.

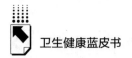
晰。在 35 岁及之后，大多数丹麦人已完成学业，而在 65 岁之前，大多数人仍然是劳动力参与者的情况下，群体在 20 世纪 90 年代中期预期寿命的提高伴随着三个死亡风险因素的下降：吸烟、饮酒、久坐的生活方式——可被视为高等教育的间接结果。①

四　日照时长

当人们评估自身的健康状况（self-rated health，以下简称"自评健康"）时，他们会评估自身目前是否在经历与情绪和幸福有关的任何健康问题。② 研究表明自评健康是各个领域的有力指标，且作为健康的衡量标准同样适用于客观测量。③ 自测健康状况比客观疾病的测量更能反映预期的死亡风险。④ 阳光对自评健康有着积极影响。从短期看，好天气能够增加人们的积极性⑤；从长期看，缺乏维生素 D 会对健康产生负面影响，例如减少肌

① Christensen, K., Davidsen, M. B., Juel, K., Mortensen, L. H., Rau, R. & Vaupel, J. W. 2010, The Divergent Life-Expectancy Trends in Denmark and Sweden—and Some Potential Explanations. in E. M. Crimmins, S. H. Preston & B. Cohen (eds), *International Differences in Mortality at Older Ages: Dimensions and Sources*. The National Academic Press, Washington, USA, pp. 385-408. Retrieve from: July 13, 2022: https: //publichealth. ku. dk/staff/? pure = en%2Fpublications%2Fthe-divergent-lifeexpectancy-trends-in-denmark-and-swedenand-some-potential-explanations (94b094fc-798f-4029-8aed-263b3b703725)%2Fexport. html.
② Singh-Manoux A., Martikainen P., Ferrie J., Zins M., Marmot M., Goldberg M. What does self rated health measure? Results from the British Whitehall II and French Gazel cohort studies. *J. Epidemiol. Community Health*. 2006; 60: 364 - 372. Retrieve from: July 14, 2022: doi: 10. 1136/jech. 2005. 039883.
③ Knäuper B., Turner P. A. Measuring health: Improving the validity of health assessments. *Qual. Life Res*. 2003; 12: 81 - 89. Retrieve from: July 14, 2022: doi: 10. 1023/A: 10235 89907955.
④ Wu S., Wang R., Zaho Y., Ma X., Wu M., Yan X., He J. The relationship between self-rated health and objective health status: A population-based study. *BMC Public Health*. 2013; 13: 1-9. Retrieve from: July 14, 2022: doi: 10. 1186/1471-2458-13-320.
⑤ Guéguen N., Jacob C. "Here comes the sun": Evidence of the Effect of Sun on Compliance to a Survey Request. *Surv. Pract*. 2014; 7: 1-6. Retrieve from: July 14, 2022: doi: 10. 29115/SP-2014-0025.

肉发育或削弱免疫和心血管系统[1][2]。因此，增加暴露在阳光下的时间与改善健康状态相关联。

哥本哈根全年日照时间约为 2387.52 小时，其中 7 月平均日照时间最长，1 月平均日照时间最短。[3] 研究表明，适量的日照时长将为人群合成充足的维生素 D，阳光也可能通过血源性细胞产生直接的全身作用。人体接受适当日照（以浅色皮肤暴露在地中海地区午间阳光下 35 分钟为基数）所产生的较高的维生素 D 浓度（以血清 25-羟基测量）将降低罹患乳腺癌、肠癌、代谢综合征、阿尔兹海默病和其他认知衰退、自闭症、哮喘、呼吸道感染以及过敏、自身免疫疾病（1 型糖尿病、多发性硬化症）、近视的概率。[4]

1995 年，哥本哈根市成为全球第一批推广免费共享单车计划的城市，在限制二氧化碳排放、空气污染和噪声污染的同时，间接鼓励民众利用通勤时间完成每日日照时长指标。截至 2014 年，自行车已成为哥本哈根市民日常生活中不可或缺的一部分。52% 的居民声称自行车是他们的主要交通工具，有 26% 的人表示选择骑自行车通勤是因为它有益于维持健康。[5]

---

[1] Scharla S. H. Vitamin D. in der Reproduktionsmedizin. *Gynäkologische Endokrinol*. 2019；17：16-19. Retrieve from：July 14，2022：doi：10.1007/s10304-018-0235-6.

[2] Schlereth F.，Badenhoop K. Vitamin D. Mehr als ein Knochenhormon. *Der Internist*. 2016；57：646-655. Retrieve from：July 14，2022：doi：10.1007/s00108-016-0082-2.

[3] Climate-Data，Climate Copenhagen（Denmark）. Retrieve from：July 14，2022：https://en.climate-data.org/europe/denmark/capital-region-of-denmark/copenhagen-23/.

[4] Alfredsson，L.，Armstrong，B.K.，Allan Butterfield，D.，Chowdhury，R.，de Gruijl，F.R.，Feelisch，M.，Garland，C.F.，Hart，P.H.，Hoel，D.G.，Jacobsen，R.，Lindqvist，P.G.，Llewellyn，D.J.，Tiemeier，H.，Weller，R.B.，& Young，A.R.（2020）. Insufficient sun exposure has become a real public health problem. *International Journal of Environmental Research and Public Health*，17（14），1-15. Retrieve from：July 14，2022：https://doi.org/10.3390/ijerph17145014.

[5] Copenhagen：European Green Capital 2014. Retrieve from：July 14，2022：https://ec.europa.eu/environment/europeangreencapital/wp-content/uploads/2012/07/ENV-13-004_Copenhagen_EN_final_webres.pdf.

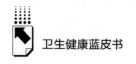

五　户外活动与运动健身费用

（一）户外活动

健康城市并非只是一个已经达到特定健康状态的城市，它还是一个关注健康并努力改善健康的城市，需要的是对健康的承诺以及实现它的过程和结构。[①] 哥本哈根作为一个活跃的城市，不断创造和改善建社会环境，并扩大社区资源以使其居民在日常生活中保持良好的身心状态。

哥本哈根市政府设有专项办公室，以人文因素和社会条件作为其主要优先事项，促进实现强包容性的城市公共生活，倡导"城市不单是行政区划的产物，也是所有居民利用不同的活动和节奏生活和互动的空间，是理解和响应所有人需求的场所"。市区共有 9 个大型文化体育休闲中心，其中 Valby Idrætspark 是北欧最大的体育设施场所。同时，政府致力于城市公共空间的功能重构，以满足市民们对于户外运动的需求。例如，Islands Brygge 港口浴场是哥本哈根市将工业港口和交通枢纽转换为城市文化和社会中心的成功案例之一，为市民提供不同的游泳体验，以及被码头环绕的港口城市景观、游乐场、儿童游泳池、入水平台、休息区。哥本哈根市政府也积极推动旨在促进可持续发展、健康、安全城市发展的公共政策。通过为城市公园修建更多林荫道，改善城市环境条件、减少车辆交通、扩大步行区和休闲空间，政府希望增加居民对公共空间的使用以及所有人群的互动，从而在城市内部为居民，尤其是外来移民，提供更多的安全感。[②]

尽管传统上公共空间被视为一种公共产品，但在哥本哈根的案例中，在

① WHO, Europe, A healthy city is an active city: A physical activity planning guide, 2008. Retrieve from: July 14, 2022: https://www.euro.who.int/_ _ data/assets/pdf_ file/0012/99975/E91883.pdf.

② City of Copenhagen, Copenhagen culture and activities, E91883. Retrieve from: July 14, 2022: https://international.kk.dk/live/culture-and-leisure/copenhagen-culture-and-activities.

项目组织、融资和所有权方面已经开展了一系列公共空间的公私发展模式。城市中大部分备受瞩目的公共空间都是由市政府作为公共项目发起的，但作为共同开发方，私人基金会在这些空间的规划和设计中发挥着决定性作用。例如，由丹麦体育俱乐部（Danish Gymnastics and Sports Associations）建立的 Lokale og Anlægsfonden 在为活动、健身和娱乐提供的休闲空间方面一直处于领先地位，通过足球、游戏、健身、篮球、滑冰、跑酷和其他活动的设施积极促进健康生活。[1]

在哥本哈根，设施和公共空间使用的增加证明了在改善公共空间方面取得的进展。2019 年，城区和城市中心区的（由于公共设施完善而得以允许的）户外活动增加了 100% 以上，户外活动的总数，取决于各地区，增加了 34% ~ 80%。[2] 这代表着城市公共设施利用率上升，城市生活总体质量提高，公共空间吸引力增长，户外活动的质量更好，人们愿意参加休闲活动的可能性更大，从而进一步改变居民生活习惯，为健康生活方式保驾护航。

（二）运动健身费用

户外活动和健身的区别在于前者是一个包括了结构化和非结构化形式的与休闲、通勤、家庭、工作等社会行为相关的活动。运动健身通常以强度从轻度到剧烈为特征，被定义为结构化身体活动的一个子集。这些结构化的身体运动更具体地被设计用于改善心肺健康、认知功能、柔韧性与平衡、力量和/或爆发力。[3]

---

[1] Lokale og Anlægsfonden-ABOUT THE FUND. Retrieve from：July 14，2022：https：//www. loa-fonden. dk/om-fonden/.

[2] Inter-American Development Bank（IADB），Public space for all：What makes Copenhagen the city for the people?，*Urban Development*，2019. Retrieve from：July 14，2022：https：//blogs. iadb. org/ciudades-sostenibles/en/public-space-for-all-what-makes-copenhagen-the-city-for-the-people/.

[3] Bangsbo，B.，Blackwell，J.，Boraxbekk，CJ.，Caserotti，P.，Dela，F.，Evans，A. B.，Jespersen，A. P.，Gliemann，L.，Kramer，A. F.，Lundbye-Jensen，J.，Mortensen，E. L.，Lassen，A. J.，Gow，A. J.，Harridge，SDR.，Hellsten，Y.，Kjaer，M.，Kujala，U. M.，Rhodes，R. E.，Pike，E. C. J.，... Viña，J.（2019）. Copenhagen Consensus statement 2019：physical activity and ageing. *British Journal of Sports Medicine*，53（14），856-858. Retrieve from：July 14，2022：https：//doi. org/10. 1136/bjsports-2018-100451.

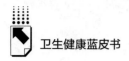

　　研究显示，财务因素被认为是选择体育运动和是否坚持前往健身房进行常规体育锻炼的重要原因。[①] 据统计，哥本哈根平均每月健身费用为 34.8 美元，约合人民币 235.39 元，占哥本哈根平均税后月薪（3728 美元）的 0.9%。[②]因此，易负担的健身费用为哥本哈根的所有居民接受系统性的、基于运动学理论的训练，选择健康的生活方式提供了良好基础。

六　幸福指数

　　《世界幸福报告》是联合国可持续发展解决方案网络收集、汇编和分析大量数据和调查的出版物，在 2021 年 3 月 23 日发布的报告中，哥本哈根位列全球第五大幸福城市。[③]社会经济因素、环境因素（如空气污染和温度）、地理位置和设施管理是影响城市幸福指数的有效变量。[④]

　　从硬性指标看，哥本哈根是全球绿色经济的领导者，贡献着丹麦近 40%的经济产出，并享有长期稳定的增长。完善的福利体系和社会支持、强大的创新能力、高技能和高就业率以及低碳排放所带来的环境质量和身心健康的显著改善是哥本哈根的核心驱动力和幸福指数上升的关键。[⑤] 例如，丹麦是工作周最短的国家之一，至少有 5 周假期（不包括公共假期）和将近一年的育儿假，这使得夫妻双方能够最小限度地牺牲职业前景，在工作与家

① Nuviala, A., Grao-Cruces, A., Teva-Villén, R., Pérez-Turpin, J. A., Pérez-Ordás, R., & Tamayo-Fajardo, J. A. (2013). Duration of Membership at Sports Centers and Reasons for Quitting. *Perceptual and Motor Skills*, 117 (3), 733 – 741. Retrieve from: July 14, 2022: https://doi.org/10.2466/06. PMS. 117x32z3.

② LivingCost, Cost of Living in Copenhagen, 2022. Retrieve from: July 14, 2022: https://livingcost.org/cost/denmark/copenhagen.

③ World Happiness Report, 2020. Retrieve from: July 14, 2022: https://happiness-report.s3.amazonaws.com/2020/WHR20_ Ch3.pdf.

④ Mirzan, H., Bahreini, A., Moeinaddini, M., Asadi-Shekari, Z., Shah, M. Z., & Sultan, Z. (2016). IDENTIFY SIGNIFICANT INDICATORS FOR A HAPPY CITY. *PLANNING MALAYSIA*, 14 (4). Retrieve from: July 14, 2022: https://doi.org/10.21837/pm.v14i4.163.

⑤ London School of Economics, Copenhagen Green Economy Leader Report, 2014. Retrieve from: July 14, 2022: https://www.lse.ac.uk/cities/publications/research-reports/Copenhagen-Green-Economy-Leader-Report.

庭之间找到良好的平衡。由福利体系支撑的医疗保险、免费大学、失业救济金以及用税收资助的福利计划为日常生活提供了支持和保障，增加了民众的安全感。从软性指标看，哥本哈根市政府在处理市政问题时，主动以人文关怀为本，涵盖社会各界人士共同协商解决的方式将给予市民参与感和归属感，从而一定程度有助于城市幸福指数的上升。

七　空气与水质

作为衡量健康生活的指标，哥本哈根的空气和水质评价均为优秀。2015年，哥本哈根为扩大绿色经济做出了开创性的努力。该市将公私合作伙伴关系置于其生态创新方法的核心，与公司、大学和民间社会合作，创建致力于发展绿色增长和增加就业的论坛。哥本哈根也有望在2025年成为世界上第一个碳中和城市，自2009年启动第一个气候计划以来，该市已经实现了碳排放的显著减少。[①]如今，该市正在努力实现"到2025年成为'绿色、智能和碳中和'城市的目标"，力图成为欧洲各国的榜样。在其为可持续发展做出的努力中，哥本哈根受益于丹麦国家政府以及国家环境政策的支持：早在1971年，丹麦就成立了环境部，两年后丹麦成为世界上第一个实施环境立法的国家。

（一）空气

自2009年启动第一个气候计划以来，哥本哈根已经实现了重大的碳减排，改善了该市的空气污染问题：与2005年的碳排放量相比，哥本哈根在2012年减少了24%的排放量，这一结果远超其在2015年完成该目标的期

---

① Copenhagen：European Green Capital 2014. Retrieve from：July 14, 2022：https：//ec. europa. eu/environment/europeangreencapital/wp－content/uploads/2012/07/ENV－13－004_ Copenhagen_ EN_ final_ webres. pdf.

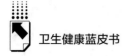

望。2012年8月，哥本哈根市议会接着通过了一项到2025年的新气候计划。①

为了应对由能源需求导致的空气污染，哥本哈根实施了大量改造举措：改造市政府大楼，将城市的热电联产电厂转换为生物质能，以及建造风力涡轮机。截至2020年，丹麦有48%的电力需求来自风能。② 同时，哥本哈根的大部分地区，包括邻近的腓特烈斯贝市，都在2008年被列为低排放区（low-emission zone）。低排放区出台了适用于重型柴油动力车辆的特殊限制，该类车辆必须安装颗粒过滤器。原因是卡车和重型车辆造成了15%的颗粒物污染，这是对哥本哈根空气质量的最大威胁：每年约导致500人过早死亡。根据2010年的数据，卡车和公共汽车的颗粒物排放量下降了60%，于是市政府继续收紧限制并扩大低排放区以求达到更高的空气质量标准。③

同时，哥本哈根市政府也寻找各种方法阻止汽车的使用，尤其是使用汽车通勤。例如从斯德哥尔摩移植而来的《绿色交通行动计划》中包含的一项拥堵收费提案和正在开发的旨在将车辆限制在特定道路上的道路网络，都是针对汽车使用的"刹车"行为。④ 哥本哈根市政府也对汽车的氢、电以及生物燃料进行实验室测试，其目标是：到2025年，全市20%～30%的乘用车使用氢气、电力或生物燃料。市政府在大哥本哈根地区建造了5个加氢站，以求市民更多地使用电动汽车。⑤

① Technical and Environmental Administration, City of Copenhagen, The CPH 2025 Climate Plan. Retrieve from：August, 2012：https：//urbandevelopmentcph. kk. dk/climate.

② Statista, Share of Wind Power Coverage in Denmark 2009-2020. Retrieve from：July 14, 2022：https：//www. statista. com/statistics/991055/share-of-wind-energy-coverage-in-denmark/.

③ Copenhagen：European Green Capital 2014. Retrieve from：July 14, 2022：https：//ec. europa. eu/environment/europeangreencapital/wp-content/uploads/2012/07/ENV-13-004_Copenhagen_ EN_ final_ webres. pdf.

④ WHO, Europe, Promoting Physical Activity and Active Living in Urban Environments：The Role of Local Governments, E89498. Retrieve from：July 14, 2022：https：//www. euro. who. int/_ _data/assets/pdf_ file/0009/98424/E89498. pdf.

⑤ Copenhagen：European Green Capital 2014. Retrieve from：July 14, 2022：https：//ec. europa. eu/environment/europeangreencapital/wp-content/uploads/2012/07/ENV-13-004_Copenhagen_ EN_ final_ webres. pdf.

哥本哈根市政府还积极推行包括哥本哈根市民、企业、非政府组织、知识机构参与改善空气质量，治理空气污染的气候计划。例如，倘若哥本哈根市民使用自行车通勤、分类生活垃圾、安装太阳能电池板和采取节能的生活方式来表达自己对于气候计划的支持，作为回报，他们可以每年节省 4000 丹麦克朗的电费和取暖费，同时获得更好的生活质量。该市 2006 年推出的旨在增加公民参与体育活动的《哥本哈根行动计划》和用于对自行车进行全面支持的《骑行友好计划》，包括精心设计自行车道和道路规划，确保安全骑行环境，免费使用城市自行车，建立自行车工坊，以及大力宣传骑行，也为改善空气质量做出了贡献。[1] 在哥本哈根，全市居民每天的骑乘总里程数高达 130 万公里，相当于全世界的 30 倍。该市拥有共计 359 公里的各色自行车道和自行车高速公路。[2]在有关骑行的计划之后，哥本哈根市政府也陆续推出了步行战略，鼓励更多居民步行出行。2008 年，哥本哈根市签署了《国际步行宪章》，从那时起，市政府就与居民密切协商后制定了战略，居民也一直积极建议新的步行路线与捷径，力图建立更完善的徒步系统和公共交通设施。[3]

（二）水质

丹麦拥有全球最干净的饮用水，丹麦政府指出饮用水的供应完全以地下水为基础，只需经过曝气、调节 pH 值、过滤等简单处理后，即可输送给消费者。对于地下水水质的保护，政府采取的态度是：预防而非治理（污

---

[1] WHO, Europe, A Healthy City Is an Active City：A Physical Activity Planning Guide, 2008. Retrieve from：July 14, 2022：https：//www. euro. who. int/_ _ data/assets/pdf _ file/0012/99975/E91883. pdf.

[2] WHO, Europe, Promoting Physical Activity and Active Living in Urban Environments：The Role of Local Governments, E89498. Retrieve from：July 14, 2022：https：//www. euro. who. int/_ _ data/assets/pdf_ file/0009/98424/E89498. pdf.

[3] Copenhagen：European Green Capital 2014. Retrieve from：July 14, 2022：https：// ec. europa. eu/environment/europeangreencapital/wp－content/uploads/2012/07/ENV－13－004_ Copenhagen_ EN_ final_ webres. pdf.

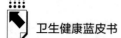
染）。①对于污水与废水治理，哥本哈根市政府延续了全民参与的方式。1955年，哥本哈根共有93个污水排放点将污水排入海港，同时，暴雨也将城市下水道中的污水带入海港。②针对这一问题，哥本哈根水与环境影响评估负责人 Jørgen Lund Madsen 在2015年表示，政府花费了30亿丹麦克朗来改变废水路线，建造溢流屏障。但即使如此，在大风暴期间，雨水仍会回流到下水道并污染港口。③这一情况直到一家丹麦私营公司开发出复杂的警报系统，能根据降雨预报、现有水位、潮汐预测何时何地发生溢流，并通过手机提醒工作人员，以便他们可以在需要时立即关闭港口。

同时，该公司与市政当局一起制定了气候适应计划，意在以最绿色和社会经济效率最高的方式保护城市的气候和供水问题。其中包括防止城市洪涝的暴雨管理计划，保护市民饮水健康的地面回路清洁与水循环保护计划，不得在特定地区使用杀虫剂的水源保护计划，以及与限制建筑施工污染土壤和建筑垃圾排入地下水有关的城市清洁计划。④

参考文献

Center for Diabetes-Copenhagen, Intervention Catalogue：Diabetes and Cardiac Rehabilitation in the City of Copenhagen, 2020. Retrieve from：July 13, 2022：https：//www. citieschangingdiabetes. com/content/dam/nnsites/ccd/en/network/copenhagen/pdfs/Cen

① Ministry of Environment of Denmark, Environmental Protection Agency. Retrieve from：July 14, 2022：https：//eng. mst. dk/nature-water/water-at-home/.

② IWA, Greater Copenhagen Water Utility, HOFOR A/S：Long-term supply solutions that are green, safe and inexpensive. Retrieve from：July 14, 2022：https：//iwa-network. org/greater-copenhagen-water-utility-hofor-as/.

③ Bloomberg, *Why Copenhagen Has Almost Perfect Water*, December 24, 2015. Retrieve from：July 14, 2022：https：//www. bloomberg. com/news/articles/2015 - 12 - 23/why - copenhagen - has - such-great-water.

④ IWA, Greater Copenhagen Water Utility, HOFOR A/S：Long-term supply solutions that are green, safe and inexpensive. Retrieve from：July 14, 2022：https：//iwa-network. org/greater-copenhagen-water-utility-hofor-as/.

ter-for-Diabetes-Intervention-catalogue-final. pdf.

City of Copenhagen, Copenhagen Culture and Activities, E91883. Retrieve from: July 14, 2022: https://international. kk. dk/live/culture - and - leisure/copenhagen - culture - and - activities.

Climate-Data, Climate Copenhagen (Denmark). Retrieve from: July 14, 2022: https://en. climate-data. org/europe/denmark/capital-region-of-denmark/copenhagen-23/.

Copenhagen: European Green Capital 2014. Retrieve from: July 14, 2022: https://ec. europa. eu/environment/europeangreencapital/wp-content/uploads/2012/07/ENV - 13 - 004_ Copenhagen_ EN_ final_ webres. pdf.

Denmark: Salt Action Summary, (2009). Retrieve from: July 13, 2022: https://www. worldactiononsalt. com/worldaction/europe/denmark/.

Ministry of Environment of Denmark, Environmental Protection Agency. Retrieve from: July 14, 2022: https://eng. mst. dk/nature-water/water-at-home/.

Ministry of Food, Agriculture, and Fisheries of Denmark, Danish Veterinary and Food Administration. Retrieve from: July 13, 2022: https://www. foedevarestyrelsen. dk/english/ Food/Trans%20fatty%20acids/Pages/default. aspx.

Ministry of Health, Denmark's National Follow-up to the UNECE Regional Implementation Strategy (RIS) of the Madrid Plan of Action on Ageing (MIPAA) from 2012-2016, *Denmark National Report*, 2017. Retrieve from: July 13, 2022: https://unece. org/DAM/pau/age/ country_ rpts/2017/DNK_ -_ National_ Report. pdf. Statistics Denmark, Life expectancy, 2021. Retrieve from: July 13, 2022: https://www. dst. dk/en/Statistik/emner/borgere/ befolkning/middellevetid.

World Bank Data, Life Expectancy, 2019. Retrieve from: July 13, 2022: https://ourworldindata. org/life-expectancy.

World Happiness Report, 2020. Retrieve from: July 14, 2022: https://happiness - report. s3. amazonaws. com/2020/WHR20_ Ch3. pdf.

B.14
悉尼：以绿色环保为抓手，
高质量建设健康城市

张岳洋*

摘　要： 随着城市化进程的加快，人口聚集给城市人居环境和人民健康带来了巨大的挑战，健康城市项目已成为很多国家在城市化进程中改善居民卫生健康环境，促进居民身心健康发展的首选。在英国 Lenstore 公司发布的《2021 年健康生活方式城市报告》中，澳大利亚城市悉尼在全球最健康的城市排名中获得第 2。澳大利亚是开展健康城市和健康社区运动较早的国家，着重于改善区域开放空间和社区宜居性。大都会绿地计划和 Greener Places 计划增加了社区居民获得娱乐和锻炼的机会，助力创造更健康、更宜居和可持续的城市环境。此外，悉尼在日照时长、预期寿命、绿化覆盖率、肥胖率、饮食健康、幸福水平以及户外运动等健康卫生指标方面均有较为成熟的经验，为我国建设健康城市提供了有效思路。

关键词： 健康城市　可持续发展　绿色网络　悉尼

健康城市的概念可以追溯到 1844 年，当时英国成立了城镇健康协会，审议埃德温·查德威克（Eduin Chadwick）关于城镇生活条件差的报告。1984 年，世界卫生组织（WHO）于"2000 年健康多伦多"大会中提出

---

* 张岳洋，中国国际经济交流中心美欧研究部研究实习员。

"健康城市"的理念，开始推进健康城市运动，并于 1986 年发表《渥太华宪章》。欧美各国相继将"促进健康"作为城市规划的重要目标之一，关注建成环境的空间设计原则，并发布促进健康空间的相关设计行动指南。

世卫组织健康问题社会决定因素委员会的报告强调了城市化和城市环境对人类身心健康的重要性。委员会强调需要将健康置于城市治理和规划的核心。健康城市关心人们的身心健康和社会福祉，旨在形成一个公平和包容的社会。任何城市都可以成为健康城市。这需要多学科方法，包括城市规划、经济发展、社会科学和公共卫生。

英国 Lenstore 公司发布了《2021 年健康生活方式城市报告》，其中悉尼荣获全球最健康的城市第 2 名。该报告按照 10 项生活环境评价标准对各城市进行分类：日照时数、一瓶水的价格、肥胖率、预期寿命、污染程度、每年工作小时数、幸福感水平、户外活动、出游次数、健身房会员每月平均费用。就以上 10 种指标，给每个参数一个加权分数，然后用它计算出 100 分的总分。从而对全球 44 个城市进行了考察分析，以确定哪些城市的人有全面的健康生活方式。本文将从悉尼绿色城市规划、日照时长、预期寿命、绿化覆盖率、肥胖率、饮食健康、幸福水平以及户外运动等角度分析悉尼健康城市建设情况。

（一）绿色城市规划

1. 大都会绿地计划（Metropolitan Greenspace Program）

早在 1983 年，悉尼政府就提出大都会绿地计划。该计划是一项年度赠款计划，大悉尼和中央海岸议会提供资金，以协助改善区域开放空间和社区宜居性的项目。宜居性和区域开放空间是社区健康的重要因素。大都会绿地计划的资金将用于共享路径、自行车道、新建和改进公园和开放空间以及改善和增加开放空间使用权的管理计划，旨在投资连接悉尼的丛林、公园、中心和水道，并鼓励公众使用和享受。该计划支持政府的愿景，即通过改善连通性在城镇中心、公共交通枢纽和主要住宅区之间创建一个高质量的绿色空间网络，从而在公园内创建城市。该计划随着时间不断更新发展。2022～

2023 年的目标是改善区域重要的开放空间，包括丛林、公园、中心和水道之间的连接，使公众更有效地使用区域重要的开放空间，增加社区使用各种开放空间的机会，促进州和地方政府之间的伙伴关系，使各级政府共同致力于改善健康、可持续性、气候变化和社区成果的项目。

2. Greener Places 计划

2017 年，新南威尔士州政府推出了一项名为"Greener Places"[1] 的政策草案（Government Architect NSW 2017a）。新政策以悉尼绿色网格（Sydney Green Grid，SGG）为基础，将通过增加居民获得娱乐和锻炼的机会、鼓励步行和骑自行车以及提高城市地区的环境恢复力来创造一个更健康、更宜居和可持续的城市环境。绿色基础设施是支持可持续社区并包括水道的绿色空间、自然系统和半自然系统的网络，包括丛林、树冠和绿色地被植物、公园和包括公园在内的开放空间，以及经过战略规划、设计和管理的开放空间，以支持城市环境中的优质生活。

《绿色场所设计指南草案》[2] 则提供了有关如何在整个新南威尔士州城市地区设计、规划和实施绿色基础设施的信息。该指南草案提供了战略、绩效标准和建议，以协助规划、设计和开发社区绿色基础设施。新政策以悉尼绿色网格（SGG）为基础，可促进可持续发展、改善连通性并加强大都市区和州内的绿色基础设施（GI）网络。大悉尼绿色网格将社区与景观连接起来。从区域公园到地方公园和游乐场，将中心、公共交通和公共空间与绿色基础设施和景观特征连接起来的高质量绿地网络是该项目的长期愿景。在公共领域内，它包括增加和改善水路走廊、交通路线、郊区街道、人行道和自行车道。大悉尼绿色网格提供的绿色空间网络远远大于其各部分的总和。它将使该地区保持凉爽，鼓励健康的生活方式，支持步行和骑自行车，提供更

---

① NSW Department of Planning, Industry and Environment, Greener Places: an urban green infrastructure design framework. Retrieve from: June, 02, 2020: https://www.governmentarchitect.nsw.gov.au/policies/greener-places.

② Government Architect NSW, Draft Greener Places Design Guide, Retrieve from: June, 03, 2020: https://www.governmentarchitect.nsw.gov.au/resources/ga/media/files/ga/discussion-papers/discussion-guide-greener-places-2020-06-03.pdf.

好的开放空间，增强丛林并支持生态恢复力。绿色网格的规划和交付将受到人们在各个地方移动的方式和绿色网格走廊的多重作用的影响。该网络将在大悉尼地区提供高质量的优先自行车路线，并将主要自行车网络与大悉尼绿色电网进行整合。大悉尼绿色网格将在几十年内逐步交付。议会和新南威尔士州政府将继续使用一系列土地使用规划工具、资助计划（如大都会绿地计划）和交通计划，以建设和完善大悉尼绿色网格。

（二）绿化覆盖率

麻省理工学院的城市感知实验室（MIT's Senseable Lab）和世界经济论坛（World Economic Forum，WEF）合作创建了 Treepedia 网站[①]，通过交互式地图显示世界各地主要城市的树木覆盖密度情况。研究人员利用谷歌街景信息来判定"绿色景观指数"（Green View Index），该评级指数根据航拍图像来评估主要城市的绿化覆盖率。其中悉尼以 25.9% 的绿化指数排名第 2。

自 2008 年以来，为应对气候变化，悉尼市推出了悉尼 2030 计划，绿化城市一直是悉尼市的首要任务。2014 年，树冠覆盖率增加了 24%，公园和绿地增加了 13%，扩大和恢复的原生灌木丛增加了 180%，全市建立了 23 个社区和边缘花园。悉尼市已宣布计划在 2050 年将城市绿化覆盖率提高到 40%，这符合其 2012 年和 2030 年绿化悉尼战略。为实现这些目标，"绿化悉尼 2030"[②] 制定了一系列行动，如绿色巷道，屋顶和开发项目，增加绿色植物覆盖率，引入绿色因子分数，设立绿化悉尼基金，借鉴土著生态知识，社区参与和教育等。

（三）日照时长

许多研究已经证明了天气对人们情感幸福感，尤其是对情绪的影响。根

---

① Treepedia. Exploring the Green Canopy in cities around the world. Retrieve from：July，25，2022：http：//senseable. mit. edu/treepedia.

② City of Sydney. Greening Sydney strategy. Published 13 August 2021. Retrieve from：July，25，2022：https：//www. cityofsydney. nsw. gov. au/strategies-action-plans/greening-sydney-strategy.

据这些研究，在一年中观察到典型的情绪波动：在寒冷和黑暗的冬季，抑郁症更为普遍，而在春季和夏季抑郁状态有所缓解。

2013 年的研究确实表明，阳光对幸福感和生活满意度有积极影响。Kämpfer 和 Mutz[1] 分析了三项大规模调查，发现在异常晴朗的日子接受采访的受访者比在天气更普通的日子接受采访的受访者报告的生活满意度更高。他们简洁地总结了他们的发现："所谓的阳光对人们生活满意度的影响确实存在"。

根据 Lenstore 公司的统计[2]：悉尼每年的日照时数为 2636 小时；日照时间最长的月份是 12 月，平均日照时间为 14.4 小时；日照时间最短的月份是 6 月，平均日照时间为 9.9 小时；日照时间最多的月份是 8 月、9 月、10 月和 12 月，平均日照时间为 7.9 小时；日照时间最少的月份是 6 月，平均日照时间为 5.9 小时。[3]

（四）预期寿命

《2022 年世界卫生统计》[4] 显示，全球预期寿命从 2000 年的 66.8 岁增加到 2019 年的 73.3 岁，健康预期寿命从 58.3 岁提高到 63.7 岁。2019 年，女性的预期寿命和健康预期寿命分别比男性高 5.1 岁和 2.4 岁。

根据澳大利亚国家统计局[5]数据，2019 年，澳大利亚男女平均预期寿命

① Kämpfer, S., & Mutz, M. (2013). On the sunny side of life: Sunshine effects on life satisfaction. *Social Indicators Research*, 110 (2), 579-595. https://doi.org/10.1007/s11205-011-9945-z.

② Lenstore. Healthy Lifestyle Cities Report 2021. Retrieve from: July, 25, 2022: https://www.lenstore.co.uk/research/healthy-lifestyle-report.

③ Weather Atlas. Sydney-weather-tomorrow. Retrieve from: July, 25, 2022: https://www.weather-atlas.com/zh/australia/sydney-weather-tomorrow.

④ WHO. World health statistics 2022: monitoring health for the SDGs, sustainable development goals. Published 19 May 2022. Retrieve from: July, 25, 2022: https://www.who.int/data/gho/publications/world-health-statistics.

⑤ Australian Bureau of Statistics. Statistics about life tables for Australia, states and territories and life expectancy at birth estimates for sub-state regions. Released August, 11, 2022. Retrieve from: August, 27, 2022: https://www.abs.gov.au/statistics/people/population/life-tables/latest-release.

为83.4岁。男性平均预期寿命为81.5岁，女性为85.4岁，在过去10年中，男性的预期寿命增加了1.7岁，女性的预期寿命增加了1.3岁。大约30年前（1990年），澳大利亚出生时的预期寿命男性为73.9岁，女性为80.1岁，相差6.2岁。根据澳大利亚卫生与福利局（Australian Institute of Health and Welfare）[①]的2022年报告，北悉尼（从Ryde到Palm Beach）居民的预期寿命是全澳最长的。澳大利亚前5名的长寿地区，有3个在悉尼。目前，出生于北悉尼的人，预计平均可活到85.5岁，预期北悉尼人将成为澳大利亚最长寿的人。排在第2位的是东墨尔本，预计平均可活到84.3岁。并列第3的是东悉尼和悉尼中央区，预期寿命均为83.8岁。其中，悉尼男性平均预期寿命为85.7岁，女性为88.1岁。

（五）肥胖率

美国经济学与人类生物学杂志2015年的一项研究发现肥胖对75岁及以上的男性和60~74岁的女性影响最大。[②]

澳大利亚统计局的数据显示，成年人肥胖率从2014~2015年的28%上升到2017~2018年的31%，超重和肥胖成年人数达到1250万人，占成年人总数的67%。根据数据，在悉尼，Camden、Campbelltown和Penrith区成年人肥胖率最高，超过32%，而Ku-ring-gai和Willoughby区的肥胖率最低，约为14%。在新南威尔士州，大约2/3（65.9%）的成年人超重或肥胖不到1/3（32.5%）的人处于健康体重范围内，1.5%的人体重不足。超重或肥胖的成年人比例从2007~2008年和2011~2012年的61.1%增加到2017~2018年的65.9%。在2017~2018年，男性超重或肥胖的比例高于女性（分别为73.9%和58.0%）。虽然该比例自2014~2015年以来基本保持不变（分别为

---

① Australian Institute of Health and Welfare, Life expectancy & deaths, Published 09, June, 2022. Retrieve from：August，27，2022：https：//www. aihw. gov. au/reports-data/health-conditions-disability-deaths/life-expectancy-deaths/overview.

② Buchmueller, Thomas. Obesity and health expenditures：Evidence from Australia. Economics and Human Biology. 2015，17：42-58. doi：10. 1016/j. ehb. 2015. 01. 001.

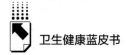

71.9% 和 55.2%），但自 2011～2012 年以来有所增加（分别为 68.3% 和 53.7%）。

为解决澳大利亚人肥胖症流行的问题，澳大利亚政府准备对该国食品星级评定系统进行全面改革，或将降级含糖量较高产品的星级评价、扩大纳入评定系统的食品比例等。作为引导全澳健康饮食国家战略的一部分，澳大利亚政府于 2014 年引入了"五星级食品评级系统"。该健康评星系统是根据加工食品的营养价值等级，从半星到五星进行评估。星级评价出现在从汤类到谷类等食物包装上。成分越健康，星星也越多。2008 年 4 月，澳大利亚联邦政府将肥胖列入其"国家健康优先事项"清单，正式将其提升到与癌症、心脏病和糖尿病等其他致命疾病相同的关注标准。[1] 2009 年 6 月 1 日，议会发表了关于澳大利亚肥胖问题的第一份评价，健康与老龄问题常设委员会建议联邦政府考虑 20 项法案，包括税收激励措施，以使澳大利亚人更能负担得起更健康的水果和蔬菜，并敦促政府与食品行业合作，降低现有加工食品中的脂肪和糖含量。[2] 这些建议涵盖了影响澳大利亚肥胖的一系列问题。政府同意了大部分建议，包括继续支持积极的课后社区计划，该计划使更多儿童对体育活动抱有更积极的态度，并同意制定一致的城市规划指南，重点是鼓励澳大利亚人积极参与有利于健康的活动。[3]

新南威尔士州则发布了《健康饮食和积极生活战略（2013～2018）》（NSU Healthy Eating and Active Living Strategy，2013-2018）以促进和支持新南威尔士州的健康饮食和积极生活，并减少与生活方式相关的慢性病的影

---

① Siobhain Ryan, Natasha Bita. Childhood obesity epidemic a myth, says research. The Australian. 9 January 2009. Retrieve from: August 13, 2022, http: //www. theaustralian. news. com. au/story/ 0, 25197, 24889986-2702, 00. html. Retrieved 5 July 2009.

② Aged Care Quality and Safety Commission, Weighing It Up—Obesity in Australia Report. Publicated February 2013. Retrieve from: August 13, 2022. https: //www. health. gov. au/resources/ publications/weighing-it-up-obesity-in-australia.

③ Australian Government. Australian Government response to the House of Representatives Standing Committee on Health and Ageing report: Weighing it up: Obesity in Australia. Published February, 2013. Retrieve from: August 13, 2022. https: //www. health. gov. au/sites/default/files/ response-weighing-it-up-obesity-in-australia. pdf.

响。人口健康和战略计划主任梅根·科布克罗夫特（Megan Cobcroft）① 表示，虽然全球大流行还远未结束，但新年的到来提供了一个机会，让人们重新思考、养成促进健康生活的良好习惯。新南威尔士州卫生局将在 2021～2022 年花费 3150 万澳元用于健康饮食和积极生活计划，以防止超重和肥胖，并提供支持服务。

（六）饮食健康

大部分的研究表明澳大利亚人均每天食盐摄取量为 8～9g，大约是世界卫生组织（World Health Organization，WHO）指导用量的 2 倍。② 澳大利亚人饮食中差不多 80%的盐很可能来源于加工的食品。③ 澳大利亚国家健康与医学研究委员会（National Health and Medical Research Council）在 2013 年的研究表明成人与儿童的饮食中大约 19%的盐来自面包以及一些其他来源，包括谷类、肉制品、酱料、奶制品与蛋类菜肴，以及组合的菜肴，比如比萨、三明治和炒菜。④ 澳大利亚人平均每天从随意搭配的加工食品中获取 35%能量，这些食品营养价值低，富含糖、脂肪与盐。⑤ 儿童中摄入盐的来源与成人相似。⑥

在澳大利亚，不同品牌类似加工食品现有食盐含量范围的研究表明，加

① NSW Government. Good health in focus for 2022. Issued 30 December 2021. Retrieve from：August 13，2022. https：//www. health. nsw. gov. au/news/Pages/20211230_ 00. aspx.

② National Health and Medical Research Council. Nutrient Reference Values for Australia and New Zealand，Retrieve from：August 15，2022. https：//www. eatforhealth. gov. au/nutrient-reference-values.

③ Webster J.，Dunford E.，Huxley R.，et al. The development of a national salt reduction strategy for Australia. Asia Pac J Clin Nutr 2009；18：303-9. ［PubMed］.

④ Keogh J. B.，Lange K.，Hogarth R.，et al. Foods contributing to sodium intake and urinary sodium excretion in a group of Australian women. Public Health Nutr 2013；16：1837－42. ［PubMed］.

⑤ National Health and Medical Research Council. Dietary Guidelines for all Australians. Canberra，Australia，2003.

⑥ Grimes C. A.，Campbell K. J.，Riddell L. J.，et al. Sources of sodium in Australian children's diets and the effect of the application of sodium targets to food products to reduce sodium intake. Br J Nutr 2011；105：468-77. ［PubMed］.

工食品在各个种类内部以及不同种类间降低食盐有重大的改革潜力。[1] 这种方法的好处之一就是减少加工食品中食盐的含量，并使其达到临床上食盐每日摄取量的标准水平，而且不会负面影响消费者对特定食品的偏爱。

为解决食盐摄入量偏高问题，2005 年盐与健康世界行动澳大利亚分部（Australian Division of World Action on Salt and Health，AWASH）成立，2007年发起了"Drop the Salt!"运动。这将非政府组织（non-governmental organisations，NGOs）、医药卫生食品行业组织联合起来共同努力倡导政府制定全国性的政策去降低食盐的摄取量。随后，在 2010 年，澳大利亚联邦政府通过拨款建立了食物与健康对话项目（Food and Health Dialogue，FHD），通过食品工业、政府与非政府公共卫生健康组织来改善澳大利亚食品供应的健康状况。

在 2013 年，澳大利亚联邦政府签署了到 2025 年减少群体 30%食盐摄入量的全球目标。这些是联合国九个目标的一部分，旨在到 2025 年减少 25%非传染性疾病（non-communicable diseases，NCDs）的负担。

此外，新南威尔士州《健康饮食和积极生活战略（2013～2018）》提供了一个完整的政府框架，并提出一系列计划和倡议[2]以促进和支持新南威尔士州的健康饮食和积极生活，并减少与生活方式相关的慢性病的影响。

Get Healthy at Work 计划旨在解决员工在工作中产生的健康问题；健康饮食和积极生活倡议则为家庭提供健康生活方式的提示、工具和免费计划；Go4Fun 是一项针对新南威尔士州 7～13 岁体重超过健康体重的儿童及其家人的免费计划；Live Life Well @ School 则为新南威尔士州小学的教师提供培训和资源，让孩子们可以吃得更好更健康；Munch & Move 倡议是新南威尔士州的一项健康计划，通过促进体育活动、健康饮食和减少小屏幕时间（例如看电视或 DVD、玩电脑和小型手持游戏设备）来支持 5 岁以下儿童的

---

① Webster J. L., Dunford EK, Neal B. C. A systematic survey of the sodium contents of processed foods. Am J. Clin Nutr 2010；91：413-20. ［PubMed］.

② Nutrition Australia, NSW Health Programs, June, 18, 2021. Retrieve from Angust, 20, 2022. https：//nutritionaustralia. org/division/nsw/nsw-health-programs/.

健康发育；新南威尔士州健康学校食堂改进计划旨在让新南威尔士州的学生品尝健康食品，并做出健康的选择，以支持学生的健康成长和发展；为促进青少年饮食健康，新南威尔士州政府实行了 Crunch & Sip 计划，旨在增加小学生对水果、蔬菜和水的摄入，在固定时间，让学生"补充"蔬菜、沙拉和水果。

（七）幸福水平

幸福是一种幸福的心理或情感状态，由从满足到强烈快乐的积极或愉快的情绪定义。快乐的精神状态也可能反映一个人对其整体幸福感的判断。①

《世界幸福报告》是联合国可持续发展解决方案网络发布的幸福衡量标准。2011 年 7 月，联合国大会通过了一项决议，邀请成员国衡量其人民的幸福感，并以此来帮助指导其公共政策。联合国宣布 3 月 20 日为国际幸福日，以承认幸福和福祉作为普遍目标的相关性。

2011 年 7 月，联合国大会通过了第 65/309 号决议《幸福：迈向发展的整体定义》②，邀请成员国衡量其人民的幸福程度，并使用这些数据来指导公共政策。2012 年 4 月 2 日，由联合国秘书长潘基文和不丹首相吉格梅·廷里（Jigme Thinley）主持的第一次联合国高级别会议，名为"幸福定义新的经济范式"③，以国民幸福总值代替国内生产总值作为国家主要发展评价指标。

---

① Amruta Deshpande, HUMAN HAPPINESS INDEX, Indira School of Business Studies PGDM, February 2019, Retrieve from：August, 20, 2022, https：//www. researchgate. net/publication/331320127_ Happiness_ Index.

② UN. General Assembly. Happiness : towards a holistic approach to development. July, 19, 2011. Retrieve from：August, 20, 2022, https：//digitallibrary. un. org/record/715187.

③ UN, Defining a New Economic Paradigm：The Report of the High-Level Meeting on Wellbeing and Happiness, 2012, Retrieve from：August, 20, 2022, https：//sustainabledevelopment. un. org/index. php？ page＝view&type＝400&nr＝617&menu＝35.

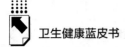

在《2022 年世界幸福报告》[①] 中，澳大利亚幸福指数紧随北欧各国、力压英美，排名全球第 12 名。该幸福指数榜单已连续发布 10 年，覆盖 146 个国家，是基于人均生产总值、社会支持水平、公民自由、工作保障等多项因素的综合评估。

根据 AMP-NATSEM《收入与财富报告》[②]，就平均总体生活满意度而言，澳大利亚与美国和瑞典并列第 3，平均得分为 7.9 分（满分 10 分），人均 GDP 排名第 15 位。尽管 GDP 较低，但澳大利亚人与美国人和瑞典人一样幸福，而且比 GDP 较高的英国和卢森堡的居民更幸福。

《2017 年青年福祉指数报告》[③] 分国家对整体青年福祉进行分析，并对七个领域的全球表现进行了回顾。国家/地区的得分为 0~1，澳大利亚综合得分 0.8，排名第 2。在青少年健康方面，得分 0.66，排名第 16；青少年教育得分 0.88，排名第 2；性别与平等方面，澳大利亚得分 0.74，排名第 7。

（八）户外运动

身体活动是由骨骼肌产生的所有使用能量的身体运动。[④] 低水平的体力活动是慢性病的主要危险因素。运动量不足的人患心血管疾病、2 型糖尿病、骨质疏松症和痴呆症的风险更大。体育锻炼可以改善免疫系统、心理和肌肉骨骼健康，并减少其他风险因素，如超重和肥胖、高血压胆固醇。身体活动还可以改善症状和/或延迟或阻止许多疾病的进展或相关疾病和并发症

① John F. Helliwell, Richard Layard, Jeffrey D. Sachs, Jan-Emmanuel De Neve, Lara B. Aknin, and Shun Wang, World Happiness Report 2022, Retrieve from：August, 20, 2022, https：//happiness-report. s3. amazonaws. com/2022/WHR+22. pdf.

② NATSEM, The pursuit of happiness, Life satisfaction in Australia, University of Canberra, Issue 26, July, 2010. Retrieve from：August, 20, 2022, https：//melbourneinstitute. unimelb. edu. au/assets/documents/hilda-bibliography/other-publications/pre2010/Cassells_ etal _ Pursuit _ of _ happiness_ AMP. NATSEM_ Report_ 26. pdf.

③ international Fundation of Youth, 2017 Global Youth Wellbeing Index, Retrieve from：August, 18, 2022, https：//www. youthindex. org/full-report.

④ 《2018-2030 年身体活动全球行动计划：更积极的人，打造更健康的世界》，世卫组织网站，https：//www. who. int/news-room/initiatives/gappa。

的发作[1]。

世卫组织（2020 年）关于身体活动（最低限度）的建议是：成年人（18~64 岁）应在一周内每周至少进行 150 分钟中等强度的有氧运动，或75 分钟的高强度有氧运动，或等效的组合（步行被认为是适度的，而跑步被认为是剧烈的）；儿童（5~17 岁）应通过玩耍、游戏、运动、交通、家务、娱乐和/或有计划的锻炼，平均每天至少进行 60 分钟的中等体力活动[2]。

新南威尔士州（悉尼所在州）数据[3]表明，23.0% 的 5~15 岁儿童（2018~2019 年新南威尔士州儿童健康调查）和 61.5% 的成年人（2019 年新南威尔士州成人人口健康调查）达到（足够）推荐的体育活动水平。

与 2019 年相比，2020 年新南威尔士州成年人的体育和积极娱乐参与率保持不变（一致为 63.9%）。步行（休闲）、健身/健身和游泳仍然是最受欢迎的活动。在 2020 年新冠肺炎疫情期间，大多数活跃的娱乐活动（如步行和游泳）受到一些影响。2020 年新南威尔士州儿童（0~14 岁）的体育和娱乐参与率有所下降（从 24.9% 降至 19.5%）。儿童参加有组织的体育运动的比例高于成人。2020 年的公共卫生命令直接影响了许多有组织的运动。

根据 Canstarblue[4]2022 年发布的调查数据，澳大利亚人每月在健身房会员卡上的平均花费为 95 美元，即每年 1140 美元，高于上年的 79 美元。40多岁的成年人在健身上的花费最多（109 美元），而 70 岁及以上的人的健身房费用最低（54 美元）。消费者网站 Finder 的研究发现，1/3 的澳大利亚人

① B. K. Pedersen, B. Saltin., Exercise as medicine-evidence for prescribing exercise as therapy in 26 different chronic diseases, 25 November 2015, DOI: https://doi.org/10.1111/sms.12581.

② WHO, WHO guidelines on physical activity and sedentary behaviour, 25 November 2020, Retrieve from: August, 18, 2022, https://www.who.int/publications/i/item/9789240015128.

③ NSW Office of Sport, Participation in sport and active recreation, Retrieve from: August, 20, 2022, https://www.sport.nsw.gov.au/participation-sport-and-active-recreation.

④ Canstarblue, What does the average Australian Spend at the gym, February, 11, 2022. Retrieve from: 18, Augnse, 2022, https://www.canstarblue.com.au/health-beauty/average-gym-cost/.

拥有健身房会员资格，42%的健身房会员每周会有3~5天去健身房，22%的人每周去1次或2次，而19%的人每周去健身房5~6次。分析显示澳大利亚健身房价格平均为每周21美元，一些俱乐部，例如F45，费用可能高达3倍，大约每周65美元。根据Mindbody网站的调查统计①，在日常锻炼方面，近一半（48%）的悉尼居民每周至少锻炼90分钟，与其他澳大利亚人相比，他们选择了更长的锻炼时间。凭借其沿海环境和阳光明媚的天气，70%的居民在户外锻炼，户外步行和户外跑步占据了最喜欢锻炼的前两名。与其他澳大利亚人相比，悉尼居民还喜欢户外跑步、室内自行车、HIIT、跆拳道和杠铃。对于悉尼人来说，新冠肺炎疫情确实带来了一些额外的变化，28%在健身房/工作室锻炼的人开始了一种新型的健身课程或锻炼方式，23%的悉尼人探索了虚拟产品。

此外，2007~2017年悉尼市颁布了自行车战略和行动计划（战略）②，致力于使自行车与步行和使用公共交通工具一样成为居民的首选交通方式。这些战略框架为推进健康城市项目，增强宜居性提供了重要指导，也可以更系统地监测基础设施运行情况。自行车战略和行动计划承诺到2016年建立一个安全、方便和可持续的200公里自行车网络（其中将包括55公里分开的自行车道）。自行车网络有可能每天减少悉尼内部道路的300000次汽车出行，并缓解进入城市的公共交通路线的过度拥挤。在接下来的4年里，该计划已经获得了7600万澳元的资金。

（九）垃圾治理

根据澳大利亚环保咨询机构"蓝色环境"于2021年11月为环境和能

① Mindbody BUSINESS, Top 5 Healthiese Cities in Australia in 2021, Retrieve from 19, August, 2022, https：//www.mindbodyonline.com/en-au/business/education/blog/top-5-healthiest-cities-australia-2021.

② City of sydney, Cycling Strategy and action plan, Published 12 November, 2018 Retrieved from：19 August, 2022, http：//cdn.sydneycycleways.net/wp-content/uploads/2014/12/Cycle-Strategy-and-Action-Plan-2007-2017.pdf.

源部所做的一份"全国废品报道（2020）"①，在 2018～2019 年，澳大利亚估计产生了 7410 万吨的废物，人均 2.94 吨，2018～2019 年产生了约 61.5 万吨"核心废物"（由废物和资源回收部门管理的废物），即人均 2.44 吨。按人均计算，在此期间，垃圾减少了 3.3%。人均城市生活垃圾产生量下降 20%，人均工商业垃圾量下降 15%，而人均建设和发展垃圾量增长了 32%。

悉尼有三个主要的垃圾填埋场：两个用于处理有机或易腐烂的垃圾，最后一个用于处理非有机垃圾。在悉尼每天产生的 5500 吨垃圾中，仍有超过 2000 吨最终进入垃圾填埋场。2015 年，环境保护局估计悉尼的备用垃圾填埋场每年填垃圾量为 210 万吨。最终进入垃圾填埋场的垃圾中有一半以上来自该市的住宿和娱乐业。其他主要的垃圾填埋场废物产生者是占垃圾填埋场废物 21% 的商业办公室和占 13% 的零售部门。全市社区、医疗卫生设施、工业部门以及其他子部门各处理垃圾填埋场的 3%，其余 1% 来自教育部门。

悉尼于 2010 年发起了零废物运动②，旨在改善和扩大其垃圾和废弃物回收服务。从那时起，该市每天产生的垃圾中有 69% 被回收利用。同样，新南威尔士州产生的总垃圾中有 63% 被回收利用。2016 年，大约 28% 的住宅垃圾在城市的回收中心进行处理。2017 年，悉尼政府宣布了它们的废物管理战略，并最终在 2030 年悉尼成为零废物城市。这一战略是为了支持联合国的可持续发展目标，将负责任的生产和消费放在首位。2018 年，悉尼市启动了一项到 2030 年的废物战略和行动计划，题为《不遗余力：管理悉尼市地区的资源》。③ 该报告优先考虑了城市建筑和公共场所以及住宅和商业社区的一系列行动，包括更有针对性的教育计划和配套服务，例如食物残

---

① Department of Agriculture, water and the environment, National waste Report 2020, published 4 November 2020, Rctrieve from：19, August, 2022, https：//www. dcceew. gov. au/sites/default/files/env/pages/5a160ae2 - d3a9 - 480e - 9344 - 4eac4 2ef9001/files/national - waste - report - 2020. pdf.

② Waste management Review, The city of sydey's Zero waste Future, February, 22, 2019, Retrievt from：21, August, 2022, https：//wastemanagementreview. com. au/zero - waste - future/.

③ City of sydey, Leave nothing to waste：Waste strategy and action plan 2017-2030, Published 16 October, 2017, Retrieve from ：21 , August, 2022, https：//www. cityofsydney. nsw. gov. au/strategies - action - plans/leave - nothing - to - waste - waste - strategy - action - plan - 2017 - 2030.

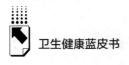
渣和电子垃圾收集。

悉尼市的目标是在 2030 年将其 26% 的废物转化为能源；连同在回收和有机回收设施中处理的垃圾，该市打算在当年将其垃圾填埋场废物减少到仅3%；到 2021 年，将 50% 的城市公园、街道和公共场所的垃圾以及 70% 的城市固体废弃物从垃圾填埋场转移。该市的长期目标是实现零废物的未来——到 2030 年将超过 90% 的垃圾从垃圾填埋场转移。

参考文献

翁顺灿、陈春、于立：《澳大利亚健康社区建设经验及对我国的启示》，《城市建筑》2019 年第 4 期。

吴良镛：《规划建设健康城市是提高城市宜居性的关键》，《科学通报》2018 年第11 期。

周向红：《加拿大健康城市经验与教训研究》，《城市规划》2007 年第 9 期。

Australian Bureau of Statistics "Measures of Australia's Progress-Aspirations for Our Nation: A Conversation with Australians about Progress" Retrieved August 21, 2022, from http：//www. abs. gov. au/ausstats/abs@ . nsf/Lookup/1370. 0. 00. 003main+features12013.

Hancock, T. &L. Duhl. "Promoting Health in the Urban Context". WHO Healthy Cities Papers No. 1. FADL Publishers, Copenhagen, 1988.

Kämpfer, S. , & Mutz, M. "On the sunny side of life: Sunshine effects on life satisfaction." Social Indicators Research, 110 (2013): 579-595.

Kripke, D. F. , "Light treatment for nonseasonal depression: speed, efficacy, and combined treatment." Journal of Affective Disorders, 49 (1998): 109-117.

F. M. Jacobsen, T. A. Wehr, D. A. Sack, S. P. James, N. E. Rosenthal. "Seasonal affective disorder: a review of the syndrome and its public health implications." Am. J. Public Health, 77 (1987): 57-60.

Mowbray, P. & Wallner, F. "Healthy Cities Illawarra: 16 Years of Discovery." Retrieved August 21, 2022, from https：//www. healthyillawarra. org. au/ index. php/about-us/ background-and-history, 2004.

Murray, K. B. , "The Effect of Weather on Consumer Spending" Journal of Retailing and Consumer Services 17 (2010): 512-520.

Nichols M. S. , Reynolds R. C. , Waters E. , et al. "Community Based Efforts to Prevent

Obesity: Australia-Wide Survey of Projects". Health Promotion Journal of Australia, 2013, 24 (2): 111-117.

Norris T., Pittman M. "The Healthy Communities Movement and the Coalition for Healthier Cities and Communities". Public Health Reports, 2000, 115 (2/3): 118-124.

白波、吴妮娜、王艳芳：《健康社区的内涵研究》，《中国民康医学》2016 年第 20 期，第 47~49、第 69 页。

〔日〕岛内宪夫、张麓曾：《世界卫生组织关于"健康促进"的渥太华宪章》，《中国健康教育》1990 年第 5 期，第 35~37 页。

周向红：《欧洲健康城市项目的发展脉络与基本规则论略》，《国际城市规划》2007 年第 22 卷第 4 期，第 65~70 页。

企业案例篇

Case Studies of Enterprises

B.15

国药集团：以科技创新铸就
核心竞争力，全力为人民
生命健康构筑坚强屏障

朱京津　江 宁*

摘　要： 自 2020 年新冠肺炎疫情突发以来，全球生物安全风险愈加严峻，
重大的新发突发传染病预防和控制是全球共同面对的重大问题，
生物安全是国家生存发展的基本前提。发展生物医药产业能有效
防范和应对危险生物因子及相关威胁，为人民生命健康构筑坚强
屏障，维护国家安全和经济可持续发展。作为全球医药行业百强
之首，国药集团充分发挥全产业链系统优势，全力推进科技创
新，是全球唯一在"可诊、可治、可防"三个领域独立自主研
发 4 款新冠肺炎诊断试剂、4 款新冠肺炎治疗药物，在三条技术
路线上成功研发 4 款新冠肺炎疫苗的企业，成为维护国家生物安

---

* 朱京津，中国生物技术股份有限公司党委书记、副总裁；江宁，中国生物技术股份有限公司
规划发展部副主任。

全的战略科技力量。国药集团实施创新工程项目建设管理创新，实现了国内高等级生物安全疫苗生产车间"零"的突破，创造了全球医药类车间工程建设领域的奇迹，填补了我国人用疫苗高等级生物安全生产车间硬件标准和管理体系空白，建立形成国家疫苗战略应急储备体系，为快速有效应对新发突发公共卫生事件和重大传染病、打赢未来可能面临的"生物战"、维护国家战略安全奠定了坚实基础。国药集团新冠疫苗在 119 个国家、地区及国际组织获批注册上市或紧急使用，国内外生产供应 35 亿剂次，为服务国家政治、经济和外交大局，助力全球抗疫展示了中国科技和中国力量。

关键词： 生物医药　科技创新　新冠肺炎疫苗

新冠肺炎疫情发生以来，习近平总书记多次就新冠肺炎疫情做出重要指示，强调要把人民群众生命安全和身体健康放在第一位，坚决遏制疫情蔓延势头。[1] 习近平总书记多次强调，中国将履行承诺，让疫苗成为各国人民用得上、用得起的公共产品[2]，这充分彰显了中国作为负责任大国的历史担当。国药集团作为以生命健康产业为主业的中央企业，冲在首位、勇担其责，坚决贯彻党中央、国务院决策部署，在国资委直接领导下，在疫情防控的人民战争总体战阻击战中，出色完成了党和国家赋予的各项任务，夺取了疫情防控和经营发展的"双胜利"。

---

[1] 《习近平：要把人民群众生命安全和身体健康放在第一位　坚决遏制疫情蔓延势头》，人民网，2020 年 1 月 21 日，http://cpc.people.com.cn/n1/2020/0121/c64094-31557684.html。

[2] 《习近平在二十国集团领导人第十五次峰会第一阶段会议上的讲话》，人民网，2020 年 11 月 21 日，http://politics.people.com.cn/n1/2020/1121/c1024-31939484.html。

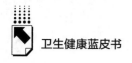

一　我国生物医药产业发展现状

（一）发展生物医药产业重要性及意义

生物医药产业是以微生物、细胞、动物或人源组织和体液等为起始原材料，用生物学技术制成，用于预防、治疗和诊断人类疾病的制药工业产业。[①] 生物医药产业作为现代生物技术与医药技术相结合的产业，是国家重点鼓励支持的战略新兴产业。生物医药产业的高质量发展，对于我国抢占新一轮科技革命和产业革命制高点，加快壮大新产业、发展新经济、培育新动能，建设"健康中国"都具有重要意义。

自 2020 年新冠肺炎疫情突发以来，全球生物安全风险愈加严峻紧急，重大的新发突发传染病预防和控制是全球人民共同面对的重大问题，生物安全是国家生存发展的基本前提。发展生物医药产业能有效防范和应对危险生物因子及相关威胁，保障人民生命健康和生态系统相对处于没有危险和不受威胁状态，维护国家安全和经济可持续发展。作为生物药重要组成部分的疫苗在重大疾病防治、保护公众健康方面具有突出和不可替代的作用；胰岛素等生物药是我国患病率 10% 以上的主要慢性病糖尿病治疗的主力军；以抗体药物、蛋白结合药物、细胞和基因治疗药物为代表的创新生物药的兴起，则为人类战胜癌症、罕见病、神经系统疾病等重大疾病带来更多希望和可能。

生物医药产业成为我国抢占国际竞争制高点的重要产业依托。近年来，全球范围内生物技术和产业呈现加快发展的态势，主要发达国家和新兴经济体纷纷对发展生物医药产业做出部署，将其作为未来获取科技竞争优势的一个重要领域。包括合成生命学、基因编辑、再生医学在内的生命科学领域竞

[①] 国家药品监督管理局：《国家药监局关于发布生物制品注册分类及申报资料要求的通告》（2020 年第 43 号）。

争，是大国科技竞争的重要内容。以我国自主研发生产的新冠疫苗为代表的生物医药"走出去"，不仅在彰显我国疫苗研发生产实力、维护国内外民众生命健康和经济社会稳定方面发挥了重要作用，也展现了我国作为负责任大国在构建人类卫生健康共同体中的责任和担当，是我国生物医药产业参与国际竞争并抢占国际竞争制高点的生动实践。

（二）生物医药产业发展态势

从全球看，生物药凭借其药理活性高、特异性强、治疗效果好等特点，在全球医药市场大放异彩。根据沙利文研究机构数据，全球生物药市场规模由 2015 年的 2048 亿美元增长至 2019 年的 2864 亿美元，年均复合增长率为 8.75%，远高于同期化学药的 3.63%，预计到 2024 年全球生物药市场规模将增长至 4567 亿美元（见图 1）①，迅猛发展的生物药无疑将成为极具前景和投资价值的科技领域。

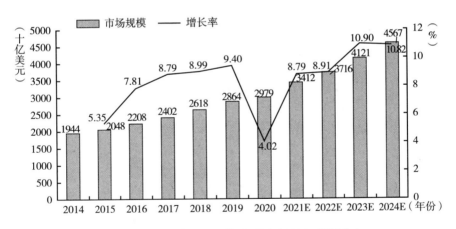

图 1　全球生物药市场规模及预测（2014~2024 年）

资料来源：Frost & Sullivan，2019。

---

① 沙利文：《中国创新生物药市场研究报告（2021）》，沙利文官方网站，2021 年 3 月 http：//www.frostchina.com/？p=16611。

中国生物医药市场在过去几年增长迅速，市场规模从 2014 年的人民币 1167 亿元，增长至 2020 年的 3870 亿元，年均复合增长率为 22.4%，预计 2018~2023 年中国生物制药市场将以 20% 的年均复合增长率增长，到 2030 年占中国医药市场总比重，由 2018 年的 17.36% 上升到 41.29%（见图 2）。

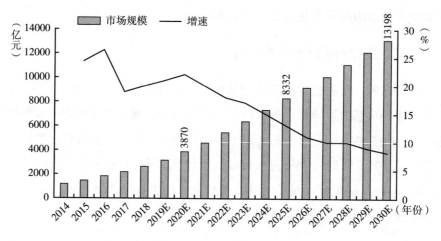

图 2　中国生物制药市场规模（2014~2030 年）

资料来源：Frost & Sullivan。

从中央到地方陆续出台多项政策支持生物医药产业发展。《国民经济和社会发展第十四个五年规划和 2035 年远景目标纲要》明确提出加快培育和发展生物医药战略性新兴产业，构筑产业体系新支柱、攻关布局前沿领域和关键核心技术。国家发改委发布《"十四五"生物经济发展规划》明确提出将医疗健康作为培育壮大生物经济的四大支柱产业之一。北京、上海等地方政府纷纷出台促进生物医药产业发展的相关扶持政策。在人才引进、创新研发、公共服务平台、成果转化、国际市场开拓、金融资本服务、人才创业资助等方面的支持力度，可谓前所未有。国家药监局相继出台了临床默许制、突破性治疗药物程序，激发了生物医药创新活力，新药审批审评速度大幅加快。

从区域发展来看，我国生物制药产业已形成长三角、环渤海、珠三角三大综合型生物医药产业基地。其中，长三角地区产业创新能力和国际交流水平较高，拥有较多的跨国生物医药企业。环渤海地区产业人力资源储备充足，拥有丰富的临床资源和教育资源，产业链互补优势较强。珠三角地区市场经济体系成熟，医药流通体系发达，毗邻港澳，对外辐射能力强，民营资本比较活跃。此外，东北地区，中部地区的河南、湖南、湖北，西部地区的四川、重庆也形成生物医药快速发展的产业格局。

二 国药集团新冠科研攻关成就

作为全球医药行业百强之首，国药集团充分发挥系统集成优势，全面发力、全力攻关，是全球唯一在"可诊、可治、可防"三个领域独立自主研发4款新冠肺炎诊断试剂（全球首款新冠病毒核酸诊断试剂、快速核酸诊断试剂、抗原检测试剂、抗体检测试剂）、4款新冠肺炎特效治疗药物（特异性免疫球蛋白、单抗药物2B11、单抗药物DXP604、单抗药物F61）和在三条技术路线上成功研发4款新冠肺炎疫苗（北京生物所灭活疫苗、武汉生物所灭活疫苗、国药中生生物技术研究院/新型疫苗国家工程研究中心重组蛋白疫苗、国药中生复诺健mRNA疫苗）的企业。先后投入巨资建成3个P3高等级生物安全实验室、6个P3高等级生物安全生产车间，建设重组蛋白疫苗、新型mRNA疫苗产业化平台，新冠肺炎疫苗总体产能达到100亿剂，为维护国家生物安全奠定了科技和产业基础。灭活疫苗和重组蛋白疫苗在全球119个国家、地区和国际组织注册上市或获批紧急使用，接种人群覆盖196个国别，已累计生产供应35亿剂次。

（一）新冠疫苗研发全球领跑

国药集团新冠肺炎灭活疫苗2020年12月30日全球率先实现附条件上市[①]，2021年5月7日获世卫组织认证，纳入紧急使用清单，这是除西方发

[①] 《我国新冠疫苗获批附条件上市》，《北京日报》2021年1月2日，http://www.beijing.gov.cn/ywdt/zybwdt/202101/t20210102_2195351.html。

达国家之外的首个新冠肺炎疫苗。新冠病毒不断变异，新冠肺炎疫苗的研发始终没有停步。奥密克戎（Omicron）变异株出现后，国药集团中国生物利用新建的 P3 高等级生物安全实验室，完成了奥密克戎变异株新冠肺炎灭活疫苗的研发，2022 年 4 月 13 日获得香港临床研究批件，成为全球最早获批进入临床的奥密克戎变异株新冠病毒灭活疫苗。4 月 26 日获得国家药监局颁发的临床批件，5 月 1 日，全球率先启动奥密克戎变异株新冠病毒灭活疫苗临床研究。此外，国药集团中国生物还开发了三价新冠肺炎疫苗，采用灭活疫苗技术路线，涵盖了原型株、德尔塔（Delta）株和 Omicron 株，可以对各种变异株病毒产生良好保护，临床前研究数据已经提供给国家药监局申请临床注册。

在重组蛋白疫苗研发方面，国药集团中国生物研发的重组蛋白疫苗已获批国内和阿联酋临床研究。该疫苗针对拉姆达和德尔塔变异株，涵盖多个变异位点、具广谱保护能力。2021 年 12 月，完成了在阿联酋的 I 期临床以及和原型株灭活疫苗的序贯免疫临床研究，安全性和有效性良好。特别是针对阿尔法、贝塔、德尔塔、奥密克戎等变异株，中和抗体是原型株灭活疫苗加强后的 8.2 倍，12 月 21 日获得阿联酋政府批准紧急使用。2022 年 4 月 2 日，重组蛋白疫苗获得国内临床研究批件。在此基础上，国药中生研究院针对 Omicron 及未来可能潜在的变异位点研发出新的重组蛋白疫苗，目前也已经在阿联酋完成序贯免疫临床研究，正在进行数据的统计分析，预计对目前流行的 BA.4/BA.5 变异株有良好的保护。国药集团中国生物已经完成重组蛋白新冠疫苗的生产线建设，预计未来年产能将达到 20 亿剂次。

在 mRNA 疫苗研发方面，国药集团中生复诺健公司通过专利授权获得同美国辉瑞新冠肺炎疫苗相同的 LNP 配方，全面布局和建立了 mRNA 疫苗研发技术平台。在成功研发 Delta+株新冠 mRNA 疫苗的基础上，开发了针对奥株的二代新冠 mRNA 疫苗。动物体内结果显示能够产生针对 Omicron 的高滴度中和抗体，即将获得中检院检定报告和开展临床研究，目前已经在上海建成年产 10 亿剂次的 mRNA 疫苗生产基地。

（二）治疗性药物取得重大突破

国药集团中国生物在疫情发生初期就率先提出新冠肺炎康复者恢复期血浆治疗方法并率先投入使用，成功纳入国家临床治疗方案，挽救了众多新冠肺炎患者的生命，为疫情防控贡献了力量，并率先研制了新冠病毒特异性免疫球蛋白，正在临床研究中。单克隆抗体是针对病毒感染的最特异有效的药物，国药集团中国生物积极开发治疗性单抗药物，在前期开发针对原型株、德尔塔株的 2B11 单抗进入临床研究的基础上，与北京大学谢晓亮团队合作研发的 DXP604 已经进入 II 期临床。此外，还同中国疾病预防控制中心合作研发出针对奥株的单抗 F61，是目前全球获得的针对奥株最特异的单抗药物，对 BA.2、BA.4/BA.5 等流行变异株均有较高亲和力，有望成为广谱新冠中和抗体，于 2022 年 7 月 22 日获得临床批件，公司还同步开发 F61 鼻喷剂，拟用于特定场合人群的短期预防，作为现有新冠肺炎疫苗的有力补充。

（三）诊断试剂不断开发新产品

2020 年 1 月国药集团中国生物率先研发出新冠肺炎诊断试剂并首批获得生产注册证以来，诊断试剂板块不断发力，相继开发出多个升级款新品种。一是与英国牛津大学合作研发的快速新冠病毒核酸检测试剂，通过欧盟 CE 认证，具有快速、方便、灵敏的特点，最快 12 分钟可出结果，该产品已在多国完成注册并在机场投入使用。2022 年 3 月快速检测的恒温扩增系统（Smart Lab）通过欧盟 CE 认证，2022 年 5 月快速检测试剂已经提交国家药监局审评。二是研发成功能够用于疫苗接种之后检测中和抗体滴度的精准试剂，临床使用显示该方法准确性良好，已进入商务部白名单，配合国药集团新冠肺炎疫苗，在塞尔维亚、阿联酋等国使用，销售超 2000 万元。在国内，已完成全套性能验证，建立了完善的方法学，获得省级检测所的检测报告，服务于有出国需求及高风险行业人群。三是研发成功新冠病毒抗原检测试剂，唾液型和鼻拭子型两种已获 CE 认证，实现海外多国销售。国内正在准

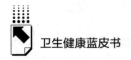

备报中检院检定，然后申请临床研究。四是借助在荷兰的海外研发中心，自主研制出新冠流感联合诊断试剂，能够同时检测新冠肺炎和流感两种呼吸道病毒。

三 国药集团新冠产业建设成就

从 2020 年 2 月到 2021 年 7 月，国药集团中国生物实施创新工程项目建设管理创新，以"火神山"速度完成了新冠病毒灭活疫苗生产车间建设，实现了国内高等级生物安全疫苗生产车间"零"的突破，创造了全球医药类车间工程建设领域的奇迹。项目建设团队创新疫苗车间建设管理的新模式、新流程，昼夜连续奋战，相继在北京、武汉建成 6 个高等级生物安全生产车间并正式投产，其中，北京生物所仅用 60 天建成全球首个 P3 高等级生物安全生产车间，实现了国内 P3 高等级生物安全疫苗生产车间"零"的突破。此后，北京生物所又相继用 97 天、98 天建成第二个和第三个 P3 高等级生物安全生产车间。武汉生物所 127 天建成第一个新冠疫苗 P3 高等级生物安全实验室和 P3 高等级生物安全生产车间综合体，86 天建成第二个 P3 高等级生物安全生产车间。目前已形成新冠病毒灭活疫苗原液 70 亿剂次/年生产能力，产品上市后极大缓解了国内外新冠疫苗供应紧张局面，创造了巨大的政治效益、社会效益和经济效益。

（一）建立工程建设标准化体系

针对全球范围内没有人用疫苗高生物安全生产车间设计、建设及验收标准的情况，国药集团中国生物邀请到有国内外疫苗生产车间及实验室丰富设计经验的外方专家，以及国内首屈一指的设计单位和公司顶尖力量，组成技术攻关团队，争分夺秒地进行车间设计研究。以工艺生产及检定活动为出发点，设计工艺流程及工艺设备基本参数，对国内外规范中的每一条款进行逐一分析解读，以制定出设施设备硬件、软件方面相关措施来满足规范要求。再对每条措施进行风险评估，从零点出发客观判定每条措施是否能够真正达到降低风险至可控范围，以满足新冠疫苗规模化生产的需求。在不断评估、沟通、讨论，不断调整完善设计内容后，形成了一套科学、严谨、有据可依的设计理念，在与疫情赛跑期间，较短时间内达到一个标杆的水平。通过标准化体系建设，组织编写形成高等级生物安全疫苗生产车间建设标准，填补了我国人用疫苗高等级生物安全生产车间硬件标准和管理体系空白。为五部委发布《疫苗生产车间生物安全通用要求》奠定了关键基础，国家相关部门采用并在此基础上经过专家增补完善后形成国家建设与验收标准，完全符合世卫组织、欧盟和国内法规要求，引领了行业标准制定。

（二）建立实施动态管控及交叉协同体系

注重发挥战略规划在项目投资决策中的价值引领作用，提前系统研判市场供需情况，早期谋划项目储备和决策辅导，编制新冠疫苗原液、分包装及配套能力整体规划。公司以战略规划为引领，通过优化投资规模、结构与时序，助力项目快速决策审批，为项目高质量快速建成投产创造条件。在项目建设过程，围绕最终目标进行了工作结构分解，列出了关键路径及完成关键路径所需的资源，全面加强建设项目的进度管控，将项目进度计划目标分解到天，每天对照计划检查项目进度及存在问题，针对存在的问题组织制定解决措施，各建设单位不惜代价、不讲条件、不分昼夜轮班作业，全速推进项目进度。武汉生物所新冠二期项目，施工最高峰期，3万平方米施工现场总人数达2400余人，项目现场采取了"区域联合作战"的模式，各工序之间紧密衔接，电气、弱电、洁净管道等专业同步跟进，最终实现了在最短的时间内完成项目建设。

项目建设为新冠疫苗成为全球公共产品供应做出了重要贡献。高等级生物安全生产车间为实现大规模新冠病毒灭活疫苗原液生产和大批量供应使用创造了条件，推动了社会免疫屏障的建立。国药集团新冠疫苗全球生产量最大、供应量最大、全球覆盖国家最广，在119个国家、地区及国际组织获批注册上市或紧急使用，全面贯彻国家一带一路倡议，带动更多的中国疫苗走出国门。在阿联酋、塞尔维亚、摩洛哥、缅甸等国全力推进本地化生产，与

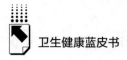
阿联酋 G42 集团合作建设疫苗生产基地，在塞尔维亚建设欧洲地区首个中国疫苗工厂，为服务国家外交大局、助力全球抗疫，展示了国药力量，起到中央企业国家队、主力军、顶梁柱的作用，获得党和国家的充分肯定。

项目建设提升了生物医药研发创新能力和国际竞争力。高等级生物疫苗生产车间作为国家重要战略科技力量，快速建成、获批和投入使用，同时配套建设了 46 条疫苗分装线，超过 10 万平方米冷链仓储设施，显著提升应对新发突发传染病快速研发和应急生产能力，建立形成国家疫苗战略应急储备体系，为快速有效应对新发突发公共卫生事件和重大传染病、打赢未来可能面临的"生物战"维护国家战略安全奠定了坚实基础。

四 国药集团社会责任贡献成就

新冠肺炎疫情突发，成为在中国以及全球范围内遭遇的传播速度最快、感染范围最广、防控难度最大的一次突发公共卫生事件。国药集团中国生物提高站位、高度负责、精准施策，全力以赴投入疫情防控阻击战之中，全面落实国家和国药防控重大任务，努力承担疫情防控"第一梯队"政治和社会责任，有力支撑公共卫生安全，保障人民的生命健康。公司迅速行动，在董事长和首席科学家的带领下，第一时间投入抗疫阻击战，为抗击新冠肺炎疫情做出了重大贡献。

（一）与时间赛跑，以"战时节奏"取得十大成果

面对凶猛疫情，时间就是生命。2019 年 12 月底，国药集团中国生物就根据有关安排向武汉派出了医学诊断队伍；2020 年 1 月 19 日，成立应急防控领导小组，从科研攻关的制高点入手，瞄准病原诊断、临床治疗、疫苗预防等技术剿灭传染病的 3 个关键着力点发力，以有临床治疗作用的产品供应为抓手，和时间赛跑，仅用不到 3 天的时间，组建 3 个技术攻关团队，分别开展灭活疫苗和基因工程疫苗的研究开发；不到 2 天，核酸检测试剂盒投入抗疫一线，帮助疫情防控一线进行精准的鉴别和诊断；两周后，治疗性新冠

特免血浆制品投入临床救治重症患者，46 例无一例发生过强免疫反应。

2020 年 12 月 30 日，国药集团新冠病毒灭活疫苗在中国获批附条件上市，成为全球首个正式上市的新冠疫苗，疫苗保护效力为 79.34%，中和抗体阳转率达 99% 以上，对于中重度症者的保护率都是 100%，疫苗安全有效。在艰苦的疫情防控阻击战中，无数国药人义无反顾冲上疫情防控第一线，顽强拼搏，勇挡抗疫战场上的科技尖兵，展现出了国药集团使命担当，取得了"十个全球率先"的重大战略成果（见图 1），为打赢疫情防控阻击战提供了有力支撑。

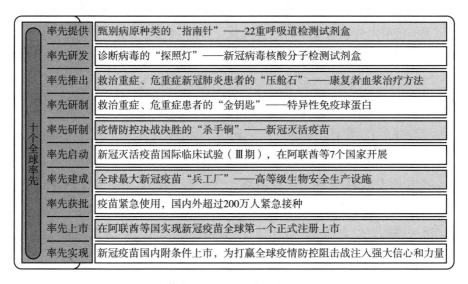

图 3　国药集团"十个全球率先"重大成果

资料来源：作者整理。

（二）为构建人类卫生健康共同体贡献中国力量

在进行科技攻关的同时，国药集团中国生物各生产企业克服重重困难，积极协调推进疫情防控和复工复产，全力保障抗疫急需产品供应，向抗疫一线捐赠医疗物资，努力发挥疫情防控"第一梯队"作用与担当。作为生物医药国家队，公司坚持人民至上、生命至上，在医药物资供应保障、新冠病

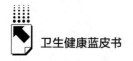
毒疫苗科技攻关和生产供应等各条战线全面出击，取得一系列重要成果，护佑人民生命健康，捍卫公共卫生安全。2021年公司所属7家疫苗生产企业生产各类生物制品34亿剂次，全年在建及当年建成生产基地和生产车间42个，高效保障了新冠和免疫规划疫苗供应。

为深入贯彻落实习近平总书记"将中国新冠疫苗作为全球公共产品"的重要宣示，为构建人类卫生健康共同体贡献中国力量。国药集团中国生物持续加强疫苗海外推广应用，通过海外临床、分装建厂及合作研究等方式，全力推进新冠疫苗海外科研合作及上市，借助海外产业基地加速量产步伐，实现研发生产两条腿走路，真正以"生命之苗"为海外疫情防控送去希望。新冠灭活疫苗海外Ⅲ期临床研究长城项目团队146人赴全球多地开展临床研究，覆盖7个国家（阿联酋、巴林、埃及、约旦、秘鲁、阿根廷、摩洛哥）、16家接种中心，志愿者入组接种人数超过7万人，样本覆盖125个国别。

2021年3月28日，在国务委员兼外交部部长王毅见证下，国药集团中国生物新冠灭活疫苗在阿联酋首批正式分装下线，实现海外生产零突破，并同步启动中国生物首个海外产业基地——阿联酋Hayat海外生产线项目。同时，公司进一步与塞尔维亚、摩洛哥、匈牙利、孟加拉国、缅甸等国家合作，推进疫苗海外生产及产业化建设，在更大程度与更广阔范围内为全球抗击疫情贡献更多中国力量，为构建人类卫生健康共同体发挥积极作用。

特别是在德尔塔变种病毒流行，全球疫情防控面临巨大挑战、疫苗供应不足的情况下，慷慨捐赠新冠疫苗，驰援全球共同抗击新冠肺炎疫情。多个非洲国家元首及政府首脑带头接种国药集团新冠疫苗，共同汇聚起战胜疫情的磅礴力量。截至2022年5月国药集团中国生物累计新冠疫苗国内外生产供应35亿剂次，完成中国85%以上援外疫苗供应任务，供应世卫组织"新冠疫苗实施计划"1.1亿剂疫苗。公司始终用开放共享、命运与共的宽广胸怀支援全球抗疫，战斗在国际疫情前线，为打赢全球疫情防控阻击战注入强大信心和力量。

当前，世界百年未有之大变局加速演进，新冠肺炎疫情触发国际政治、经济、安全格局的深刻调整，生物技术引领的新科技革命和生物经济引领的新产业革命提前到来，中国生物医药产业将以大格局应对大变局，国药集团将不畏疫情变幻，再展硬核担当，为全球、全国人民及卫生事业做出更大贡献。

参考文献

《习近平：要把人民群众生命安全和身体健康放在第一位　坚决遏制疫情蔓延势头》，人民网，2020 年 1 月 21 日，http：//cpc. people. com. cn/n1/2020/0121/c64094-31557684. html。

《习近平在二十国集团领导人第十五次峰会第一阶段会议上的讲话》，人民网，2020年 11 月 21 日，http：//politics. people. com. cn/n1/2020/1121/c1024-31939484. html。

国家药品监督管理局：《国家药监局关于发布生物制品注册分类及申报资料要求的通告》（2020 年第 43 号）。

沙利文：《中国创新生物药市场研究报告》（2021），沙利文管方网站，2021 年 3 月，http：//www. frostchina. com/？ p＝16611。

《我国新冠疫苗获批附条件上市》，《北京日报》2021 年 1 月 2 日，http：//www. beijing. gov. cn/ywdt/zybwdt/202101/t20210102＿ 2195351. html。

B.16
飞利浦：以科技之极，助健康无界

李涛　王丹蕾　章瀚撄*

摘　要： 自 1891 年成立以来，飞利浦经历了数次转型，到 2016 年正式转型并聚焦"健康科技"领域。飞利浦致力于从健康生活方式、疾病预防到诊断、治疗和家庭护理的整个"健康关护全程"，凭借先进的技术、丰富的临床经验和深刻的消费者洞察，不断推出整合的创新解决方案，助力健康医疗系统发展。飞利浦在中国的本土化战略与"健康中国 2030"的战略目标紧密契合，着眼于中国健康医疗系统当下的痛点挑战和未来发展趋势，着力推动中国医疗卫生事业高质量发展。2020 年，随着新冠肺炎疫情全球蔓延，飞利浦积极利用其专业的医疗视野、创新产品和解决方案，为全球抗击疫情工作提供帮助。未来，飞利浦将以何种方式延续科技创新，是否会一如既往加速转型，在研发方面投入比重是否会持续加码，对于助力中国医疗事业将有何规划，是否能再创让世人为之惊艳的产品，令人拭目以待。

关键词： 医疗卫生高质量发展　健康中国　抗疫

一　以创新力量深耕中国，赋能全球

荷兰皇家飞利浦在 131 年前，由弗雷德里克·飞利浦（Frederik Philips）

---

* 李涛，飞利浦（中国）投资有限公司大中华区集团副总裁；王丹蕾，飞利浦（中国）投资有限公司大中华区政府事务部经理；章瀚撄，飞利浦（中国）投资有限公司大中华区政府事务部经理。

和他的两个儿子一起在荷兰埃因霍温创立。鲜为人知的是，飞利浦家族是伟大的共产主义革命家卡尔·马克思的家族成员，马克思与弗雷德里克这对表兄弟，一位通过执着的追求，成为人类思想上的火炬，一位通过艰辛的创业，开辟了跨国家族企业的庞大王国，用创新实业改善了人类的生活。

综观飞利浦的历史，紧跟时代步伐、为人们提供有意义的创新是飞利浦的百年发展基因。在这一过程中，贯穿始终的是飞利浦致力于用有意义的创新改善人们生活的初心和愿景。伴随着飞利浦灯泡向世界发出的第一道光，飞利浦在此后的 130 年带来了无数个造福人们生活的"第一"。1930 年，第一台唱片机发行，便携式 X 光设备第一次进入中国；1939 年，第一个电动剃须刀、第一台人工呼吸机诞生……而后，飞利浦首个医用听诊器、首台电视、首把双头电动剃须刀、首支电动牙刷等无数创新产品惊艳了世界。

自 1891 年成立以来，飞利浦经历了数次转型，从最初的碳丝灯泡生产商转变为后来的家用电器制造商，再到 2016 年正式转型并聚焦"健康科技"领域。目前，飞利浦已经是一家领先的健康科技公司，致力于从健康生活方式、疾病预防到诊断、治疗和家庭护理的整个"健康关护全程"，凭借先进的技术、丰富的临床经验和深刻的消费者洞察，不断推出整合的创新解决方案，助力健康医疗系统实现四重目标——提高大众健康水平、提高医护人员满意度、改善患者体验，并降低关护成本。

自 20 世纪进入中国以来，飞利浦本土化的步伐从来没有停止过，且在持续加速。2001 年，飞利浦成立中国研究院，作为其全球四大创新中心之一，研究院此后持续向全球输出基于中国市场的创新思考与成果。2009 年，飞利浦开启"中国智造"时代，在苏州建立医疗影像基地，经过 10 多年的发展，该基地如今已成为飞利浦全球版图上的综合性影像产品基地，以及全球价值链、供应链中的重要一环。自 2016 年开始，随着集团整体向健康科技全面转型的节奏，飞利浦中国本土化战略同步升级，近年来更是把中国作为全球创新策源地之一。

为了让创新更贴近本土客户，飞利浦在中国的本土化战略与"健康中国 2030"的战略目标紧密契合。着眼于中国健康医疗系统当下的痛点挑战

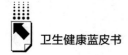

和未来发展趋势,紧贴客户需求,立足中国赋能飞利浦全球的产业链、供应链发展。自2021年开始,飞利浦整合分散的创新资源,优化布局,接连在中国设立产品、系统、软件三大创新中心。飞利浦正在中国全面推进"本土化"进程,致力于将全球创新与本地洞察紧密结合,并依托本土创新、本土制造,与本地生态系统协同创新,整合内外部优势资源,提供"本土化"的产品和解决方案,服务消费市场和专业医疗市场。

二 推动中国医疗卫生事业高质量发展

2021年6月,国务院印发《推动公立医院高质量发展的意见》(国办发〔2021〕18号),随后国家卫健委、国家发改委、财政部相继印发有关推动公立医院高质量发展的具体建设方向及支持政策。

在体系方面,顶级医院未来将更多负责开展疑难危重症诊疗技术攻关、前沿医学科技创新研究和成果转化,设置国家医学中心、临床医学研究中心、区域医疗中心、中医药传承创新中心;三级公立医院牵头城市医疗集团加强专科建设,集团内专科互补加强协作;县域医共体内县医院发挥龙头作用,提升专科建设、提升五大中心建设,根据"千县工程"工作方案,到2025年全国至少1000家县医院达到三级医院医疗服务能力水平。此外,"十四五"期间,国家将围绕"核心""短板""创新"三个方面进行临床专科建设规划。

在医疗装备产业方面,2021年12月国家工信部等10部门联合印发了《"十四五"医疗装备产业发展规划》(工信部联规〔2021〕208号)。该规划是医疗装备领域首个国家层面的产业发展规划,聚焦诊断检验装备、治疗装备、监护与生命支持装备、中医诊疗装备、妇幼健康装备、保健康复装备、有源植介入器械等七大重点领域,提出"力争到2025年,医疗装备产业基础高级化、产业链现代化水平明显提升,主流医疗装备基本实现有效供给,高端医疗装备产品性能和质量水平明显提升,初步形成对公共卫生和医疗健康需求的全面支撑能力"的目标。

习近平总书记曾强调，经济要发展，健康要上去。人民群众的获得感、幸福感、安全感都离不开健康。要大力发展健康事业，为广大老百姓健康服务。面对国家在医疗卫生领域的大力发展、高质量发展，飞利浦时刻紧跟时代步伐，顺应国家政策号召，积极通过有意义的创新改善人们的健康福祉。

（一）无液氦引领中国磁共振发展

面对国家提出的"高端医疗装备产品性能和质量水平明显提升"要求，作为拥有核磁领域的全球前瞻科技的企业，飞利浦"国产007磁共振"汇聚中国智造的力量，立足本土需求，加快效率、优化成本，研发生产为本地量身定制的解决方案，服务中国。自1973年开始磁共振成像研究以来，飞利浦在探索和创新的道路上，不断推出革命性的实用技术。而无液氦磁共振的诞生及其所带来的技术变革在飞利浦百年创新历史上具有里程碑意义，也将被载入全球磁共振创新发展史。

1. 为行业带来全新创新技术，推动磁共振发展

飞利浦"国产007磁共振"仅需7L液氦，是传统磁共振液氦使用量的1/281~1/214。采用的Blueseal技术，将7L液氦完全封装在容器中一次成型，在保持磁体超导状态的同时，实现了液氦的零消耗，从而摆脱了磁共振的"失超"风险，也将磁共振设备的发展推进到一个全新的时代。

2. 为国家节约资源

液氦是一种非可再生资源，也是我国的稀缺资源，几乎100%依赖进口。液氦资源比较丰富的国家主要有美国，大概占50%以上，另外就是中东地区，比如卡塔尔。然而中东地区局势不稳，时有战乱，液氦供应不稳定。目前全球80%以上的液氦供应来自美国，2007年起，美国将氦核定为战略资源而限制氦产量，导致全球液氦价格持续飙升。近几年，随着中美关系的紧张，加之全球疫情的持续蔓延，降低液氦的使用和损失，不仅是降低医院成本，解决磁共振行业技术的发展痛点，对国家资源进口储备也有着极其重要的战略意义。

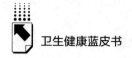

3. 为医院降低成本，拓宽场景应用

液氦用量的大幅度降低，直接使得磁共振的整机重量相对于传统磁共振减轻了 1 吨以上，这也意味着无液氦磁共振的安装空间的缩小，为医院减少用地成本。"永不失超"的特性，意味着磁共振无须安装失超管，这也拓宽了磁共振的应用场景和领域，几乎可以安装在任意楼层任意科室，可以更好地满足诊断需求，大大降低了设备的安装和维护成本。

4. 为医护人员提供高效操作

除了硬件技术的创新，无液氦磁共振搭载了包括全数字系统、医疗信息学以及一系列覆盖设备全生命周期的专业服务，为医护人员提供更快、更智能、更简单的途径来实现精准诊断，助力专家临床和科研工作。

5. 为患者减少检查时间

飞利浦无液氦磁共振不仅可将检查时间缩短 50%，而且能够保证图像的质量，让医疗机构可以在有限的时间内为更多患者提供扫描，节省患者等待时间。

（二）光谱成像开启临床诊断新纪元

CT 检查已成为疾病诊断、治疗和随访的重要手段之一。临床对更高质量 CT 图像的需求从未止步，但目前的影像检查手段依然存在较大短板。影像学报告速度和对临床诊疗指导价值的局限性限制了高效治疗决策的制定。光谱技术的面市，正是在精准诊断和检查效率方面实现了飞跃。

飞利浦作为全球 CT 研发生产先进企业的探索步伐也从未停歇。从第一代探测器光谱 CT，短短几年，全球光谱科研成果硕果累累，并在临床应用中提升精准诊疗效率和质量，到如今重磅推出的新一代皓克 Spectral CT，突破性的创新技术持续为临床带来前沿诊断利器，使患者从高效的诊疗中得到更早、更大的健康收益。

飞利浦光谱 CT 不仅能充分满足如心血管疾病、肿瘤、脑卒中等疾病的临床精准诊疗需要，也能很好地满足医院在科研方面的需求，实现临床和科研平台合二为一，为医院提供多功能、更经济的解决方案。

（三）国产化超声全面满足中国临床需求

近年来，随着老龄化程度加深、疾病发病率提升，二孩及三孩政策开放、生育率达到小高峰，超声医学在临床应用的延伸和细分化等因素的推动下，中国超声医学影像设备市场保持稳定发展态势。有预测显示，我国医疗影像设备行业市场规模将由 2021 年的 967 亿元增至 2025 年的 1291 亿元，年均复合增长率为 7.5%。

随着我国医疗体系的逐步完善，对医学影像设备的需求也越来越大，各个级别的医院也产生了不同的超声设备需求，这也对超声产品研发者提出了更高的要求。飞利浦针对中国各级医院的痛点和需求，全新研发并且在本土生产制造的悦享系列提供了包括心血管、肿瘤及妇幼关爱等丰富的临床解决方案。这也是飞利浦超声国产化的第一步，标志着飞利浦本土化进程不断加速。

1. 领先心血管解决方案：助力实现国家级健康战略目标

根据国家心血管病中心 2020 年 8 月发布的《中国心血管健康与疾病报告 2020》，我国心血管病患人数为 3.3 亿人，心血管疾病死亡占我国城乡居民死亡原因首位。飞利浦超声在心血管领域的应用覆盖面广泛，可满足全面的临床需求。从经胸纯晶图像到高帧频经食道三维，从单个视野到实时同平面双视野观察，从二维定量到三维定量，充分展现出飞利浦超声在心脏领域的领先优势。

2. 精准肿瘤解决方案：助力肿瘤防治下沉基层医院

2019 年，国家癌症中心发布 2015 年恶性肿瘤流行情况分析报告年记录，我国恶性肿瘤发病率每年增长 3.9 个百分点，恶性肿瘤死亡率每年增长 2.5 个百分点。特别是基层医院，承担着大部分的肿瘤疾病的筛查，以及抗肿瘤治疗后的长期随访复诊工作。针对中国医院的临床痛点，飞利浦所配置的全临床领域纯净波单晶体探头，具有更好的图像表现，能够准确地发现困难病例的病灶及疑难点。与此同时，超声引导下的介入诊疗正成为临床热点，悦享系列可在多模态联合应用中帮助医生完善手术规划，减少介入操作

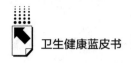

风险，提高手术安全性与成功率。

3. 全面产科筛查解决方案：助力出生缺陷防控，守护母婴健康

国家开放二孩政策以来，新生儿数量逐年增多。超声检查对于胎儿是无可替代、最无创的影像检查技术，可以帮助医生更准确地筛检出生缺陷。特别是胎儿心脏病，近 10 年来始终高居出生缺陷榜首，发病率高达 8‰～12‰。悦享系列可以提供给患者妇科检查、盆底检查、前瞻性早中孕系统筛查、中晚孕困难患者、围生期母胎疾病、新生儿全面的超声解决方案，充分满足临床对妇产科超声的全面需求。

三　全维度助力卫生健康发展案例

（一）全球合力，同心抗疫

2020 年，随着新冠肺炎疫情的大流行，飞利浦基金会积极利用飞利浦专业的医疗视野、创新产品和解决方案，为全球大约 25 个受到疫情严重影响的国家提供了患者所需的关键医疗护理设备。飞利浦全球基金会与全球各地的办事处、当地非政府组织、医疗机构等相关部门合作，通过方舱医院、流动诊所的形式提供了医疗服务所必需的远程超声解决方案、病人监测仪器及信息化平台、呼吸机、应急除颤设备、方舱 CT 等医疗设备及解决方案。

在中国，2020 年 2 月，新冠肺炎疫情突发之时，飞利浦基金会立刻通过武汉市青少年发展基金会，向武汉雷神山医院捐赠总价值超过 1500 万元的医疗设备（诊断、检测、防护设备），并最早完成可满足大通量隔室操作的智能 CT 的安装交付。在飞利浦工厂陆续复工复产后，飞利浦高效统筹中美两地供应链，为中国医疗机构提供了 3000 台控制疫情所急需的呼吸机，圆满完成了中央指挥组下达的供应任务，收到来自政府和行业协会等各机构的感谢函 40 余份。2020 年 5 月 11 日，在飞利浦支持下，"全球战役经验分享，共话未来医疗发展"国际学术直播交流会成功召开，王辰院士、韩德民院士和张文宏教授领衔全球 20 位顶级医疗专家，为全球抗疫带来宝贵的经验分享，该交流会吸引了医疗健康行业、公共卫生领域、各界媒体的极大关注并受到广泛好评。

在全球受到新冠肺炎疫情影响最严重的国家，飞利浦基金会联合 AFAS 基金会和 Noaber 基金会首次组成了抗击新型肺炎的联盟，联盟为这些受疫情影响最严重的国家采购并提供了 5 家拥有 20 张床位的临时医院，用于减轻新冠肺炎导致的医院医疗资源拥挤和患者涌入的巨大压力。移动隔离护理单位旨在扩大医院护理，因为当地新型肺炎病例数量的增加影响了容量限制。新增容量包括 20 个床位的充气模块帐篷，旨在支持患者的筛查和住院治疗，并为疑似或确诊感染新型肺炎的人提供急救和优质医疗保健。根据需要，隔离护理单位也可用于非新型肺炎病例的住院治疗，以减轻患者涌入医院的压力。

在全球范围内，为积极支持红十字国际委员会应对新冠肺炎疫情的工作，飞利浦基金会为红十字国际委员会应对新冠肺炎疫情提供了财政捐助，助力在部分冲突地区运营医院和设备的装配。在这场百年不遇的危机中，飞利浦继续面临相当大的不确定性。尽管在一些地区出现了令人鼓舞的迹象，但在其他地区，特别是医疗系统脆弱的地区，病例呈现激增态势。飞利浦与红十字国际委员会及其合作伙伴正与一些受这场危机影响的最脆弱社区站在一起。在许多受暴力和冲突影响的国家，它们已经为初级保健中心提供了关键药品和一线医护人员的防护装备。

（二）法国北部图尔昆综合医院案例

在重症监护病房（ICU），监护仪警报会提醒临床医生患者病情的变化，或是警告设备可能出现了故障。据统计，在 ICU 内每位患者的监护仪单日发出的警报多达约 350 个，其中不乏假警报。发出假警报的原因很多，通常来说是因为仪器太精确了。警报噪声不仅会影响患者休息，同时也影响医护人员工作，从而导致医护人员对 ICU 内的警报敏感度降低。

面对这一问题，法国北部的图尔昆综合医院（Centre Hospitalier de Tourcoing ICU）找到飞利浦寻找解决方案。2015 年，飞利浦与图尔昆医院

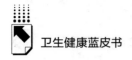

正式成立了由 ICU 护士、医生、医院高管以及一名生物医学工程师组成的项目小组，并由飞利浦顾问提供支持。

项目小组在一周时间内对 ICU 中飞利浦监护仪进行评估，发现平均每天每个床位发出 237 次警报，相当于每五分钟发出一次警报。该项目的困难之处在于如何剔除无效警报，这包括了不适合患者的设置、重复的警报或错误连接的电极和传感器。团队立即检查了警报设置与工作流程，展开了相关调查并记录下当前流程。根据调查结果，项目小组设计了一种针对临床、操作和技术流程的新方法，构建了报警管理性能仪表板，以提供报警数据和趋势的详细视图，同时使用一种新的警报管理策略，其中包括在执行床边程序（如抽血）时暂停警报，以及降低一些监护仪的灵敏度。

在项目实施的 6 个月后，项目小组再次对 ICU 内监护仪进行评估，显示无效警报减少了 39%，警报次数从每位患者每天 237 次减少到 173 次。

医院护士经理 Bouchareb 先生表示改进后护理团队可以更好地使用监测设备，"飞利浦团队明白需要的是事实，而不是假设或意外情况。在简单调整了一些策略后，飞利浦就看到不同。现在 ICU 恢复了往日的安静"。

法国的图尔昆综合医院是一家公立医院，位于里尔的东北部，靠近比利时边境。医院共设有 975 张床位，提供多学科服务，尤其侧重于产科和新生儿学、普通医学、外科学、肿瘤学和老年医学。

（三）公益助力卫生健康服务

目前，健康中国建设已经成为中国实现可持续发展的重中之重。为积极响应联合国可持续发展目标，更立足健康中国建设的需要，飞利浦中国关注社区健康发展水平，通过提升社会公众的健康意识和提高偏远地区基层医疗水平，助力"健康中国 2030"目标的实现。

中国每年心源性猝死人数高达 54.4 万人，平均每天有 1500 人死于心脏骤停，心脏骤停的存活率每分钟下降约 10%，10 多分钟后脑组织将发生不可逆损伤。如果能够在 4 分钟之内接受到高质量的心肺复苏，患者存活率高达 50%。然而目前在我国对于 AED（Automated External Defibrillator，自动体外除颤仪）认知还处于较为薄弱的阶段。AED 作为一种便携式、可供非专业人员使用的医疗设备，它可以诊断特定的心律失常，并且给予电击除颤，抢救心源性猝死。飞利浦作为心脏关护的创领企业，全球装机量超过 200 万台，全球每天都有人因为飞利浦的 AED 获救。

飞利浦通过专业急救人才队伍建设、公众急救意识提升和急救知识普及、公共急救体系建设三方面推动公共急救事业发展行动（见图 1）。

专业急救人才队伍建设

·2019年，支持上海市红十字会与上海市教育委员会开展高校红十字应急救护技能比赛
·2020年，支持浙江省红十字会举办应急救护培训师教学技能大赛

公众急救意识提升和急救知识普及

·2018年6月，携手搜狐网和搜狐App开展了为期3个月的"心动·行动"线上AED科普推广与宣传活动
·2019年4月20日，携手全球儿童安全组织（中国）发起第四届"我为安全行"活动，飞利浦中国志愿者现场一对一培训心肺复苏和AED的正确使用方法

公共急救体系建设

·2020年7月16日，与中国医学救援协会建立战略合作，助力公共急救体系建设，共同推动中国心肺复苏与急救医学事业的发展
·飞利浦中国连续三年为中国国际进口博览会提供AED急救柜，保障公众安全

图 1　飞利浦公共急救事业发展行动

资料来源：《飞利浦中国可持续发展报告 2018—2020》，公益助力健康服务更可及章节。

例如，飞利浦中国连续三年支持上海市红十字会，为中国国际进口博览会提供 AED 急救柜，保障公众安全。在 2020 年 11 月 5～10 日的中国国际进口博览会中，共有 60 台飞利浦 AED 急救柜安装在场馆的不同方位，守护参

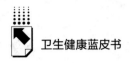
会者的安全。现场的 AED 配置安装经过严密的实地勘测，志愿者在会场中取得 AED 的来回时间只需 1~2 分钟，确保参会者的健康安全。凭借业界前沿的除颤技术，飞利浦致力于提高世界各地的公众在发生突发心脏骤停时的存活率，推动公共急救事业的发展。

四 展望未来

作为一家跨国公司，未来在相当长的一段时间里，飞利浦可能不得不继续应对全球供应链危机、市场竞争加剧、疫情反复等种种常态性挑战。飞利浦希望在不确定性中寻找确定性，凭借飞利浦的战略、创新以及快速行动、迅速应对变化的能力和执行力为医疗行业发展创造更多贡献。

作为一家在华深耕百年的荷兰企业，飞利浦公司亦将承诺继续引进先进技术，加快新产品在中国上市，以为病患、医务人员提供高质量医疗服务，造福中国人民。飞利浦有信心更有决心通过中国速度、中国效率，扎根中国，服务全球。

参考文献

《国务院办公厅关于推动公立医院高质量发展的意见》，中国政府网，2021 年 6 月 22 日，http：//www. gov. cn/zhengce/content/2021-06/04/content_ 5615473. htm。

《十部门关于印发〈"十四五"医疗装备产业发展规划〉的通知》，工业和信息化部网站，2021 年 12 月 28 日，https：//www. miit. gov. cn/zwgk/zcwj/wjfb/tz/art/2021/art_ bdf13793dc7744d3bf21ed8be28b69b4. html。

Hospital Campus de la Salud Granada Customer Case Study. Koninklijke Philips N. V. (2019) . www. philips. com/digitalpathology.

Marin General Hospital Customer Partnership. Koninklijke Philips N. V. (2017) http：// www. philips. com.

Philips Annual Report 2021. Koninklijke Philips N. V. （2021） . https： // www. results. philips. com/publications/ar21.

Philips China Sustainability Report（2018—2020）. Koninklijke Philips N. V.（2021）.

Philips Foundation Annual Report 2020. Philips Foundation.（2020）. http：// www. philips-foundation. com.

Tourcoing General Hospital Customer Partnership. Koninklijke Philips N. V.（2020）. http：//www. philips. com.

West Moreton Health US Version. Koninklijke Philips N. V.（2018）. http：// www. philips. com.

Preface

President Xi Jinping pointed out that health is an inevitable requirement for promoting the all-round development of human beings, a basic condition for economic and social development, an important symbol of national prosperity and national prosperity, and a common pursuit of the general public. Since the 18th National Congress of the Communist Party of China, the Central Committee of the Chinese Communist Party and the State Council of the People's Republic of China have put forward a series of new concepts and strategies around health construction. In October 2016, the Central Committee of the Communist Party of China and the State Council issued the "Healthy China 2030 Planning Outline", which defencines to promote the construction of a healthy China and improve the health of the people. The report of the 20th National Congress of the Communist Party of China stated that "promoting the construction of a healthy China" and "putting the protection of people's health in a strategic position of priority development". The "14th Five-Year Plan" has made comprehensive deployment of health and undertakings, requiring the protection of people's health to be placed in a strategic position of priority development, and to improve the promoting polivies of national health, to build a strong national public health protection network, providing people with all-round and full-cycle health services. In 2020, the the COVID-19 has swept the world, and its harm and destructiveness has aroused the world's attention to health and health work, further improved people's understanding to life and safty, and importance of health to labor, creation and a happy life. In this context it is of great theoretical value and practical significance to carry out in-depth evaluation of the Hygiene and health on the national, provincial and key-city level, which can not only provide support for the party and the government to further formulate Hygiene and health policies and carry out the practice of health and wellness city construction It can also provide useful theoretical and empirical references for the society to participate in research and practice in the field of health care. China Center for International Economic Exchanges (CCIEE) attaches great importance to the research on Hygiene and health development, which has carried out a series of studies in the fields of medical insurance reform, biomedical innovation, pharmaceutical circulation, and volume-Based procurement with quantity. In the past two years, the sustainable development research group of CCIEE has also conducted preliminary research, calculation and trial release of the health index system. Based on "Blue Book of Sustainable Development", an additional Blue Book of Hygiene and Health Development will be published additionally each year, which has greattheoretical and practical value. The book mainly establishes a public health development evaluation index system suitable for national, provincial-level regions and key cities, using statistical methods such as comprehensive evaluation, the book sscientifically carries out evaluations and pankings. In addition, the book contains relevant topic studies and case studies. It is hoped that through this book, the research results of CCIEE in related fields such as medicine and health care and healthy development will be summarized, and it will try to provide research support to the healthy development decisions-making of provinces and key cities, and also provide impetus for the high-quality development of China's Hygienc and health undertakings.

The "Evaluation Report on the Hygienc and Health Development of China (2022) " published in 2022 is the first volume of the "Blue Book of Hygiene and Health" series. Due to the limited time, inevitably there will be some omissions and problems. and Any comment and suggestion will be appreciated In the future, the research group will continue to make efforts, conduct in-depth research, hold more expert seminars, strengthen cooperation with domestic and foreign relevant departments , further summarize local and enterprise cases, and make continuously improvement on data quality, the depth of special research, and index system, etc, By doing so, the Blue Book of Hygiene and Health

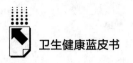

卫生健康蓝皮书

Development will be of a better quality, and it is going to provide impetus for the high-quality development of China's hygiene and health undertakings.

Bi Jingquan
December 2022

Abstract

According to the framework of China's hygiene and health development index system, this report comprehensively and systematically evaluates and analyzes the health development level of the natron provincial-level regions and key cities in 2020. The study found that: from a national perspective, the overall health level of China has been steadily improve, health resources have increased significantly, hygiene and health environment has been steadily improved, hygiene and health investment has increased overall, hygiene and health management effects have emerged, and hygiene and health levels have been continuously improved. From the perspective of provinces, autonomous regions and municipalities directly under the Central Government, the top ten regions in terms of health development level are Beijing, Shanghai, Zhejiang, Inner Mongolia, Jiangsu, Jilin, Sichuan, Shaanxi, Hunan and Guangdong. There is a certain correlation between the health development level and the economic development level in the provincial-level regions, but the degree of matching is not very high. The hygiene and health development level presents certain regional characteristics. the health development level of 36 major cities across the country was measured and evaluafed, among which, Beijing, Shenzhen, Hangzhou, Shanghai, Qingdao, Wuhan, Kunming, Guangzhou, Xiamen and Ningbo were ranked in the top 10 in china's hygiene health development evaluation, except for Wuhan and Kunming, the rese of the above are all cities in the eastern region. In the next step, the different cities and provinces should further optimize the distribution of health resources, strengthen the construction of healthy environment, strengthen health management, promote balanced development of health, increase investment in hygiene and health, and continuously improve people's health.

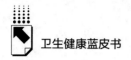

The book also focused on specific studies such as biomedical innovation, modern drug circulation system of drugs, development of public hospitals, volume-Based procurement, chronic disease management system, etc., It has conducted case studies on Nanyang, Tongzhou, and Boao Lecheng and other cities, introduced some distinguished international cities in the field of health-city building, and summarized and analyzed the practice of some enterprises in the field of health and wellness.

Keywords: Hygiene and Health; Index System; Hygiene and Health Development; Ranking of Hygiene and Health Development

Contents

I General Report

Abstract: According to the framework of China's health development
indicator system, this report comprehensively and systematically evaluates and
analyzes the health development level of the country, provincial regions and key
cities in 2020. The study found that: from a national perspective, China's overall
health has been steadily improved, and hyginene and health resources have
increased significantly, and hygiene and health environment has been steadily
improved, health and wellness investment has increased overall, and the eflect of
hygiene and health management have emerged, and health and wellness levels have
been continuously improved. From the perspective of provinces, autonomous
regions and municipalities directly under the Central Government, the top ten
regions in terms of health development level are Beijing, Shanghai, Zhejiang,
Inner   Mongolia, Jiangsu, Jilin, Sichuan, Shaanxi, Hunan   and
Guangdong. There are some correlations between the health development level and
the economic development level in the provincial-level regions, but the degree of
matching is not very high. The health and wellness development level presents
certain regional characteristics the health development level of 36 major cities across

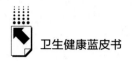
the country was mcasured and evaluated, among which Beijing, Shenzhen, Hangzhou, Shanghai, Qingdao, Wuhan, Kunming, Guangzhou, Xiamen and Ningbo are ranked in the top 10 places in the evaluation. except for Wuhan and Kunming, the above cities are all in the eastern region. Next, the different cities and provinces should further optimize the distribution of health resources, strengthen the construction of healthy environment, strengthen health management, promote balanced development of health, increase investment in health and wellness, and continuously improve people's health.

Keywords: Hygiene and Health Development; Healthy China 2030; Concept of Big Health; Massive Health

II   Reports of Hygiene

B . 2   Promoting Faster and Better Development of Biomedical

Innovation from a Strategic Perspective   *Bi Jingquan* / 065

Abstract: Biomedicine is an industry that is most likely to bring China's innovative technologies and products to the world and serve all mankind. It is an industry with strategic significance. At the moment, biomedicine has become a hot spot for scientists to start businesses and investors to go for, and it has become a key area for local economic development. The development of biomedicine in China has the advantages of large population, large market scale, low cost of clinical trials, and relatively easy selection of subjects. However, there are also disadvantages such as weak basic research, low income level of residents, and limited market affordability. Doing innovative drugs in China is not easy, and it is even more difficult to develop innovative drugs. Biomedical research and development is a cash-burning industry that entails large capital. The high risk of innovative drugs should correspond to high returns. The pricing of innovative drugs is a process of exploring to have a rational price. We should fully understand the business model of China's innovative drugs and the importance of stabilizing market expectations. We should support innovation from a strategic perspective, encourage innovation, promote high-quality and efficient supervision, build a multi-level medical security system, and strengthen the cooperations among scientists, industries, cooperation and regulators.

Keywords: Biomedicine; Business Model; Medical Security

B.3 Construction of Modern Drug Circulation System under the New Development Pattern

Zhang Dawei / 071

Abstract: It is of great significance to accelerate the construction of a modern drug distribution system and provide industrial support for the construction of a new development pattern and the implementation of the Healthy China strategy. In recent years, drug distribution enterprises have grown rapidly, but due to the implementation of the policy of "Volume-Based procurement", the benefit space of drug logistics has been greatly reduced. The ubiquitous phenomenon of medical institutions in arrears in drug payments increases the operating costs of enterprises, and the contradiction that drug distribution enterprises are in a weak position in the value chain is prominent. From the perspective of the development potential and general trend of the pharmaceutical distribution industry, the concentration will be further improved, the industrial division of labor will be further refined, and the industry's penetration development, integrated development, and cross-border development will open up new value space. In the next step, pharmaceutical circulation enterprises need to adjust the allocation of strategic resources, attach importance to the relationship between large-scale operation and professional collaboration, expand value-added services, deeply cultivate the regional market, attach importance to format innovation, extend business to the upstream and downstream of the industrial chain, reduce the management level, cooperate with the financial sector, establish an applicable supply chain financial platform, and

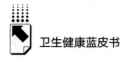

enhance their market bargaining power.

Keywords: Drug Distribution System; Volume-based procurement with quantity; New Development Pattern; Medical Institutions

B.4 Further Improvement of the Policy of Volume-Based Procurement (VBP) with Quantity

Zhang Huanbo, Zhang Yueyang / 079

Abstract: Volume-Based Procurement (VBP) with quantity is a major reform task deployed by the Party Central Committee and the State Council. VBP plays an important role in reducing the price of drugs and medical consumables, purifying the ecology of the medical industry, optimizing the industrial structure, increasing industrial concentration, enhancing corporate competitiveness, promoting a better combination of an effective market and a promising government, and coordinating the promotion of the linkages among medical care, medical insurance and pharmaceutical industry, deepening the reform of the pharmaceutical system, and promoting the healthy development of the pharmaceutical industry. It should be noted that there is still room for further improvement in the VBP with quantity system in terms of establishing a sound long-term mechanism for cost control, strengthening the interface with health insurance payment policies, satisfying doctors' right to choose and patients' multi-level needs, improving the evaluation and supervision system, promoting industrial innovation and development, and enhancing the enthusiasm of medical institutions and doctors. The next step should be to consider the balance of multiple objectives such as price, quality and innovation, adhere to the classification of procurement, improve the rules of winning bids, improve the health insurance payment system, handle the relationship between bidding – winning and non-bidding – winning products, protect the diversified needs of people for drugs, actively improve and implement supporting policies for reform, and fully mobilize the enthusiasm of medical institutions, medical personnel, manufacturers and patients and other parties.

Keywords: Volume-Based Procurement with Quantity; Medical Security; Medical Circulation

B.5　Promoting the High Quality Development of Pharmaceutical Circulation Industry of China

Tan Jun, Qi Luming and Ma Xiaoling ∕ 090

Abstract: At present, China is accelerating the construction of a new development pattern of double circulation, coordinating development and safety, and promoting the realization of high-quality economic development. In this context, promoting the high-quality development of China's pharmaceutical circulation industry will help accelerate the improvement of the modern circulation system, help to ensure the safety of residents' medication, improve the national health level, and improve the security, stability and sustainability of China's pharmaceutical supply chain. In recent years, China's pharmaceutical circulation industry has developed steadily, the scale has been gradually expanded, the structure has been continuously optimized, and the policy system has been continuously improved. However, it is also necessary to further improve the specialization and standardization of pharmaceutical supply chain services, further improve the master data management information system of pharmaceutical circulation supply chain, further optimize the layout of pharmaceutical logistics network, and improve the consistency of provincial pharmaceutical circulation supervision policies. In the future, we need to take the medical circulation enterprises to increase the service value and reduce the service cost as the fundamental starting point and objtuive and vigorously promote the service innovation of the medical circulation industry through the cooperation of the government, industry associations and enterprises, so as to better help the medical

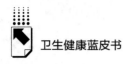

circulation industry improve the service quality, reduce the cost and increase the efficiency, and achieve high-quality development.

Keywords: Dual Circulation; Development and Security; Pharmaceutical Circulation; High-quality Development

Ⅲ   Reports of Health

B. 6   Information Assisted Chronic Disease Management:

Local Practice and Enlightenment   *Gan Ge, Song Daping* / 106

Abstract: Chronic diseases have become a major public health problem that endangers health. The development of information technology in the field of medical applications has brought new opportunities for the management of chronic diseases, and at the same time, the state has released policies and various localities actively explored to promote the development of chronic disease informatization. Cloud computing, big data and visualization technology, Internet of Things and mobile Internet, artificial intelligence and other information means are widely used in various places to strengthen chronic disease management by helping convenient diagnosis and treatment of diseases, disease monitoring and early warning, efficient pharmaceutical services, smart home medical services, patients self-management, regulatory assessment and evaluation, information exchange and sharing, and the whole process of health services. Informatization has improved the grass-roots governance capabilities of chronic diseases, the grass-roots service capabilities of chronic diseases, the convenience of chronic disease management services, the compliance and satisfaction of chronic disease patients, and reduced the economic burden of chronic disease patients. However, there are still problems such as insufficient interconnection and interoperability of information related to chronic diseases, lack of simultaneous reform among medical services, medical insurance and drug supply, insufficient application of data mining, and imperfect financing guarantee mechanism. Therefore, we should accelerate the mutual sharing of chronic disease data, strengthen the wordination between medical service, medical insurance and drug supply, accelerate the development and use of chronic disease data, rely on informatization to build chronic disease characteristic specialties, and improve the information input mechanism of chronic disease management, so as to further provide strong support for chronic disease management.

Keywords: Chronic Disease Management; Informatization; Artificial Intelligence; Contracted Services of General Practitioners

B.7 Research on the construction of a Healthy and Resilient City under the impout of public health security   *Wang Jing* / 120

Abstract: Risk prevention and control in the field of public health security is an indispensable and important part of the construction of a resilient city, and it is also the key to testing the resilience of cities. At present, the research of domestic urban resilience mainly focuses on the evolution mechanism of resilient cities, the spatial planning of resilient cities, and the evaluation of resilient city indicators, but there are defects such as single research methods and insufficient empirical research. In terms of "resilient cities", There are shortcomings and deficiencies in China's public space layout, emergency management system, emergency material guarantee and social and cultural construction. Therefore, the prevention and control of public health incidents should be incorporated into the overall land and spatial planning system, improve the national public health emergency management prevention and control system, strengthen the construction of supporting systems and mechanisms, comprehensively improve the level of epidemic prevention according to law, improve the national strategic reserve, transfer, distribution and management mechanism of medical aid prevention and control materials, strengthen epidemic prevention publicity and education, improve the quality of epidemic prevention of the whole people, and further improve the ability and level of China's cities to respond to public health crises.

Keywords: Public Health Safety; Healthy Resilient City; Spatial Planning; Sustainable Development

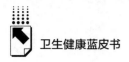
卫生健康蓝皮书

B . 8　Improving the Chronic Disease Management System

Ma Xiaoling / 133

Abstract: The prevention and control of chronic diseases has become a medical and health problem that all countries in the world have jointly responded to. With the acceleration of the aging process of China's population and the change of disease spectrum, the burden of chronic diseases is increasing day by day. The construction of a chronic disease management system in line with national conditions is an important part of China's medical and health reform. Any chronic disease management system needs to solve three major challenges in a targeted manner: First, the sustainability of chronic disease services, The second is the integrity of chronic disease information, The third is the feasibility of chronic disease payment. Germany, Switzerland, the Netherlands, Finland, Ireland, the United Kingdom and other countries have introduced national strategies for the prevention and management of chronic diseases, and have carried out different exploration practices, providing experience for the management of chronic diseases in China. Therefore, China should establish and improve the management and service standards of chronic diseases, establish a unified information platform for patients with chronic diseases, strengthen the process management of patient health data, accelerate the legislation on the control of chronic diseases, establish a healthy social environment for the people, strengthen multi-sectoral cooperation, train grass-roots health professionals, and further promote the improvement and development of chronic disease prevention and treatment.

Keywords: Chronic Disease Management System; Chronic Disease Management Practice; Chronic Disease Burden

Abstract: In order to improve the level of the care service industry for the elderly, weak, sick, disabled, pregnant, young and other groups in china, relieve social pain points such as the shortage of high-quality health care personnel, and help fight poverty, promote employment priority, rural revitalization, healthy China stategies and active response to the strategy of population aging, in February 2020, China approved the establishment of a new occupation of health care practitioners. Since the new occupation of health care practitioners is highly in line with social needs, the new occupation of health care practitioners has developed rapidly. In particular, the Internet + health care service management system will be implemented and promoted. China will gradually form a new format of health care, drive the development of the health industry, and form a new model of health management, provide a new experience in health maintenance, open up new channels for medical savings, and activate a new market for health consumption, expand new ways of employment and entrepreneurship, strengthen new kinetic energy of the real economy, and cultivate a healthy new ecology of the digital economy.

Keywords: Health Care Worker; New Occupation; Health Management; Health Security; Health Industry

Ⅳ Case Studies of Domestic and International Cities

Abstract: Nanyang, City of Henan Province, is located in the junction area of Henan, Hubei and Shaanxi is the core water source area and head of the South-North Water Diversion Project. Due to the extremely high environmental

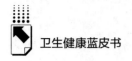
卫生健康蓝皮书

protection requirements, it is difficult for Nanyang City to develop industrial production. Therefore, Nanyang chose a development path with Chinese herbal medicine planting as an important industry: anchoring the Chinese herbal medicine industry, and supporting the environmental protection of water source areas with science and technology. Nanyang develop Chinese herbal medicine according to local conditions and take a multi-pronged approach to protect the healthy development of the ecological environment. However, at present, Nanyang still has problems such as the low level of overall industrialization of the Chinese herbal medicine industry chain, the lack of demonstration and driving ability of leading enterprises, the lack of brand building efforts, and the low popularity of authentic medicinal materials. Therefore, it is necessary to speed up the establishment of the Traditional Chinese Medicine Development Bureau, which is specially responsible for the development of the traditional Chinese medicine industry; establish standards to provide protection for the development of pharmaceutical companies; enhance the awareness of property rights protection, and start the "war" to protect its own trademarks and brands; use technology to support the high-quality development of Chinese herbal medicine. In this way, Nanyang has envbarked on a path of integrated development of ecology and economy, turning waters and mountains into invaluable assets.

Keywords: Chinese Herbal Medicine; Wormwood Industry; Industrial Chain; Ecological Civilization; Nanyang City

B.11 Tongzhou District of Beijing: Integrate Health concept into the Construction of Urban Sub-center　　*Sun Yingni* / 167

Abstract: The construction of a healthy city is an important starting point for Tongzhou District to promote the high-quality development of the sub-center of the city. In recent years, Tongzhou District has further promoted the construction of a healthy city in terms of creating a healthy environment, building a complete medical system, improving medical service capabilities, disseminating healthy culture, and promoting the development of the big health industry. In 2019, Tongzhou District officially launched the construction of a national health promotion zone, integrating the concept of health into urban development, and exploring the establishment of a long-term mechanism for health promotion work. Under the series of measures, the construction of a healthy city in Tongzhou District has achieved remarkable results. The health level of residents has been steadily improved, the residents' environment has been continuously improved, the public health capacity has been continuously improved, the medical service capacity has been continuously improved, and the development of the health industry has been accelerated. Since 2012, Beijing has carried out the performance evaluation of the city's health and wellness development. In 2019, Tongzhou District's health and hygiene development performance evaluation value was 79. 4 points, an increase of 15. 6 points over 2012. In the past 8 years, Tongzhou District's health and hygiene performance value growth has ranked first in the city.

Keywords: National Health Promotion Zone; Medical Service System; Health Management; Big Health Industry; Tongzhou District of Beijing

B. 12   Boao Lecheng: Taking Institutional Integration Innovation

as the Starting Point to form an Exploration of Innovative,

Integrated and Differentiated Reforms

Zhao Xiaowei, Yan Zhi and Ma Yue / 179

Abstract: The Boao Lecheng International Meclical Tourism pilot Zone is an open "experimental field" in the field of medicine and health, and its reform and exploration have no precedent to follow. Boao Lecheng closely focuses on the three major missions of "letting the Chinese people use the world's most advanced pharmaceutical equipment as soon as possible, promoting the development of China's health industry, and boosting the reform of China's medical and health services", with institutional integration and innovation as the starting point, Boao

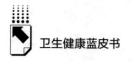
Lecheng pilot zone is the first to carry out clinical real-world data application pilots in the country, smooth the linkage mechanism between provinces and ministries, pay attention to the intellectual support of high-end experts, and continuously optimize work procedures; it is the first to build the country's first "5G digital mobile hospital", and it is the first to promote the Leeheng piliot zone and Haikou High-Tech zone to jointly build an enclave economic cooperation demonstration zone, form an innovative park co-construction model, create a development pattern of "Lecheng Application-High-tech Production", give full play to the synergistic advantages of jointly building the park, and encourage enterprises to take root. Form an innovative, integrated and differentiated reform exploration to boost the high-quality development of the free trade port.

Keywords: Boao Lecheng; Clinical Real World Data; 5G Digital Mobile Hospital; Enclave Economic Cooperation Demonstration Zone

B.13 Copenhagen: Building a Healthy City with a Healthy Lifestyle   *Huang Xin* / 184

Abstract: According to the latest data in 2018 from the Population Division of the United Nations Department of Economic and Social Affairs, today more than 50% of the world's population lives in urban areas. By 2050, this figure could rise to more than 70% . The increasing environmental pressures and progressively widening socioeconomic disparities associated with rapid global urbanization have given rise to extensive research in a variety of fields, including public health, urban planning, natural sciences, and epidemiology, on the potential association between urban areas and health or well-being. on January 4, 2022, Lenstore UK released the World Healthy Lifestyle Cities 2022 report, which ranked 44 cities worldwide to identify the top 10 healthy cities in 2022, with the Danish city of Copenhagen ranked third. In terms of obesity levels, dietary changes, average life expectancy, sunshine hours, outdoor activities, average monthly exercise and fitness costs, well-being index, air and water quality, the Copenhagen government has actively introduced corresponding policies and united external forces to provide residents with a nutritious and balanced diet and a clean and livable living environment, which helps citizens better practice a healthy lifestyle.

Keywords: Public Health; Sustainable Development; Healthy City; Healthy Lifestyles; Copenhagen

B.14 Sydney: Taking Green Programs as the Starting Point and Build a Healthy City with High Quality

Zhang Yueyang / 202

Abstract: As urbanization accelerates and population clustering brings great challenges to urban habitat and people's health, healthy city projects have become the first choice for many countries to reduce the hazards they pose in the urbanization process. The Australian city of Sydney was ranked second among the world's healthiest cities in the Healthy Lifestyle Cities 2021 report released by Lenstore UK. Australia is an early adopter of the healthy cities and healthy communities movement, with a focus on improving regional open spaces and community livability. The Metropolitan Green spoue program and Greener Places programs have increased community access to recreation and exercise, helping to create healthier, more livable and sustainable urban environments. In addition, Sydney has more mature experience in health indicators such as sunshine hours, life expectancy, green coverage, obesity rates, healthy diet, well-being levels and outdoor exercise, which provide effective ideas for building healthy cities in China.

Keywords: Healthy City; Sustainable Development; Green Grid; Sydney

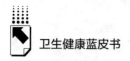

卫生健康蓝皮书

V　Case Studies of Enterprises

B.15　Sinopharm Group: Creating Core Competitiveness with
　　　　Scientific and Technological Innovation, and Strive to
　　　　Build a Strong Barrier for People's Life and Health

Zhu Jingjin, Jiang Ning / 218

Abstract: Since the sudden outbreak of the COVID-19 in 2020, the global biosecurity risk has become increasingly severe. The prevention and control of major emerging infectious diseases is a major problem faced by the world. Biosecurity is the basic prerequisite for the survival and development of a country. The development of the biopharmaceutical industry can effectively prevent and respond to dangerous biological factors and related threats, build a strong barrier for people's lives and health, and maintain national security and sustainable economic development. As the top 100 in the global pharmaceutical industry, Sinopharm Group fully utilizes the advantages of the whole industry chain system and fully promotes scientific and technological innovation. 4 COVID-19 treatment drugs, companies that have successfully developed 4 COVID-19 vaccines on three technical routes have become a strategic scientific and technological force for maintaining national biosecurity. Sinopharm Group implemented innovative engineering project construction management innovation, achieved a breakthrough in domestic high-level biosafety vaccine production workshops, created a miracle in the field of global pharmaceutical workshop engineering construction, and filled China high-level biosafety production workshops for human vaccines The hardware standards and management system are blank, and a national vaccine strategic emergency reserve system has been established, which has laid a solid foundation for quickly and effectively responding to new public health emergencies and major infectious diseases, winning the "biological warfare" that may be faced in the future, and maintaining national strategic security. Sinopharm's COVID-19 vaccine has been approved for registration or emergency use in 119 countries, regions and international organizations, and 3. 5 billion doses have been produced and supplied at home and abroad, demonstrating China's technology and strength to serve the overall political, economic and diplomatic situation of the country and help the global fight against the epidemic.

Keywords: Biomedicine; Technological Innovation; COVID-19 Vaccine

B. 16　Philips: From the Innovation Technology to Boundless

Healthcare　　　　　　*Li Tao, Wang Danlei and Zhang Hanying* / 232

Abstract: Since its establishment in 1981, Philips has experienced several transformations. In 2016, it had formally transformed and has been focusing on the field of health technology. Philips is committed to the whole health care process from healthy lifestyle, disease prevention to diagnosis, treatment, and home care. With its advanced technology, abundant clinical experience and profound consumer insight, Philips has been constantly introducing integrated innovative solutions to help the development of the health care system. Philips' localization strategy in China is closely aligned with the strategic objective of Healthy China. Focusing on the current challenges and future development trends of China's health care system, Philips strives to promote the high-quality development of China's health care industry. In 2020, with the global spread of the COVID−19, Philips proactively leveraged its professional medical vision, innovative products and solutions, to help the global fight against the epidemic. In the future, how Philips will continue its technological innovation, whether it will speed up its transformation as always, if it will continue to increase its investment in R&D, what plans it will have for assisting China's medical industry, and whether or not it will be able to create products that make the world stunning again, will make the world wait and see.

Keywords: High Quality Development of Healthcare; Healthy China; Anti-epidemic

皮 书

智库成果出版与传播平台

❖ 皮书定义 ❖

皮书是对中国与世界发展状况和热点问题进行年度监测，以专业的角度、专家的视野和实证研究方法，针对某一领域或区域现状与发展态势展开分析和预测，具备前沿性、原创性、实证性、连续性、时效性等特点的公开出版物，由一系列权威研究报告组成。

❖ 皮书作者 ❖

皮书系列报告作者以国内外一流研究机构、知名高校等重点智库的研究人员为主，多为相关领域一流专家学者，他们的观点代表了当下学界对中国与世界的现实和未来最高水平的解读与分析。截至2022年底，皮书研创机构逾千家，报告作者累计超过10万人。

❖ 皮书荣誉 ❖

皮书作为中国社会科学院基础理论研究与应用对策研究融合发展的代表性成果，不仅是哲学社会科学工作者服务中国特色社会主义现代化建设的重要成果，更是助力中国特色新型智库建设、构建中国特色哲学社会科学"三大体系"的重要平台。皮书系列先后被列入"十二五""十三五""十四五"时期国家重点出版物出版专项规划项目；2013~2023年，重点皮书列入中国社会科学院国家哲学社会科学创新工程项目。

权威报告·连续出版·独家资源

皮书数据库
ANNUAL REPORT(YEARBOOK)
DATABASE

分析解读当下中国发展变迁的高端智库平台

所获荣誉

- 2020年，入选全国新闻出版深度融合发展创新案例
- 2019年，入选国家新闻出版署数字出版精品遴选推荐计划
- 2016年，入选"十三五"国家重点电子出版物出版规划骨干工程
- 2013年，荣获"中国出版政府奖·网络出版物奖"提名奖
- 连续多年荣获中国数字出版博览会"数字出版·优秀品牌"奖

皮书数据库

"社科数托邦"
微信公众号

成为用户

登录网址www.pishu.com.cn访问皮书数据库网站或下载皮书数据库APP，通过手机号码验证或邮箱验证即可成为皮书数据库用户。

用户福利

- 已注册用户购书后可免费获赠100元皮书数据库充值卡。刮开充值卡涂层获取充值密码，登录并进入"会员中心"—"在线充值"—"充值卡充值"，充值成功即可购买和查看数据库内容。
- 用户福利最终解释权归社会科学文献出版社所有。

数据库服务热线：400-008-6695
数据库服务QQ：2475522410
数据库服务邮箱：database@ssap.cn
图书销售热线：010-59367070/7028
图书服务QQ：1265056568
图书服务邮箱：duzhe@ssap.cn

社会科学文献出版社 皮书系列
SOCIAL SCIENCES ACADEMIC PRESS (CHINA)

卡号：616422559222
密码：

S 基本子库
SUB DATABASE

中国社会发展数据库（下设 12 个专题子库）

　　紧扣人口、政治、外交、法律、教育、医疗卫生、资源环境等 12 个社会发展领域的前沿和热点，全面整合专业著作、智库报告、学术资讯、调研数据等类型资源，帮助用户追踪中国社会发展动态、研究社会发展战略与政策、了解社会热点问题、分析社会发展趋势。

中国经济发展数据库（下设 12 专题子库）

　　内容涵盖宏观经济、产业经济、工业经济、农业经济、财政金融、房地产经济、城市经济、商业贸易等 12 个重点经济领域，为把握经济运行态势、洞察经济发展规律、研判经济发展趋势、进行经济调控决策提供参考和依据。

中国行业发展数据库（下设 17 个专题子库）

　　以中国国民经济行业分类为依据，覆盖金融业、旅游业、交通运输业、能源矿产业、制造业等 100 多个行业，跟踪分析国民经济相关行业市场运行状况和政策导向，汇集行业发展前沿资讯，为投资、从业及各种经济决策提供理论支撑和实践指导。

中国区域发展数据库（下设 4 个专题子库）

　　对中国特定区域内的经济、社会、文化等领域现状与发展情况进行深度分析和预测，涉及省级行政区、城市群、城市、农村等不同维度，研究层级至县及县以下行政区，为学者研究地方经济社会宏观态势、经验模式、发展案例提供支撑，为地方政府决策提供参考。

中国文化传媒数据库（下设 18 个专题子库）

　　内容覆盖文化产业、新闻传播、电影娱乐、文学艺术、群众文化、图书情报等 18 个重点研究领域，聚焦文化传媒领域发展前沿、热点话题、行业实践，服务用户的教学科研、文化投资、企业规划等需要。

世界经济与国际关系数据库（下设 6 个专题子库）

　　整合世界经济、国际政治、世界文化与科技、全球性问题、国际组织与国际法、区域研究 6 大领域研究成果，对世界经济形势、国际形势进行连续性深度分析，对年度热点问题进行专题解读，为研判全球发展趋势提供事实和数据支持。

法律声明

"皮书系列"（含蓝皮书、绿皮书、黄皮书）之品牌由社会科学文献出版社最早使用并持续至今，现已被中国图书行业所熟知。"皮书系列"的相关商标已在国家商标管理部门商标局注册，包括但不限于LOGO（）、皮书、Pishu、经济蓝皮书、社会蓝皮书等。"皮书系列"图书的注册商标专用权及封面设计、版式设计的著作权均为社会科学文献出版社所有。未经社会科学文献出版社书面授权许可，任何使用与"皮书系列"图书注册商标、封面设计、版式设计相同或者近似的文字、图形或其组合的行为均系侵权行为。

经作者授权，本书的专有出版权及信息网络传播权等为社会科学文献出版社享有。未经社会科学文献出版社书面授权许可，任何就本书内容的复制、发行或以数字形式进行网络传播的行为均系侵权行为。

社会科学文献出版社将通过法律途径追究上述侵权行为的法律责任，维护自身合法权益。

欢迎社会各界人士对侵犯社会科学文献出版社上述权利的侵权行为进行举报。电话：010-59367121，电子邮箱：fawubu@ssap.cn。

社会科学文献出版社